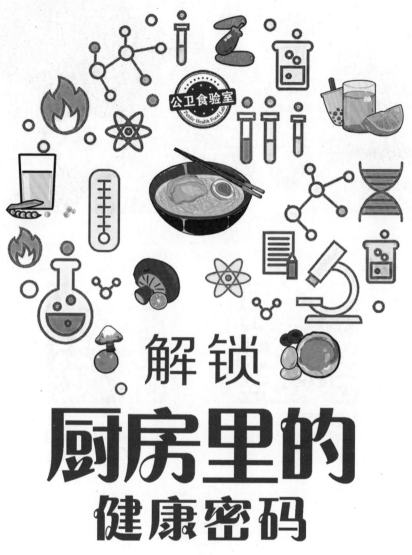

公卫食验室
Public Health Food Lab

# 解锁

# 厨房里的

## 健康密码

主编

王　慧　陆唯怡　朱静芬

U0220107

上海科学技术出版社

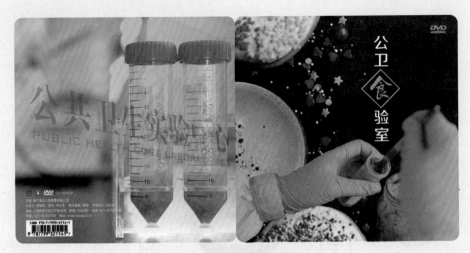

《公卫食验室》音像出版物

《公卫食验室》微信公众号

《公卫食验室》药膳食养篇

守卫食品营养与安全、公众健康的科普IP

全系列被"学习强国"平台收录

并在央视频、人民视频、中国科普网、微博、抖音、快手等

主流媒体与新兴网络媒体广泛传播

# 编委会

**主　编**

王　慧　陆唯怡　朱静芬

**副主编**

（按姓氏笔画排序）

马志英　王　骁　闫媛媛　张舒娴　李　莎　徐　刚

**编　委**

（按姓氏笔画排序）

王　骋　王娟娟　吴诗寅　娄泽如　党国栋　薛博宇

**插　画**

杨晓尘　赵有淦　吴慧雯

**出品单位**

上海交通大学医学院公共卫生学院

# 序　言

"民以食为天"。中国人对食物的情怀可能来源于农耕文明，以至于中国人在对待土地和种植方面有着近乎虔诚的信仰。凡是有土的地方往往都会被种下种子，它们长成可以被食用的植物，经过烹饪被端上餐桌，在这个过程中，"厨房"一直扮演着温情的角色。"无灶不成厨、无厨不成家"，厨房在中国家庭中的角色不仅是食物料理的场所，更承载着守护家人健康的重要作用。

事实上，中国厨房饮食文化从史前时代、夏商周三代、秦汉魏晋南北朝时期、隋唐宋元时期、明清时期的中国传统烹饪方法，到民国时期引进新食料和西餐，以及新中国成立以后，"中西合璧"的饮食模式逐渐形成。

人们对"食"的追求不仅仅停留在"味道"的层次上，还包括着更多新的内涵："安全""营养""健康"成为新的关键词。如果说"味道"是人们最本质的诉求，"安全"是食物消费的最低诉求，那么"营养"与"健康"成为一种必不可少的高级需求。

很多人会认为营养学来源于西方，营养师更是一种由外传入的职业。实际上，在公元前5世纪的周代，中国就出现了专职从事饮食调理工作的"食医"。《周礼·天官》记有："医师上士二人，下士二人，府二人,史二人,徒二人,掌医之政令,聚毒药以供医事。"由此可见,周代的"食医"可算作世界上最早的"营养师",他们负责饮食设计与制作,以及食疗工作。到了周秦时期,营养与保健问题日益深入人心。《山海经》中记载,有一种叫"何罗"的鱼能治疗"痈疮",有一种叫"青耕"的鸟能预防疫病。《后汉书·列女传》所载"母亲调药膳,思情笃密",是有关"药膳"的最早记载。

"药膳"的出现,是中国古人对食物产生超脱"味道"层面的高级需求的体现。而"药膳"的灵魂在于"药食同源"。据《淮南子·修务训》记载:"神农尝百草之滋味,水泉之甘苦,令民知所避就,当此之时,一日而遇七十毒。"这里所指的"毒"就是泛指食物、药物和毒物的天然品。"七十"则也是泛指许多品种。可见古人逐渐尝试把一些天然物产区别为食物、药物和毒物。

追溯中医药发展史,不难发现,药食同源的思想也被贯彻运用于传统食养理念中。《黄帝内经》有云:"大毒治病,十去其六;常毒治病,十去其七;小毒治病,十去其八;无毒治病,十去其九;谷肉果菜,食养尽之,无使过之,伤其正也。"这可称为最早的食疗原则,也就是"药食同源"理论的基础。古人将中草药分为上品药、中品药、下品药,上品药用于人体保健,加之中、下品药按君臣佐使配伍,治疗疾病。《黄帝内经》中就提到"上工治未病,不治已病,此之谓也",明确提出了"未病先防"的思想内核。"药食同源"发挥中医治未病的优势从古已有。

无独有偶,"合理膳食"位列世界卫生组织推荐的健康四大基石之首,同样强调了合理膳食对健康的作用。"人民健康是民族昌盛和国家富强的重要标志,预防是最经济最有效的健康策略。"2019年,国务院印发关于实施健康中国行动的意见,国家层面出台最新《健康中国行动(2019—2030年)》。其中,合理膳食行动是15个重大专项行动之一,也为民众在健康领域细化了"国标"。该专项要求面对一般人群、特定人群和家庭,聚焦食堂、餐厅等场所,加强营养和膳食指导;鼓励

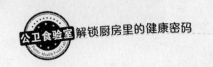

全社会参与减盐、减油、减糖，研究完善盐、油、糖等的包装标准；修订预包装食品营养标签通则，推进食品营养标准体系建设等。

基于此，本书将从安全、营养、健康、味道四个板块展开，聚焦中国人最具温情的场所——厨房，囊括生活中人们最想知道的食品安全实用小知识，融汇西方营养学与中医"药食同源"的精髓，分享"最养生"的药膳食谱，为读者解锁厨房里的健康密码。

中国科学院院士

上海交通大学转化医学研究院执行院长

唐仲英首席科学家

上海市科学技术普及志愿者协会第五届理事会理事长

2022 上海"最美科技工作者"

# 前　言

时隔 6 年,被誉为中国人膳食宝典的《中国居民膳食指南(2022)》于 2022 年 4 月 26 日正式发布。新版指南呈现出新的时代特征。相比旧版,新版更重视推广以植物性食物为主的东方健康膳食模式,认为以江浙地区为代表的江南膳食,以及以广东、福建沿海地区为代表的粤式膳食是我国较健康膳食模式的代表;又比如新增"会烹会选、会看标签"和"规律进餐、足量饮水"等内容,鼓励大众回家做饭,回家吃饭,合理选择预包装食品,这些措施有利于减盐减油减糖、食物多样化搭配等健康措施的实施。这些新版指南的变化,就像一支风向标,指引着中国人守护舌尖健康的行动变迁,是中国营养学界针对新时代国民营养现状提出的"中国方案"。

新版指南的种种变化,与主编们当时想要写本书的意图不谋而合。中国人对美食的追求源远流长。从一个"吃货"的角度来说,华夏民族"吃货"的基因从周朝开始就奠定了。《周礼·天官·膳夫》有载,天子的饮食分为饭、饮、膳、馐、珍、酱六大类。据传周天子吃不同的菜品要配不同的酱,看到某种酱端上来了,就知道要呈上的是什么菜肴。正是这种流淌在血液里对食物的热爱,使得中国人对"吃"这件事情特别上心。如何吃得地道、吃得美味、吃得安全、吃得营养,成为最受关

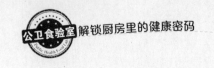

注的话题。

但是,时下很多类似选题的书籍,难以满足读者对于美味、安全、营养、地道等多方面的诉求:有些食谱专注于美味,有些书专注于传播食品安全知识,有些书专注于讲授西方的营养学,它们或是内容单一,或是过于专业难懂。在这样的情况下,本书主编们试图去创造这样一本书,它将安全、营养、健康、味道四大领域的知识融为一体,聚焦"厨房"这一常见场景,用最实用的知识和最科普的态度,为大众饮食生活答疑解惑,从而破解生活细枝末节里隐藏的健康密码。可以说,它是一部营养工具书,也是一本四季食谱;它是一则安全法典,也是一位健康守护者。

值得一提的是,本书融合了西方营养学与中医药膳的种种理念,堪称"中西合璧",这是又一亮点。营养学专家会带您领略全球时髦的饮食模式,同时擅长药膳的中医专家将为您贴心奉上"家庭中药方"与"四季食谱"。在这个过程中,您将领悟"药食同源"这一传统国粹的真谛,从而挑选出最适合中国人体质的健康膳食模式。

基于此,本书分为"厨房里的安全""厨房里的营养""厨房里的健康""厨房里的味道"四大板块。"厨房里的安全"涵盖粮油、肉禽蛋奶、水产、蔬果、饮品零食、包装容器、食品添加剂、冷链食品等大众食品安全的各种维度;"厨房里的营养"从均衡营养、粗细主食、蔬果搭配、优质蛋白、调料使用、饮水饮品等角度破解营养密码;"厨房里的健康"从"药食同源、中华传统"与"饮食模式、全球优选"中发现中西饮食模式的不同。无论您是个西餐爱好者,还是位养生药膳迷,总有一款适合您。"厨房里的味道",则从"美味食疗、主动健康"以及"四季食疗、顺时养生"两部分去触摸美味又健康的四季食谱,还将收获一份来自临床医生的"美味药方"。

本书采用适配现阶段快节奏、碎片化生活的"轻阅读"模式。不仅适合文字爱好者,也适合"视觉动物"。本书的第三层级标题大多数采用"问题式"的话题小单元,让读者可以用"查字典"的方式,迅速查找到自己感兴趣的部分展开阅读。此外,在后记中,随书附送了适合儿童与青少年群体阅读的特辑版本,满足亲子阅读需求,所以这是一本老少咸宜的全生命周期健康科普读物。

当然,除了核心内容,随书您还将获得主编们带给您的惊喜。这份惊喜来源于前两位主编于2017年开始策划、制作、推广的融媒体视频《公卫食验室》(分为50集短视频和8集公开课特辑)(本书插页有二维码分享)。该系列视频聚焦公共卫生领域中备受瞩目的营养与食品安全板块,囊括领域内权威专家,用华丽的视听内容、有趣的权威实验、全媒体的传播方式破除谣言、解读真相。《公卫食验室》视频经国家自然科学基金委员会推荐,曾获得中华人民共和国科技部2018年全国优秀科普微视频作品奖,并获得新华社报道及中华人民共和国中央人民政府官网关注。此外,《公卫食验室》系列视频还被澳门特区电视台全系列收录播出,并被上海市相关街道、学校、医院、社区服务中心广泛应用与传播。《公卫食验室》融媒体视频自推出后,主编们开始筹划本书,希望从更广的角度、更深的层次、更新的视角,回馈给读者一本具有融媒体出版特色的科普读物。读者不仅能体悟文字的趣味,更能感受声画的美感。

事实上,《公卫食验室》之所以能成为一个品牌,来源于本书出品单位——上海交通大学医学院公共卫生学院,搭建并完善服务全生命周期的公共卫生与预防医学科普教育服务平台,该平台在上海市获得了很好的口碑并辐射全国,特别是在新冠疫情期间,率先预警,在全国公共卫生院校树立突发公共卫生事件应急科普标杆,发挥了积极的作用。通过建立媒体宣传矩阵,促进学校、街道、医院、社区服务中心等实体网点线下推广,实现所有科普教育音视频课程、图文、活动、书籍、科普体验实体等线上线下聚合推广与应用。在实践平台的基础上,上海交通大学医学院公共卫生学院还获批上海市公共卫生体系三年行

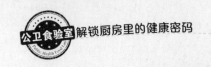

动计划建设重点学科"健康教育与健康传播"建设,并作为召集人单位参与上海市健康科普专家智库"健康教育与健康传播"分支建设,这为实践平台的可持续发展夯实了学科发展与人才培养基础。

当然,无论是品牌的孕育,还是平台的支撑,都离不开专家智库的加持。为了保障本书的权威性,主编系"国家杰出青年科学基金获得者"、国务院食品安全委员会专家委员会委员,第一届食品安全国家标准审评委员会微生物分委会主任委员,上海市健康科普专家库核心专家。最后,感谢中国营养学会、上海市毒理学会对本书的推荐,以及上海市公共卫生体系建设三年行动计划重点学科"健康教育与健康传播"(GWV-10.1-XK15)、上海市科学技术委员会"科技创新行动计划"科普专项项目(21DZ2312900、20DZ2304300)、上海交通大学"交大之星"计划医工交叉研究基金(YG2021ZD01),以及国家重点研发计划"主动健康与老龄化科技应对"重点专项"个人健康监测大数据云平台"(2018YFC2000700)等项目对本书的支持!

# 目 录

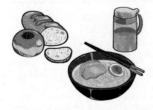

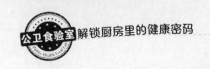

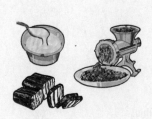

第二章　厨房里的营养

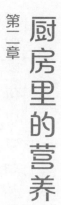

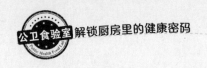 
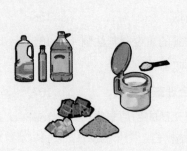

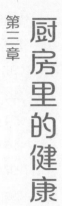

第三章

# 厨房里的健康

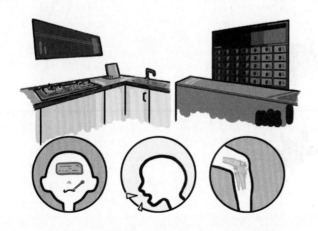

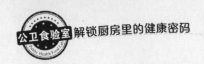 
第四章

厨房里的味道

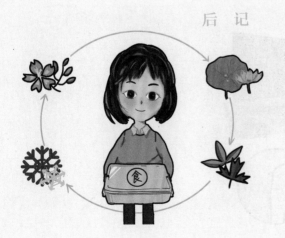

# 第一章

# 厨房里的安全

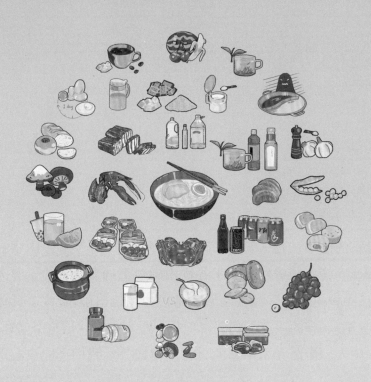

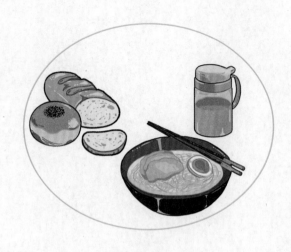

# 第一节　粮油安全　生命基石

## 一、大米中有砒霜成分是真的吗

砒霜的化学名为三氧化二砷，正因为有个"砷"字，美国食品药品监督管理局（FDA）曾发布关于谷物中砷含量的调查报告。有人爆料"米制品中检出砒霜"，尤其是婴儿米粉中也检出砷，让许多父母忧心忡忡；甚至以《您的孩子在吃砒霜吗?》为题撰文来讨论这个问题，更让许多人陷入恐慌。大米中真的会有砒霜成分？我们还能放心地吃米饭吗？

首先我们要搞清"砒霜"和"砷"的差别。自然界的砷可分为有机砷和无机砷两种存在状态，无机砷的毒性和致癌性远比有机砷大得多，因此谈起砷的危害，我们主要是关注无机砷。

无机砷中的一种叫三氧化二砷，它就是大名鼎鼎的毒物——砒霜，毒性强到一般成人口服 5～50 毫克就会中毒，吃下 70～180 毫克会致死。因此其他物质的毒性也往往拿砒霜来做比较。无机砷不但有急性毒性，同时已被国际癌症研究所列入一类致癌物（即有充足人类流行病学证据的致癌物），它能够引发人类皮肤癌、肺癌、膀胱癌等。

（一）大米中会有砷吗

据报道在美国市场上售卖的大米中，糯米和白米的砷含量比其他谷物多 80％，有机大米的砷含量并不比普通大米少。实际上，我们生活的环境中经常可发现砷的存在，石头、土壤、水和空气中都含有微量的砷，我们的食物中也不例外，谷物、水果、蔬菜、鱼类及海产品等食物中普遍存在砷，尤其是大米中。这与水稻的种植环境和本身特性有关，水稻生长需要大量的水，水中的砷含量对其影响很大。同其他作物相比，水稻更易于从土壤和水中吸收、富集砷，尤其是三价砷很容易进入稻株中。检测显示一般大米中的无机砷含量是玉米和小麦的 10倍，是黄瓜和西红柿的 30 倍，是大豆的 100 倍。大米中无机砷的含量随着水稻的种类及产地变化很大，正因为水稻富集的砷主要来源是水，所以有机种植无助于降低砷含量，有机大米的砷含量也并不比普通大米低。

（二）大米中的砷危害有多大

2000 年，有关部门开展了一项砷摄入量的调查研究，结果显示以

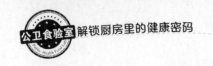

大米为主的谷物中无机砷含量都在标准限量 0.2 毫克/千克以下。但各地区有差别,湖北、四川、广西等地区谷物中无机砷含量要比江西、上海、福建等地区高 4 倍,平均为 0.112 毫克/千克。这个研究并不包括湖南和云南这两个有色金属之乡,全世界砷资源的 70% 在中国,而湖南是亚洲最大的砷矿基地,因此要重视矿区周围的砷污染。中国成年男子膳食中无机砷摄入量为每天 0.079 毫克,占每天允许摄入量(2000 年标准)的 58.6%,但是中国成年男子的膳食中总砷的摄入量远远高于西方国家,相当于美国、加拿大、澳大利亚及法国膳食总砷摄入量的 4~4.7 倍,与日本的情况接近。此外,由于饮食结构的不同,欧美人膳食中摄取的砷主要来源于海产品,尤其是法国海产品对于砷的膳食来源的贡献接近 60%,海产品中主要是有机砷,毒性低;而中国膳食中砷主要来源于谷类食品,主要为无机砷,毒性高。因此,目前我国大米的无机砷含量还在安全范围内,不必过分恐慌。同时也必须重视,无机砷毕竟不是好东西,人们总希望致癌物含量越少越好。对砷污染地区吃大米量多的人群来说,潜在风险也大些。

我国人群多以大米为主粮,因此在制定大米砷的限量时要考虑到人群每天普遍的大米的摄入量,我国在 1994 年开始对大米中的各项污染物制定限量标准,当时的仪器还无法将无机砷和有机砷分开测量,标准只能定为总砷不超过 0.7 毫克/千克。2014 年国际食品法典委员会会议通过了由中国牵头修订的大米无机砷限量国际标准,限量值为 0.2 毫克/千克。按照目前砷限量标准计算,如一个成年人每天食用 300 克大米,每天摄入的无机砷为 0.06 毫克,对人体健康构成危害的风险,已经降至目前可以达到的最低水平。在当前的标准下,全球稻米不合格率占 1%,致癌风险为 1/10 万。

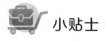

**小贴士**

**如何减少砷的摄入**

**1. 均衡饮食**

保持均衡饮食,以获得更全面的营养,避免因过量食用特定类别食品摄入砷对健康带来的不利影响。饮食应该多样化,就拿主食来说,要吃大米也要吃小麦,也可适当选择吃些砷含量较低的燕麦、玉米、小米、荞麦等杂粮。

**2. 适当清洗**

可适当清洗大米。有研究发现,大米与水接触的时候,有部分砷会浸出到水中,从而降低大米中的砷的含量。浸米水量多、时间长、水温高有利于降低砷的含量。有实验说用 6 倍体积的水去煮饭,然后去掉米汤只要米饭,无机砷的含量可降低 45％。不过这样也减少了一些营养成分,是否具有总体健康利益尚难以评价。

**3. 关注信息**

及时关注国家有关监管部门发布的食品安全信息公告,避免食用砷含量检验不合格的食品。我国食品安全国家标准对谷物及其碾磨加工品、糙米及大米、婴幼儿谷物辅助食品(添加藻类的除外)、添加藻类的婴幼儿谷物辅助食品等中的无机砷限量均做了明确要求,只要相关产品符合国家标准,对人体健康就不会造成产生危害。

## 二、面粉过了保质期还可以吃吗

2017 年上海有一家"网红"面包店被曝使用过期的面粉做原料,

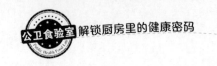

引发社会高度关注。爆料的视频中,看到面粉都已经发霉了,还在投入制作面包,做好的面包也放在发霉的帆布上,情节恶劣。但也有人不以为然:"面粉过了保质期没什么大不了的",真的吗?

### (一) 过保质期的面粉有什么问题

制作面包的面粉是有一定加工精度、含筋量和等级要求的小麦粉,根据小麦粉的国家标准,主要的质量要求有水分、脂肪酸值、气味、口味等,还有质量安全指标,主要是霉菌毒素等污染物的限量要求。我国标准规定小麦粉的水分不能超过13.5%,面粉容易吸附空气中的水分,如果采用密封性能差的布袋或纸袋包装面粉的话,在储存期间面粉中的含水量会不断提高。含水量一旦超过标准的话,不但水分指标不合格,还会带来其他一系列的质量问题。因此面粉原料生产企业会根据自己产品的情况制定保质期,一般在6个月到12个月,也有更短或更长些的保质期,不管怎样,一旦过了保质期,生产商不再对面粉的质量安全保障负责,过期的面粉决不能再用于生产食品了。

过保质期的面粉的常见问题有理化、生物和感官指标不合格。严重的可以看到面粉颜色发黄、吸潮结块、发霉、生虫等;有的过期面粉不一定在外观上可看到变化,但经检验分析可发现问题。其中水分超标是最常见的情况,一旦面粉水分超标会继发多种其他安全问题,其中最大的危害是霉变。含水量较高的面粉只要温度适宜很容易发生霉变,有的霉变明显可看到的有霉斑、结块等现象,这种霉变还易防,一般人见了发霉的面粉肯定不会吃了。但有的霉变会产生霉菌毒素,肉眼并不易察觉,往往没有发生色变、出现霉斑等表面的变化,闻上去也没有异味,这种隐蔽的情况更危险。

### (二) 面粉出现霉菌毒素有多可怕

霉菌毒素是霉菌在其所污染的食品中产生的有毒代谢产物,它们可通过饲料或食品进入人和动物体内,引起人和动物的急性或慢性中毒,损害机体的肝脏、肾脏、神经组织、造血及皮肤组织等。黄曲霉毒素、玉米赤霉烯酮、脱氧雪腐镰刀菌烯醇(又名呕吐毒素)这三种毒素是目前污染最为普遍,也是对人和动物健康影响最为严重的霉菌毒素。而其中危害最大的就是黄曲霉毒素,它的毒性远高于氰化物、砷化物和有机农药,当人体大量摄入时,可发生急性中毒,出现急性肝炎、出血性坏死,严重者出现水肿昏迷,以致抽搐而死;当微量持续摄入,可造成慢性中毒、生长障碍,引起纤维性病变。最可怕的危害是它具有强烈的致癌性,主要会诱使人和动物发生肝癌,被称为肝癌的祸首,也能诱发胃、肾、直肠、乳腺、卵巢等部位的癌症,因此世界卫生组织癌症研究机构将其划定为 1 类致癌物。

黄曲霉毒素其实是一组化学结构类似的化合物,主要有 B1、B2、G1、G2、M1、M2 等型式,其中 B1 的毒性及致癌性最强,可称为在霉菌毒素里的毒性最强的“毒王”。

黄曲霉毒素多存在于粮食及其制品、坚果类食品中,如发霉的花生、花生油、玉米、大米、棉籽、杏仁、榛子、无花果等,在发霉的面粉、家庭自制的发酵食品中,像面酱等也曾查出过黄曲霉毒素。因此国家标准规定玉米、花生仁、花生油中黄曲霉毒素 B1 不得超过 20 微克/千克;大米、其他食用油中黄曲霉毒素 B1 不得超过 10 微克/千克;小麦粉和其他粮食、豆类、发酵食品中不得超过 5 微克/千克。如果奶牛吃了被黄曲霉毒素污染的饲料,在体内黄曲霉毒素 B1 转化成 M1,牛奶中也可能发现有黄曲霉毒素,所以规定牛乳及其制品中黄曲霉毒素 M1 不得超过 0.5 微克/千克。

发霉的面粉等霉变的食品不一定都有霉菌毒素,霉菌中只有少数菌株会产毒素。其中内因是主导因素,首先要有产毒素的霉菌在里面,其次在一定的温度、湿度外因条件下,这些霉菌生长到一定程度才会产毒素。霉菌分有益的和有害的两种,像腐乳、酱油等发酵食品是

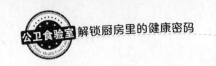

利用不产毒素的有益霉菌制作的,看起来它们也有"发霉"的现象,但里面没有毒素。当然我们平时发现食品发霉了,无法判断里面是什么霉菌,一定不能再吃了。尤其是梅雨季节,温度和湿度十分利于霉菌生长,尤其要防范食品中的霉菌毒素。

### （三）怎样防范可能污染了霉菌毒素的食品

表面看不到霉变的食品不一定没有霉菌毒素霉,霉菌毒素是一种存在于饲料和原料中的污染物。它可在农作物大田收获时形成,有的在表面上看不到霉斑,但可能已超过标准了。因此要去正规合法的销售渠道购买粮食和米面制品,不要向个体小摊买来路不明的粮食制品。勿因价格便宜而购买食用已发黄、霉变以及气味、颜色不正常的大米和面粉。

不要一次购买过多的粮食类食品,一般以购买半个月的消费量为好。尤其在夏天多雨季节须有必要的防霉防虫措施,注意储存在低温处,可放些花椒类天然无毒的香辛料,如有条件,存放在密闭的容器里,再放上食品用脱氧剂,可有效防止粮食霉变。

黄曲霉毒素的结构相当稳定,裂解温度高达 280 ℃,一旦有毒素,烧煮加热根本无法将其去除,因此发现有黄曲霉毒素污染的食品,只有销毁,别无他法。

### 三、关于食用油的"三个要"

我们每天饮食烹饪离不开食用油,它除了可以增加食物的风味,还是人体必需脂肪酸和维生素 E 等营养素的重要来源,并且有助于食物中脂溶性维生素的吸收利用。但是,在烹饪食物时,一定要注意科学安全地使用食用油,以下介绍的"三个要"安全攻略,一定要记住噢!

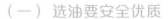

### （一）　选油要安全优质

在选择优质的食用油时首先要考虑其安全性，注意是否存在对人体健康有害的物质。比如用劣质或霉变花生压榨的花生油中可能含有黄曲霉毒素类的致癌物质；粗制生棉籽油会引起食物中毒，影响生殖机能；外出就餐或购买食用油时要有防范地沟油的意识。心血管疾病患者尽量不要吃高芥酸菜籽油。有些消费者认为用浸出法溶剂提取的油不安全，而用压榨法生产的油就安全。其实食用油好不好，安全不安全主要不在于压榨法或浸出法工艺，而在于实际生产的质量控制。有些消费者追求土法或者是原生态的油脂压榨，甚至直接跟农村的私人油坊定制，认为天然的就是安全的。实际上传统的、原生态的油脂初榨工艺对于保持油脂的有些营养成分或许有益，然而缺乏对于重金属、农药残留等污染物的控制，可能有安全风险。"土榨"菜籽油、花生油等，没有经过精炼除杂步骤，往往在放置 2 个月之后，就可能出现严重的酸败现象。即便低温压榨，同样需要对原料、加工过程以及产品质量进行有效控制，只有符合国家食品质量安全标准的食用油才是安全的。

### （二）　用油要控制温度

控制好用油温度是正确烹饪方式的重要方面，传统中式菜肴烹饪时有人喜欢用旺火热油爆炒油炸，以为这种方法做出的菜香气诱人。实际上我们应该避免烹炸油温过高（推荐不超过 190 ℃），建议烹饪过程中低温用油，尽量少采用煎、烤、烘、炸等高温烹调方式。高温下长时间或反复煎炸的油脂会发生氧化、水解、聚合等反应，产生醛、酮、内酯等化学物质，长期食用对人体有一定危害。

要根据烹饪情况合理用油，一般家庭烹炒和油煎，可选择热稳定性较好的油脂，如茶油、花生油、菜籽油等；不冒油烟的炒菜，可用大豆

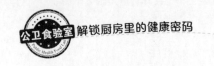 

油、玉米油、葵花籽油等耐热性略低的油；做沙拉、凉拌菜和煮菜，可用橄榄油、亚麻籽油、核桃油、小麦胚芽油等；如要高温油炸，选择热稳定性好、适合油炸加工的食用油，可用专用的煎炸油或动物油、棕榈油等。

### （三）储油要四项注意

用好油还需注意食用油的存放时间和条件。要做到以下四项注意：

#### ① 要注意保质期

密封包装的食用油都标注了保质期，普遍标注的保质期是 18 个月，这是规定在密封包装条件下的保质期限，但是密封油盖一旦打开保质期就大大减少，由于受环境条件影响，保质期达不到 18 个月了，一般常温下最好在 3 个月内吃完。为什么呢？因为一旦开封后，油会直接与空气接触，尤其与空气中的氧气发生氧化作用，会产生较多有毒的氧化反应物质。如果长期食用已经劣化的油脂，会使人体细胞功能衰竭，诱发多种疾病。油脂氧化后形成过氧化物会产生令人不愉快的气味，当我们闻到不正常的气味时，油脂的过氧化物含量已经大大超过国家标准了。因此为了避免食用油变质，建议消费者最好购买小容量的瓶装油，以便尽快吃完，保证食用油的新鲜度。

#### ② 要注意隔氧避光

隔氧是为了防止氧气和油接触引起的氧化变质，每次使用食用油时，应尽量缩短开盖时间，减少开盖次数，开盖后应将封口完全密封，以减少油脂与氧气接触的时间。同时光线中的紫外线会加速油脂的氧化反应，所以存放食用油要避光，尤其要避免阳光直射。若买大桶油，可按一个月的用量将油倒入小瓶，再将大桶油用胶带密封好，放在阴凉避光的地方。选择小瓶，最好用棕色或绿色的有色玻璃瓶分装。

### 3 要注意温度

温度越高,油脂的氧化劣变速度越快。因此低温保存有利延长食用油的保质期。放油的地方要远离灶台等较热的区域。尤其是亚麻籽油、核桃油等对氧化的温度很敏感,这些油最好使用后直接放入冰箱中保存。一般来说,多不饱和脂肪酸含量越高的食用油,在高温下氧化速度越快,像葵花籽油、大豆油这类油脂要注意放在避光又低温的地方。

### 4 要注意防水

油脂使用、存放时,如不注意及时封盖,环境中的水分会进入油中。尤其在自己分装小瓶油脂时,瓶子没有充分干燥,会使得食用油中水分含量增加,则可能会导致油脂中的微生物数量超标。若是食用了此类食用油,则会对肠道产生刺激,从而导致恶心、呕吐、腹泻等一系列食物中毒症状。花生油、玉米油这类油脂,在长期开封后水分增加,有可能由于感染霉菌而产生黄曲霉毒素。若是短期摄入大量含有黄曲霉毒素的食用油,有可能会导致急性中毒,出现恶心、呕吐、皮肤青紫等症状。此外,由于黄曲霉毒素是强致癌物质,若长期食用此类变质油脂,则会大大增加罹患癌症的风险。

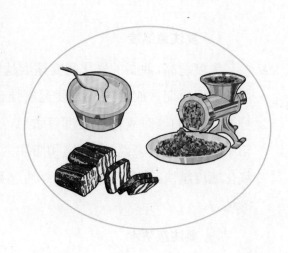

# 第二节　肉禽蛋奶　远离危害

## 一、"拼接牛排"可以吃吗

### （一）"原切牛排"和"拼接牛排"有什么不同

目前市场上包装的牛排产品按加工方式不同,可以分为"原切牛排"和"拼接牛排"两种,后者也称为"调理牛排""重组牛排"和"合成牛排"等。原切牛排是未经任何预处理、直接切割包装的整块牛外脊、牛里脊,属于生鲜牛肉。而"拼接牛排"则是在各种块状牛肉中加上卡拉胶等添加剂,再充填到圆柱状的塑料膜中,最后冷冻后加以横切包装制成。它能做成较多规格形状统一的类似原切牛排产品。原切牛排属于冷冻分割肉,价格较高,"拼接牛排"价格则相对较低。

### (二)"拼接牛排"是伪劣产品吗

曾经有一段时期曝出的"拼接牛排"消息引起大众关注,消息称这些牛排都是用次品肉块与肉胶拼接的劣质产品。目前市场上销售的速冻包装牛排产品确实有一些属于"拼接牛排",它的配料表上有卡拉胶等食品添加剂存在。这些产品的类型大部分标为"菜肴制品"或"速冻调理肉制品"等,不少消费者担心这些牛排中使用的碎肉是劣质肉。

实际上在牛屠宰分割加工过程中,碎肉的产生不可避免。借助重组技术将其二次成型,冷冻后直接出售或经预热处理后销售的调理肉制品(如"拼接牛排"),不仅可以提高碎肉的利用率,还可以丰富肉制品的产品种类。肉的分割或者修整过程中产生的"碎肉"不等于"劣质肉"。但如果未按规定进行标示,或者掺入非食用级别的成分,则是违法的,属于商业欺诈行为,也是监管部门需要重点打击的。

### (三)卡拉胶是否可以加在牛排中

卡拉胶属于食品添加剂的一种,是从海洋红藻等天然物质中提取的多糖的统称,安全性相当高。在肉制品加工过程中加卡拉胶可将小块牛肉粘合在一起,也可减少肉制品加工过程中的水分流失、保持鲜嫩多汁的口感。根据我国食品添加剂使用标准的规定,卡拉胶可以用在除生鲜牛肉(包括牛排)外的产品中。因此,只要符合调理肉制品加工过程和产品质量安全标准要求,"拼接牛排"不存在食品安全风险。

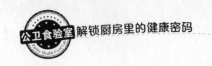

### （四）怎样辨别原切牛排和"拼接牛排"

消费者在选购时首先可看牛排的产品名称、类别、配料表等包装标签，原切生鲜牛排品名可以直称牛排，配料表里只有"牛肉"，是属于生鲜牛肉类别，包装标签上不会有卡拉胶等添加剂的名称；而"拼接牛排"品名往往冠以"黑椒牛排""沙律牛排"等名称，产品类别往往标注为"速冻菜肴制品""速冻调理肉制品"，最明显的是配料表上有卡拉胶等较多添加剂名称，说明它不是原切牛排。按国家规定，无论是原切牛排还是"拼接牛排"，都需要按要求正确标示，如果用"拼接牛排"冒充原切牛排是违法的，属于商业欺诈行为。此外，如果原料中含有鸡肉、猪肉等原料，但未按规定进行标示，或者掺入非食用级别的成分，也都是违法行为，消费者在购买时特别要注意。

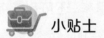 **小贴士**

#### 烹调"拼接牛排"要注意什么

"拼接牛排"需熟透才能食用。通常情况下，未经预加工的原切牛排内部细菌总数通常不高，不必加热到熟透，"五至八分熟"也可食用。"拼接牛排"由于经预先腌制，或由碎肉及小块肉重组而成，内部易滋生细菌，可能导致产品细菌总数偏高。我国对预制类调理肉制品细菌总数都有限制规定，致病菌不得检出。美国食品药品监督管理局对调理肉制品安全食用的建议为"在食用前烹饪至全熟"。因此，为保障食用安全，建议消费者在食用"拼接牛排"时，不能像原切牛排那样煎到五至八分熟即可，一定要烤熟煎透后再食用。

还可以通过感官来辨别，原切牛排具有生鲜牛肉的应有气味、牛肉颜色鲜红有光泽、纤维组织有弹性且连接紧密；而"拼接牛排"往往可闻到有香辛料的气味，颜色可能不统一，纤维组织纹理也有拼接的痕迹，可看出不自然的地方。

## 二、"人造肉"安全吗

近年来兴起一波人造肉的热潮，各种消息十分红火，不少国际投资大鳄先后重金砸入人造肉领域。美国人造肉公司 Beyond Meat 在美国纳斯达克上市，首日便暴涨 163％，同时在全球掀起一股人造肉旋风。也有不少人造肉新食品上市的报道。国外著名连锁快餐企业已经开始销售人造肉的汉堡、三明治、炸鸡等，国产也有"人造肉月饼""金字火腿人造肉汉堡肉饼"出炉，成为一大新闻热点。不过有人担忧：人造肉有没有食品安全问题，是不是像宣传的那么好？在回答这个问题前，先来介绍一下有关人造肉的背景。

### （一）什么是"人造肉"

实际上到目前为止，国内外还没有一个科学的统一标准定义，也没有人造肉产品的国家标准。不过根据以前的历史和目前发展的情况，所谓人造肉不外乎两种来源，一种是以植物为主要原料的人造肉，一种是以动物细胞为主要原料的人造肉。

以植物为主要原料的人造肉发展历史较长，其代表产品是以大豆为原料的人造肉。有人说我国传统早有"素火腿""素肠""素鸡""素鸭"等仿肉禽类的豆制品，也可以称为人造肉，但这只是传统手工制作为主的仿肉禽口味的豆制品，不应该归于现代概念的人造肉。

目前植物原料的人造肉有许多技术专利和生产工艺，上世纪在亚洲地区出现了大量以大豆为原料，经挤压膨化等工艺加工而成的，被

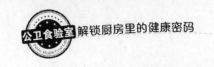

称为"素肉"的原料产品,主要供应素食餐饮店或素食品工厂,进一步烹调或调味加工成"素牛肉干"等最终产品。此类产品工艺技术较简单,成本低,但风味口感与肉的差异较大。

近年来,欧美各国也出现了各种以大豆、豌豆、小麦等植物为主要原料的人造肉。它们是经热压、膨化、挤出等工艺加工,使其更接近动物肉的纤维构成;再添加椰子油等植物油脂和变性淀粉,使其富有油脂和柔性的质感;还有一项较大的技术突破是血红素的加入,过去的"素肉"因为不含血红素,无论外观和口感等都与天然肉相去甚远。后来研究出利用转基因技术改造的酵母菌,可以快速发酵大豆血红蛋白,生成血红素。把这种血红素按一定比例添加到人造肉原料中,使其色泽、口感、风味上更加接近天然肉。现在国外较多人造肉公司做的就是这类人造肉。也有采用较复杂的技术生产人造肉,如把大豆蛋白提取后先形成黏胶液,然后采用类似人造丝工业的喷丝器喷出,在酸和盐液中凝固成重组的大豆纤维丝,再缠绕成股,最后成型做出有纤维感的人造肉。目前这些人造肉产品在营养成分、口感和风味等方面还存在各种问题,同时技术和成本也有诸多问题,产品的市场也有限。国外植物肉公司开发的产品以汉堡肉馅、无骨鸡块、香肠为主,国内植物肉公司大多将植物肉制作成饺子肉馅、狮子头、肉丸子等食品。

从动物体内分离提取全能干细胞或成肌细胞进行培养,促使类似肌肉组织形成的人造肉,也称为"培育肉",是人造肉领域的后起之秀。其中有从动物中提取出的干细胞等通过组织培养,使之形成类似"肉"的组织,目前有从金鱼细胞培养出人造鱼肉;也有在动物肌肉细胞里加入胶原蛋白培养出"人造牛排"的报道,不过这些大部分还是实验室的产物,产量低而成本较高,尚未形成规模化工业生产。目前世界各国在研究开发的新一代人造肉产品,就是利用现代生物工程学、食品科学等科学技术,使人造肉更接近自然肉的口味和质感,使营养更符合健康要求,使安全性有保障,不过目前还要在生产规模和成本控制上不断进步,以扩大市场占有率。

### （二）为什么要生产人造肉，它有什么好处

从乐观的角度来看,人造肉的成功可能是应对人类发展遇到的一系列重大问题的挑战,如自然灾害、人口增长、环境污染、畜禽疫病感染、食物短缺等。20世纪90年代以来,随着人口数量的增长和生活水平的提高,全球世界肉类消费量迅猛增长。未来天然肉类是否能够满足人类肉类消费的需求呢？这无疑是巨大的压力,如人造肉确实能成功替代部分天然肉,那自然是了不起的事。

人造肉也可能有利于环境保护,减少温室气体排放,人造肉不会有粪便等排泄物,也不产生毛、角、骨之类不可食用的产物,据理论推算,人造肉将比传统畜牧业减少能耗和少产生温室气体。

同时,人造肉也可能比天然肉更有利于人体健康,因为人造肉可从源头上杜绝疯牛病及口蹄疫等感染,有效防范各种微生物污染;在生产过程也不需要使用抗生素,而且还可以科学地根据人体需要调配肉中的营养物质,使肉的蛋白质、脂肪、维生素等营养物质组成更合理,克服天然肉中饱和脂肪酸过多、胆固醇过高的弊端,增加更健康的 n-3 等多不饱和脂肪酸。理想中,制作出的人造肉既有天然肉的滋味,又可减少高血脂和冠状动脉硬化等疾病的风险。

### （三）"人造肉"会有什么食品安全问题

作为一个新的食品资源,尤其是可能成为人类主要营养来源的食物品种,有些问题必须加以重视。

首先是安全性问题,前面讲到的美国人造肉公司 Beyond Meat 这支有"金融危机以来最佳 IPO"之称的股票,后来遭遇开盘大幅下挫,最终暴跌 25.02％,逾一月涨超 6 倍的神话止步。在股价过山车式的变化背后,本质却是人造肉所存在的泡沫和争议。人造肉的营养价值

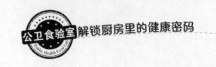

和食品安全真的有保障吗？人造肉的"健康"和"环保"的概念究竟能让多少消费者买单？政府对人造肉的监管机制是否能跟上并健全？

人造肉的安全涉及原料、生产加工、储存流通到烹饪加工等各方面，尤其是动物源的人造肉安全性更为社会关注，长期大量食用对人类的健康、遗传等影响都尚未知。目前我国对动物源的人造肉还没有批准认定为新资源食品。欧洲的新食品法规明确规定，由细胞培养物或源自动物的组织培养物产生的食物都将被视作一种新型食品。一旦被授权为新型食品，人造肉的生产商必须提交一份包含所有相关数据的申请给欧洲食品安全局进行科学评估。2021年10月，美国农业部和食品药物管理局就人造肉标签问题举行了联合听证会，食品安全问题在整个会议中引起了争议。审查的数据表明，许多制肉厂商在将细胞从动物体内过渡到药物器皿的过程中使用了抗生素、激素，或是取自牛胚胎的血液制品，而在培育细胞的过程中可能会使用动物成分的食品添加剂。目前尚不清楚肌肉细胞在生物反应器中生长时会如何反应。如果无法达到绝对无菌的环境，那些恒温并装满了营养液的器皿，也很容易受到细菌或真菌的入侵。是否能将药物制造的方法和标准运用到食品上，这些问题需要通过长期的独立研究和公开的数据来回答。

即使是植物蛋白组成的人造肉，其生产中各种添加剂的使用安全、生产工艺的安全都不可忽视。2017年7月，美国食品药品监督管理局公布了一份文件，称人造肉中用来上色的亚铁血红素，可能是潜在的过敏原。这无疑为生产企业敲响了警钟。前面提到的有的植物源人造肉会添加大豆血红蛋白，它来自转基因酵母系统，历史上从未被人类大量食用过，其安全性也有待进一步证实。

其次是营养和风味问题，天然肉是一种营养丰富的食物，不仅包括蛋白质，还包括矿物质、维生素、微量元素等营养物质；不仅包含一种干细胞,更有肌肉、脂肪、血等多种类型细胞组织。人造肉的营养组成可以人为设计,但其是否科学合理,确实能满足人体健康需求还是个问题。理想中的"定制营养",技术难题还在持续攻克中,还需通过长期食用后效果来证明。同时人造肉最大的技术难点之一就是风味口感问题,目前生产的人造肉与天然肉的风味口感还存在差距,细微之处最难模仿。

当然还有其他生产技术、市场成本、原料产品等诸多问题需解决,产品的标准和市场的监管也应相应跟上,尤其是动物源的人造肉难度会更大。

## 三、识别四类有害猪肉

猪肉是我们日常食物中经常食用的肉类,但是以下四类猪肉会严重危害我们的身体健康,严重的可能会导致死亡。所以要有火眼金睛的能力,识别防范这些有害猪肉。

### (一) 病死猪肉

病死猪肉是指由于各种疾病或者在摄入农药、灭鼠药、重金属等有毒物质后死亡的猪,国家法规严格规定病死猪肉是不能通过任何途径销售给消费者的,更不能够食用。病死猪在死前一般都使用过大量的药物治疗,因此病死猪肉中药物残留一般都严重超标,食用病死猪肉对人体会产生不良的影响。人一旦吃了含有超标准的有害病原微生物或其他污染物的猪肉,就有可能患上口蹄疫、寄生虫病等。但是一些养猪户因为利益的驱使,将病死猪肉卖给非法屠宰场,非法屠宰场又将病死猪肉分割、绞碎,伪造检验合格证,盖上合格证后公然销售到市场上,对消费者的生命健康造成极大威胁。下面我们列举一些常见的病死猪肉:

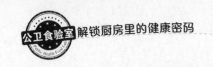

瘟疫畜肉：瘟疫畜肉的肉皮表面布满细小紫红的出血点，特别在耳根、颈部和腹部的出血点更大而密集。

口蹄疫畜肉：口蹄疫的畜肉特征是在心脏脂肪上出现虎皮样的斑纹，心脏的脂肪变性，心包上有出血点。

丹毒畜肉：肉皮上有红色或灰白色的凸起方形疹块，表明该畜（猪）患有丹毒。

囊虫病猪肉：囊虫病猪肉通常叫"米猪肉"或"痘猪肉"。可在猪的腰肌肉上切割4～5刀，在切面上仔细观察，如发现肌肉中附有绿豆或米粒大小的白色半透明囊粒，就是囊虫病猪的囊虫包。

那么，我们如何通过"三看"来识别病死猪肉呢？

**①** **看表皮：** 病死猪的表皮往往有充血或有出血点，出现红或紫红色块，脂肪呈粉红色、黄色甚至绿色。如是重病或将死的病畜急宰的情况，在尸体倒卧一侧的皮下组织等会有明显淤血及大片的紫红色血液浸润组织。

**②** **看肉色：** 由于放血情况不佳，死猪肉的血管中会充满大量的暗褐色血液，所以肉色呈现程度不同的深黑红色，而且带有蓝紫色的液体，切面大部分可看到黑红色的血液浸润区。

**③** **看肌肉：** 病死猪的肌肉组织没有弹性，用手按一下肉，不易恢复，通常还伴有淋巴结肿大、萎缩、坏死、充血、水肿或化脓现象。

### （二）"有药肉"

"有药肉"是指有禁用兽药残留肉类，其中"瘦肉精"是臭名昭著的禁用兽药之一，其实还有许多禁用兽药不为大众所知，每年在各种肉类中也有一定比例的检出。我国规定禁止用于所有食品动物的兽药品种有几十种，其中兴奋剂类除了第一代"瘦肉精"克仑特罗外，还有新一代的莱克多巴胺、沙丁胺醇等，性激素类的己烯雌酚、甲基睾丸酮等、抗生素类氯霉素、硝基呋喃类等、催眠药类安眠酮等。人们如果经常摄入低剂量的兽药残留肉食，药物或激素在人体内缓慢蓄积，会导致各种器官的病变，产生不良反应、过敏反应、变态反应、细菌耐药和菌群失调以及致畸、致癌、致突变后果。要像重视人的食品一样重视动物饲料，如果给动物乱吃药、吃垃圾，最终这些药和垃圾会进入人类自己的身体中。

人们无法凭肉眼看出有病的肉或有禁用兽药残留的肉，当然最主要还是要靠监管部门的检疫和生产企业检验，所以一般消费者买肉还是要到正规销售渠道买有合格证章的肉。

识别"放心肉"最简单的方法，是仔细辨别"两证两章"（俗称"红蓝两戳儿"）。

"两证"分别指的是动物检疫监督部门发给的"畜禽产品检疫检验证明"和定点屠宰企业出具的"肉品品质检验合格证"，此两证在摊主手中，要求挂在肉案上。有的违规经营的小肉摊拿不出"两证"，您就千万别去买了。

定点屠宰企业的生猪肉上市前要在猪肉表面印"两章"，它们分别指的是由动物防疫监督机关加盖的蓝色滚动"检疫合格验讫印章"和由定点屠宰企业加盖的"肉品品质检验合格验讫印章"。检疫合格验讫印章从上到下滚动地盖在猪脊背肉上。合法印章的印泥是用食用色素制成的，对人体无害，不易擦掉。肉品上加盖的检疫验讫滚花印章的印色洗不掉，有人认为会影响肉品卫生质量，其实这种看法是错的。相反，容易擦洗掉的恰恰是假冒的非食用颜料制成的印章。

由于肉分割后有的小块肉会看不到"两章"，可以留心看一下卖家相关的其他的大片白条肉上有没有"两章"。

### （三）死猪肉做的肉制品

按国家规定，凡是病死猪肉必须按无害化处理，但一些不法分子会收来做腌腊肉制品和其他肉制品，因为这容易掩盖病死猪肉的问

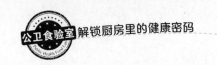 

题。2013年福建漳州公安机关就捣毁2处制售病死猪的"黑作坊""黑窝点",抓获犯罪嫌疑人5名。经查,2012年8月以来,犯罪嫌疑人买来或捡来病死猪进行非法屠宰,并将屠宰好的猪肉再作为食品或食品原材料销往周边省份,累计销售近40吨,案值达300多万元。

防范病死猪肉做的腌腊制品应注意以下4点。

**❶ 销售点:**用病死猪肉做的香肠等腌腊制品,不法加工商大多销售给固定的下家小摊贩,在非规范的菜市场、小商店和摊点销售,往往不敢进大超市和商店。因此,到规范的超市和商场买腌腊制品,相对放心些。

**❷ 价格:**一般情况下病死猪肉做的腌腊制品价格明显低于正常市场价,有的香肠价格比猪肉还要低很多,用以吸引一些不知情的消费者。因此,切勿贪便宜。

**❸ 包装:**不法加工商往往以不知名品牌或冒牌包装,一种产品往往有几个不同厂家和牌子的包装箱。

**❹ 感官:**肉色红色较深,有的可看出暗紫红的小点,脂肪发黄或发粉红。这是为了掩盖病死肉的异味,往往加入过多香料,因此没有新鲜香肠固有的风味和香气,有的肉馅带有酸败味。

## (四)变质肉

不知大家有没有遇到过这种情况:买回来的猪肉口感不太对劲,对新鲜程度心存怀疑又拿不出证据,即使吃下去身体也不会很快地反映出来,却又担心存在隐性的毒害。这个时候,挑选猪肉,鉴别猪肉是否新鲜是第一个步骤,恰恰也成为了食品安全把关的最关键一步。

那么除了挑选比较正规比较大的品牌猪肉,还有哪些比较直观的方法可以在超市卖场挑选时使用呢?

其实猪肉的新鲜程度可以通过多个方面去观察。

**❶ 看外观:**新鲜猪肉的表面有光泽,用刀切,其横切面有水分,不

粘手,肉汁透明;新鲜程度不怎么高的猪肉,我们称之为次鲜猪肉,次鲜猪肉的外观呈暗灰色,无光泽,其横切面的色泽比新鲜的肉暗,有黏性,肉汁混浊;完全已经变质的猪肉表面粘手,颜色呈灰色甚至淡绿

 **小贴士**

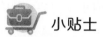

　　猪肉的新鲜程度与酸碱度值大有关系,正常猪肉刚屠宰好肌肉组织是松软的,含水量较大,宰后 45 分钟的 pH 值约为 6.3。但是长时间放置后猪体内糖原在缺氧条件下经糖酵解,生成乳酸,经 5～12 小时缓慢下降至 5.4～5.5,猪肉会进入所谓的僵直期,肉纤维粗硬,口味不佳,且不易消化。随后 pH 值缓慢上升,屠宰后 24 小时内测得的最终 pH 值在 5.6～5.9 之间,回升到 5.8～6.2 时达到成熟期。此时是肉类的最佳食用期,肌肉组织变得柔软多汁,经烹调后,肉汤透明而芳香,肌纤维鲜嫩,容易消化。在这一时期如保鲜工作做得不好,pH 值会逐渐上升,"新鲜肉"成了"变质肉"。pH 值 6.3～6.6 为次鲜肉,pH 值 6.7 以上为变质肉,在常温下,猪肉会迅速腐化,而冷藏能够保持猪肉的 pH 值水平。

　　测 pH 值判断肉的新鲜度的实验方法如下:用干净的刀横切肉块,选择精密范围的 pH 试纸,测定范围为 5.4～7.0 的 pH 试纸是比较好的选择,然后将 2/3 试纸放入剖面,或是将肉的渗出液滴在试纸上 2 秒钟;取出 pH 试纸与标色版比较颜色,得出所测的 pH 值;根据下表,判断所测肉的新鲜度。

肉的新鲜度和 pH 值对照表

| 肉质 | 成熟期新鲜肉 | 次鲜肉 | 变质肉 |
| --- | --- | --- | --- |
| pH 值 | 5.8～6.2 | 6.3～6.6 | >6.7 |

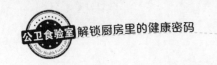

色,其横切面呈暗灰或淡绿色,非常粘手,肉汁严重浑浊。

② **闻气味**:新鲜猪肉气味正常,次鲜猪肉在肉的表层能闻到轻微酸霉味,变质猪肉不管是在表层还是切开以后的内层都有明显的刺鼻酸味。

③ **按弹性**:新鲜猪肉肉质富有弹性,用手指按压凹陷后会立即复原。次鲜猪肉弹性较差,用指头按压凹陷后会有小凹口,不能完全复原。而变质猪肉因为组织已经失去原有的弹性,用指头按压后凹陷完全不能复原。

## 四、"土鸡蛋"一定比"洋鸡蛋"好吗

目前在超市和农贸市场,各种各样的鸡蛋有十几种之多。除了普通的鲜鸡蛋,就是蛋鸡场批量产的所谓的"洋鸡蛋",还有各种"柴鸡蛋""笨鸡蛋""草鸡蛋""山鸡蛋""农家蛋"等名堂众多的所谓"土鸡蛋"。

什么是土鸡蛋?国家也没有定标准,所以名称也混乱。先有鸡后有蛋吧,土鸡蛋是土鸡生的,那么什么是土鸡呢?土鸡在江苏、浙江一带叫草鸡,在北方地区有叫柴鸡、笨鸡的,在广东一带又形象称为走地鸡。因没有标准定义,只能以大多数人约定俗成的说法来解释。

### (一)土鸡蛋和洋鸡蛋的区别有哪些

我们习惯上把国外引进的肉鸡或蛋鸡叫洋鸡,本身及其亲代及祖代鸡在我国本地饲养成长的叫土鸡。其实土鸡包含多个类群,有的是纯正的地方特有品种,据不完全统计达八十多种。有的是不含外来鸡的基因但也并不具备品种鸡的特征,又有一定数量的当地鸡。

与引进鸡种靠复配人工饲料规模饲养的洋鸡相比较,我国的土鸡完全自然散养,不吃人工饲料,且都是蛋肉兼用型的,这可能与我国土

鸡基本都是农户散养有直接的关系。土鸡的重要特点是产蛋量少、生长速度慢,如果饲养的鸡群产蛋率高或生长速度快,则所生产的土鸡和土鸡蛋的质量就无法达到要求。据报道,当鸡群的产蛋率超过70%的时候,鸡蛋蛋白的含水率会增高、蛋壳强度也会下降。很明显,现在符合这种农家饲养条件的土鸡很难觅到了,鸡种越来越少,养鸡成本越来越高,土鸡要是多了,哪有那么多的土地。饲养期、规模和成本等因素决定了真正土鸡的生产无法满足现代社会的市场需求。这种农家散养的土鸡所生的蛋可称为真正意义上的土鸡蛋,正因为土鸡和土鸡蛋没标准,所以现在市场上鸡蛋的取名很混乱。若以上述条件标准要求的话,那目前超市里几乎很少有土鸡蛋了。实际上市场上名为"土鸡蛋"的,有的是采用笼养饲料喂养的土鸡产的蛋,有的是规模性饲料喂养改良产蛋鸡所产的蛋,有的蛋鸡除主要喂饲料外还适当在外放养。

### (二) 全面比较土鸡蛋和洋鸡蛋

很多人面对那么多的鸡蛋,不知买哪个好。有不少人说"土鸡蛋"肯定比"洋鸡蛋"要好,那么比一下怎么样? 我们从安全、营养、感官三大方面指标来比较这两种蛋。

首先从感官指标来比较:土鸡蛋最大的优点是口感好,色香味俱佳,不用加味精,鲜味十足。而一般洋鸡蛋的口感确实比土鸡蛋要差。尤其用作炒鸡蛋,土鸡蛋一炒出来黄澄澄香喷喷,洋鸡蛋明显处于下风。

其次从食品安全性来比较:土鸡是自然散养的,安全性就与的饲养环境、饲料、母鸡的健康状况等有关,如果当地环境污染少,天然饲料加上无农药污染,母鸡健康,那当然安全性高;一般散养农户很难控制安全养殖,散养的鸡到处乱跑、乱吃垃圾,如果当地有环境污染、禽病控制不好,鸡舍常年不清理粪便,鸡蛋很脏,那种土鸡蛋的安全质量

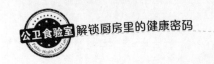

就难以令人放心了。所以土鸡蛋情况复杂,安全性难以统一。

洋鸡蛋的安全性也取决于蛋鸡的环境、饲料、用药等饲养环节的安全控制。现在规范标准化的鸡蛋生产从蛋鸡品种提纯、孵化、室内育雏、饲养、防疫防病、场地环境、水源原料要求,到质量标准、产品验收、包装、贮存等方面,全程实行标准化生产,是非常系统性、专业性的生产过程。而有些中小的养殖场则没有系统化生产的条件,尤其是存在饲料、疾病防疫、场地及水源上的安全隐患。

如果完全严格地把控饲养环节的安全风险,鸡蛋经检测符合质量安全标准,洋鸡蛋的安全性比土鸡蛋要容易统一监控掌握。但是生产经营者把控不严,特别是饲料和用药环节失控,安全性也会出现问题。近年来各地监管部门在鲜鸡蛋中检出恩诺沙星和氟苯尼考等产蛋家禽禁用药物。长期摄入恩诺沙星超标的鸡蛋,可引起轻度胃肠道刺激或不适,头痛、头晕、睡眠不良等症状,大剂量或长期摄入还可能引起肝损害。长期食用氟苯尼考残留超标的蛋品,对人体健康也有一定风险。

最后从营养成分来比较:这两种鸡蛋哪种营养价值更高,目前还有争议。据有关检测报道来看,土鸡蛋和洋鸡蛋各有千秋:土鸡在野外觅食,营养不如规范饲养的洋鸡均衡,活动消耗又多,因此它的蛋小。但它吃些野草、虫子、绿叶植物等天然食物,经常晒到太阳,蛋中的胡萝卜素等含量较高,所以它的蛋黄较红,有些土鸡蛋的磷脂、维生素E和不饱和脂肪酸比洋鸡蛋多,且产蛋量较少,蛋中的养分积累较多,所以它的蛋黄往往比洋鸡蛋要大,脂肪含量也自然更高了,这就是炒土鸡蛋更香的原因之一。

综合三方面指标比较,再加上价格因素考虑,一般土鸡蛋的市场价格比洋鸡蛋要高,有的可能会高出好几倍。那就要看性价比了,洋鸡蛋当然首先要保证安全性,老百姓最怕有违规添加、乱用药物等问题。从营养角度分析,规范养鸡场的鸡吃的饲料是按科学配比提供的,营养较均衡全面,因此蛋中铁、钙等元素的含量比较高,脂肪和胆固醇的含量较少,维生素 A 和 B 族维生素的含量也不少,因此总的营养含量与土鸡蛋差异不大。洋鸡蛋最大的不足是它的口感不如土鸡蛋,最大的优势是价格便宜,因此购买洋鸡蛋性价比较高。如果讲究口感,又不太在意价格因素的话,质量安全的土鸡蛋也是不错的选择。

### （三）怎样区别"土鸡蛋"和"洋鸡蛋"

**颜色**：洋鸡蛋颜色较一致,差别不大;而土鸡蛋大部分颜色较杂,深浅差别也较大。

**个头**：假土鸡蛋的大小较均匀,蛋的形状差不多;而散养的土鸡产蛋个头差异较大,大的每斤(500 克)8 只左右、小的每斤 10 只左右,且蛋型不整齐,有的偏长,有的偏圆。

**清洁度**：洋鸡蛋一般表面比较干净;而散养土鸡蛋因与地面直接接触,蛋面常沾有泥土、稻草等痕迹。

**蛋壳、蛋黄和蛋清**：土鸡蛋的蛋壳含钙量高、坚韧厚实、不易破碎。将熟的土鸡蛋剥壳放在手中揉捏,即使被捏得扁扁的,蛋白也不会开裂。打开蛋壳,土鸡蛋的蛋黄颜色自然,每个蛋的蛋黄颜色不一致,有金黄色、浅黄色或略显红色的,色差较大,蛋清量较少且黏稠。

一般洋鸡蛋的蛋壳脆薄易破裂,有的稍用力握就会破。大部分洋鸡蛋的蛋黄呈浅黄色,现在也有在洋鸡的饲料中做文章,洋鸡蛋的蛋黄也可做到金黄色,甚至红色,但是这种鸡蛋间的蛋黄颜色基本一致,蛋清含水量较大且较稀薄。


## 五、选购酸奶的窍门

现在市场上的酸奶品种太多了,有原味的、无糖的、果汁的、果粒

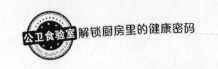

的、谷物的、红枣的、低脂的、脱脂的、添加益生菌的,等等,真是看得人眼花缭乱,究竟该如何挑选呢?

### （一）任凭酸奶万千，只选择适合自己的

根据最新的食品安全国家标准的规定,我们常看到和买到的酸奶均归于酸乳名下,也就是以生牛(羊)乳或乳粉为原料,经杀菌,接种嗜热链球菌和保加利亚乳杆菌这两种菌发酵制成的产品。

酸奶以生产工艺,可分为凝固型酸奶和搅拌型酸奶。根据脂肪含量高低,可分为高脂酸奶、全脂酸奶、低脂酸奶、脱脂酸奶等4种。

脂肪含量多少对酸奶风味影响很大。一般脱脂酸奶由于自然风味差,往往会加些添加剂来改善。高脂酸奶虽然奶味很浓,但其中的脂肪主要是饱和脂肪,还带有比较多的胆固醇,会增加心血管疾病的风险,所以不建议有心血管疾病的人吃高脂酸奶。其实,普通健康人群吃全脂酸奶就行了。

根据加入甜味剂与否,酸奶可分为无糖酸奶(多加入木糖醇或/和甜蜜素等)和含糖酸奶。含糖酸奶在加工中通常加入白砂糖、果葡糖浆等,糖尿病人或肥胖者不宜吃,可选择无糖酸奶。

酸奶还可根据菌种不同来分类。有的在普通酸奶基础上增加了双歧杆菌、嗜酸乳杆菌等益生菌,就叫做益生菌酸奶。酸奶还可分普通酸奶和风味酸奶。普通酸奶就是常见的原味酸奶;风味酸奶用80%以上生牛奶或奶粉为主要原料,发酵前或发酵后添加各种果蔬、谷物等制成的产品,像草莓酸奶、核桃酸奶、芦荟酸奶、红枣酸奶,等等。

到底买原味酸奶还是风味酸奶? 也没个唯一的答案,因为这个问题要根据不同人的情况和选择标准来回答。如果您喜欢吃不同口味的酸奶,又不太计较其中的蛋白质含量,可以选择风味酸奶,只是价格高一些。

要提醒的是,按国家标准要求,风味酸奶的蛋白质含量只要每100克不少于2.3克就可以了,而普通酸奶每100克的蛋白质至少要达到2.9克。所以,如果您对酸奶的蛋白质含量和性价比的要求比较高,又不大在乎特别的口味,就选择原味的普通酸奶。

### (二) 睁大眼睛看清了: 酸奶饮料不是酸奶

现在市场上的酸奶和含乳酸饮料的品种和名目越来越多。各种酸奶和名为"酸奶"的含乳饮料达30种以上,其中真正的酸奶所占比例并不多。

有许多消费者不知情,明明想买酸奶,由于没有看懂标签,只是粗粗看了看品名,买回家才发现是酸奶饮料。有人喜欢在餐饮酒席上吃酸奶,店方号称是"酸奶",拿上来的大部分都是含乳酸的饮料。

所谓酸奶饮料是一种发酵型含乳饮料。它是以奶或奶制品作原料,加入乳酸菌等有益菌培养、发酵,然后在制得的乳液中加入水、白砂糖、酸味剂等调制而成。酸奶饮料和酸奶有本质的区别,酸奶饮料充其量只是饮料的一种,不是真正的"奶"。

酸奶饮料和酸奶的营养区别,只要看一看它们的蛋白质含量就明白了。每100克酸奶饮料的蛋白质只要大于等于1克就可以了;而酸奶是乳制品,蛋白质含量高,每100克普通酸奶的蛋白质至少要达到2.9克。单从蛋白质含量来评价,酸奶饮料的营养只有酸奶的1/3左右。

另外,它们的区别还在于乳酸菌数量的多少。每毫升酸奶(发酵后经热处理的产品除外)中的乳酸菌至少要达到1000万个。酸奶饮料要求的乳酸菌含量就低得多了:即使活菌型的酸奶饮料也只要在出厂时达到每毫升100万个就行了,至于出厂后有多少就不管了。因此,发酵后不经热处理的酸奶比酸奶饮料风味纯正,营养和健康指数要高。

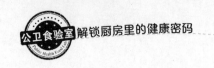

### （三）别把含乳饮料当奶喝

还要注意的是含乳饮料可分为发酵型和配制型两大类。酸奶饮料就是发酵型乳饮料，前面已介绍过了。配制型的含乳饮料是以鲜乳或乳制品为原料，加入水、白砂糖（甜味剂）、酸味剂等调制而成的。它里面没有乳酸菌，生产工艺更简单，从原料到成品一天就可以出来了，但可添加的东西五花八门，包括芒果、草莓等水果粒，橙汁、西柚等果汁，还有各种蔬菜、花生，等等。

有些孩子一早上课来不及吃早餐，家长就让他们带上一瓶含乳饮料，如早餐奶之类的当早餐。有些白领青年早上来不及吃早饭，往往喝一瓶含乳饮料了事。这样长此以往是有问题的，可能会缺少蛋白质。

含乳饮料的广告中常常出现"多种营养素""维生素""营养组合""益菌因子"等词语，有些人非常相信这些宣传，其实是被误导了。含乳饮料中不仅含有牛奶，还添加了果汁、谷物等东西，营养"种类"确实比单纯的牛奶或者果汁要多，但关键还要看各种营养成分的"百分含量"。

含乳饮料中每一种营养成分的含量可能都远远低于同样量的果汁或者牛奶。如有的早餐奶标注含有蛋白质 2.2%，脂肪 2.6%。计算一下就知道，一盒 200 克的早餐奶中仅含蛋白质 4.4 克，而普通 200 克的纯牛奶蛋白质有 3%，含蛋白质达 6 克，差距一比就出来了。

### （四）怎么辨别酸奶和酸奶饮料

辨别酸奶和酸奶饮料其实很简单，别光看五花八门的名字，应多看看食品标签。

一看配料表和成分表：含乳饮料配料表中的第一位是水，而酸奶配料表中的第一位是牛奶。成分表中标注的蛋白质含量是硬指标，每

100 克的蛋白质含量小于 2.9 克就不是酸奶。国家标准规定,纯酸牛奶中脂肪、蛋白质、非脂乳固体含量分别要大于 3.1%、2.9% 和 8.1%。

二看产品名称:如果是含乳饮料,食品标签必须标明"饮料""饮品"字样。目前市场上有些违规生产经营者打着"酸牛奶"的旗号销售"含乳饮料"。也有一些含乳饮料厂家在产品名称上挖空心思打"擦边球",在产品包装上用大号字标出"酸奶""酸牛奶"或"优酸乳"等含义模糊的产品名称,只有仔细看才能发现旁边还有几个关键的小字——"乳饮料""饮料""饮品"。

三看储存要求的温度:酸奶要求储存在 2～6℃环境下,多数配制型的含乳饮料只要常温下储存就可以了。

### （五）怎样辨别酸奶质量

打开酸奶后,先看酸奶的形状。正常情况下,凝固型酸奶的凝块应均匀、细密,无气泡,无杂质,允许有少量乳清析出。搅拌型酸奶是均匀一致的流体,无分层现象,无杂质。

再看酸奶的颜色。正常的酸奶颜色应是微黄色或乳白色,这与选用牛奶的含脂量高低有关,含脂量越高颜色越黄。

酸奶的包装上有保质期,还有一个出厂日期。产品刚出厂时活菌数最高,放了三个星期乳酸菌数量就会显著减少。从保健角度来看,出厂日期越近越好。

还要尽可能缩短酸奶在室温下的放置时间。如果在较高温度下存放,乳酸菌的死亡速度会大大加快,酸奶的保健效果将大打折扣。同时,因为乳酸菌高温下产酸过多,酸奶风味将变得过酸。

大家还可以闻味鉴别,如果酸奶只是变酸了,仍然是可食用的。如果酸奶产生酒味和霉味,说明它被有害菌污染了,千万不可食用,绝对要扔掉。

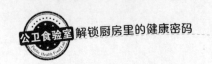

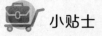 **小贴士**

### 如何科学地喝酸奶

喝酸奶的时间没有严格要求,但"上午一杯牛奶,下午一杯酸奶"更好些。

喝酸奶请记住"三要"和"三不要"。"三要"是指要冷藏,开封后要尽快喝,喝后要及时漱口,"三不要"是指不要加热喝,不要空腹喝,不要与抗菌药物同服。

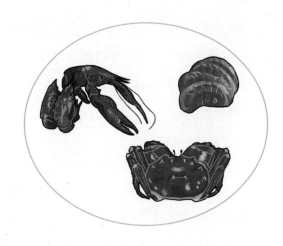

## 第三节 放心水产 健康常鲜

### 一、如何安全食用三文鱼

　　2018 年 5 月,国内主流媒体发布了一则"我国青藏高原养殖三文鱼已占国内三分之一市场"的新闻,当时引起了一场对虹鳟鱼名为三文鱼的争议。时隔 3 个月争议还没结束,后来中国水产流通与加工协会在青海西宁召开团体标准发布会,将《生食三文鱼团体标准》正式向社会发布。标准公布的消息马上引起了国内外各方面的关注,其中对

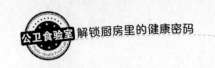 

该标准的质疑不断出现。至今,国内很少有一个标准的发布,像《生食三文鱼团体标准》那样引起大众如此的关注和质疑。人们最大的质疑点是标准中把虹鳟鱼归为三文鱼类的条款。

## (一)虹鳟鱼是否可称"三文鱼"

对此,有两种截然不同的观点。

以国内渔业、水产行业协会和虹鳟鱼生产企业等为代表的一方认为三文鱼是鲑科鱼类的统称,包括大西洋鲑、虹鳟、银鲑等。虹鳟鱼可以称为三文鱼。理由是在中国市场上三文鱼是俗名,包括所有的鲑科鱼类,并非一种鱼的科学名称。

另一方的不少专家学者和消费者代表认为,虹鳟鱼不能称为三文鱼。按约定俗成,国内消费市场公认的三文鱼特指大西洋鲑鱼。20世纪70年代后,中国市场开始出现挪威大西洋鲑鱼的时候,就以"三文鱼"为其商品名称。后来美国、加拿大等地的太平洋鲑鱼也开始进入中国,由于其外形、生活习性等都和大西洋鲑鱼类似,因此把肌肉呈红色的大型冷水溯河洄游性的一大类鱼都称作"三文鱼"。后来国内有所谓的"淡水三文鱼",其实就是虹鳟鱼,虹鳟鱼虽也属于太平洋鲑属,但其学名、通用英文名对应的概念是鳟鱼,指的是太平洋鲑(大马哈鱼)属和鲑鱼属的鱼,生活史全部于淡水中完成,没有跨盐度洄游行为。三文鱼的特性之一就是溯河洄游性,即产卵、孵化和幼鱼阶段均在淡水中完成,生长期会洄游到海水中。虹鳟鱼不可混淆为三文鱼。

从消费者角度来看,这三文鱼命名的"水"太深了。他们哪里知道原来现在市场上三文鱼有这么多名堂,什么大西洋鲑鱼、太平洋鲑鱼、虹鳟鱼等都可以叫三文鱼。问题是虹鳟鱼绝对不是大西洋鲑鱼,价格和口感、品质都不一样。国内市场上的虹鳟鱼比大西洋鲑鱼便宜得多,2004年上海市水产行业协会把将虹鳟列入三文鱼定性为假冒伪劣行为。在餐饮消费时,一般吃的三文鱼也不会标明种类和产地,消费者更处于不知情消费状况,这是不公平的。

从市场监管层面来看,为了更好做好食品安全溯源,应该明确三文鱼包装产品在"三文鱼"的大名下,必须将鱼的品名标识准确到具体种类。《生食三文鱼》团体标准也规定了三文鱼的种名标志,在包装上可标志:"三文鱼(大西洋鲑)、三文鱼(虹鳟)"等。其实还应不止如此,在散装和餐饮三文鱼销售时也应该如此标明,要让消费者明明白白知道买到的、吃到的是什么"三文鱼"。

### (二)虹鳟鱼是否可以生食

相对"虹鳟鱼是不是三文鱼",生食虹鳟鱼的食品安全问题更为大众所担心。虹鳟鱼是否可以生食关键看其养殖过程的安全控制,包括饲料、水体、加工安全卫生控制,其中主要安全指标是寄生虫和微生物项目。

有关行业协会和地方渔业局人士认为可以生食。他们的理由是:"管理标准、监控严格、水体洁净、饲料优良的工业化养殖三文鱼,品质比野生三文鱼更容易保证,食用也更安全。事实证明在世界范围内未曾出现虹鳟鱼携带肝吸虫的报道。青海籍虹鳟鱼的生长环境具有天然优势,同时有关设施和高温膨化饲料有效阻断了寄生虫传播的途径,所以可以生吃。"

其实野生的大西洋鲑鱼也可能会有寄生虫,在这些海水中生长的鱼体内以异尖线虫等线虫类为主。现在大西洋鲑鱼较多开始人工养殖了,规范标准条件下养殖鱼类的寄生虫比野生的要少,但不能保证百分百安全。为了防范生食大西洋鲑鱼可能发生的寄生虫感染,可以通过深度长时间冷冻把鱼中的寄生虫冻死,因此欧美各国都有相应的冷冻规定。

虹鳟鱼是淡水鱼,它的寄生虫种类和状况与大西洋鲑鱼不同。一般淡水鱼中的寄生虫可以在人体内生存,因此风险更大些。从国外发

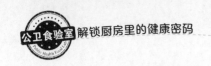

表的文献来看,虹鳟鱼的寄生虫以阔节裂头绦虫等为主,野生和养殖的都有检出,养殖的虹鳟鱼一般比野生的感染率低,但并不是低到无风险的程度。因此严格养殖管理和监控鱼类生长环境的安全性,控制寄生虫的感染途径,风险可以大大降低。

《生食三文鱼》团体标准对寄生虫进行了规定,参照国家标准GB10136中对即食水产品中寄生虫的要求,将三种寄生虫的感染人体阶段(吸虫囊蚴、线虫幼虫及绦虫裂头蚴)进行了限定,要求不得检出。同时规定了对原料要求:养殖全程应使用人工膨化配合饲料。对于不具备寄生虫源头风险控制措施的原料应当经过冷冻以杀灭寄生虫,可以选择−20℃以下连续冷冻24小时,或者−35℃以下连续冷冻15小时。

除了寄生虫外,细菌也是主要危害因素。在流通、储存、销售、加工各环节中都必须严格控制卫生安全条件,实际上这些鱼类在从水中到餐桌的过程中,只要有一个环节出问题,生食鱼类就有健康风险。

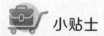 **小贴士**

**不要冒险食用生鱼片**

包括虹鳟鱼、大西洋鲑鱼、金枪鱼等在内的任何鱼类,生食都必须谨慎。尤其是淡水鱼虾、不规范操作的小店小作坊供应的生鱼片、过了保质期还在销售的生鱼片寿司、没有冷冻冷藏保障条件销售的三文鱼原料,缺乏切实可靠的安全保障措施,不要冒自身健康的风险去生食。尤其是气温高的夏季,加工场所的温度宜保持在15℃以下,能达到如此要求的餐饮店有几家?因此在外谨慎生食三文鱼;没有十分把握,也不建议自己在家里自制生鱼片,还是把三文鱼加热后食用最安全。

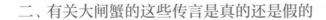

## 二、有关大闸蟹的这些传言是真的还是假的

每到吃大闸蟹的季节，有关蟹的各种说法也纷纷出现。其中真相究竟如何呢？

### （一）大闸蟹养殖中要加避孕药

这种说法是假的。目前根据有关部门的追踪调查和市场抽查检测，在大闸蟹养殖过程中未发现使用避孕药的现象，我国从未批准过激素类药物用于动物促生长，对市场销售的大闸蟹产品抽检中己烯雌酚、甲基睾酮等激素指标都未超出标准范围。

实际上科学分析一下就可明白：螃蟹是低等的无脊椎动物，给螃蟹吃高等脊椎动物避孕药之类的药物，岂不是风马牛不相及的事。况且加避孕药对大闸蟹起不了催长的作用。一般秋分前后螃蟹蜕壳，性腺开始迅速发育。雌蟹的性腺煮熟后成橘红色，呈块块香的红脂状，俗称"蟹黄"；雄蟹的性腺煮熟后呈半透明、乳白色、黏度很大的胶质状，俗称"蟹膏"。假设真的投放避孕药有效，那么，蟹的性腺发育就会抑制，也就变成了没有"蟹黄""蟹膏"的大闸蟹。试想一下，谁会要吃这种蟹呢？哪个养殖户会做这种傻事？

### （二）蟹的养殖过程中会用抗生素一类药物

这种说法是真的。大闸蟹养殖过程中，使用抗生素是正常的，也是必要的，尤其在非流动活水例如池塘中进行养殖，消毒剂及抗生素的使用不可避免，而在流动的湖水里规范养殖的湖蟹，抗生素等药物使用率较少。常见蟹感染的病有蟹奴寄生虫病、水肿病、烂肢病、纤毛虫病等。为了预防和治疗这些蟹病，养殖户除了用生石灰等给水体消毒外，还要用些药物，包括一些抗生素类药物，只要符合国家规定标准的就没有问题。

像氯霉素等抗生素，以及孔雀石绿、硝基呋喃、五氯酚等违禁药，

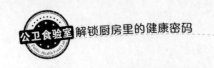
早已列入农业农村部发布的《食品动物禁用的兽药及化合物清单》中，在蟹的养殖中是不能使用的。即使允许使用的药物，像青霉素类、氨基糖苷类等药物，在蟹中的残留量也不能超过国家标准。我国农业农村部发布的《动物源性食品中兽药最高残留限量》中规定了20种药物在水产品中的最大残留限量。根据农业农村部2009至2011年对大闸蟹的产地监督抽查，全国大闸蟹药残检测平均合格率达到97.6％，近年来的合格率在不断提高。2016年，内地输往香港特区的大闸蟹，经香港特区食物安全中心检验的药残含量均合格。但在一些小规模违规蟹养殖地，还是发现有少数违规使用药物的问题，从食品安全尤其是抗生素耐药性产生和传播的角度看，是要特别防范那些滥用和乱用抗生素的蟹。因此要买到安全质量好的大闸蟹，在选购时还应该多加注意。

### （三）大闸蟹中可能会有二噁英等致癌物

这种说法是真的。这条消息出自2016年9月，香港特区食物安全中心在来自江苏水产养殖场的大闸蟹中检出二噁英和二噁英样多氯联苯总含量超标，当时暂停有关水产养殖场生产的大闸蟹进口及在港出售。

二噁英及二噁英样多氯联苯是持久性有机污染物，在环境中非常稳定，难以降解。它们可以通过多种途径进入水体并吸附在淤泥中，然后经过生物链的富集作用进入大闸蟹、鱼、虾、贝壳类等水产品中。如果养殖环境二噁英及二噁英样多氯联苯的污染严重，大闸蟹中确实会含有二噁英等，不过一般水产品中的二噁英含量是极其微量的。

二噁英是国际公认的有毒物质，它不但有致癌毒性，还会影响生殖发育以及有致畸、致突变等慢性毒性。一般来说，有些食物或会含有二噁英和二噁英样多氯联苯，但含量不会引起急性不良影响。在慢性毒性方面，如果人体长期摄入二噁英，则可能会导致免疫系统、生殖功能、内分泌系统以及发育中的神经系统的损害。但是究竟会不会致癌，还得看量。

2016 年 9 月香港特区食物安全中心抽查的五类大闸蟹样本中,有 2 个样本大闸蟹的二噁英及二噁英样多氯联苯总含量分别为每克样本 11.7 和 40.3 皮克毒性当量(注:皮克是重量单位,万亿分之一克)。目前世界上许多国家包括美国和我国都没有制定食物二噁英的限量标准。香港特区食物安全中心在参照欧盟的限量标准及本地的膳食习惯后,把二噁英和二噁英样多氯联苯含量总和限制为湿重计每克食物样本 6.5 皮克毒性当量。据此判定上述 2 样本超过标准。

接下来的问题是:吃多少这种超标的大闸蟹会不安全了呢?

按照联合国粮农组织和世界卫生组织的建议,60 千克重的成年人每月摄入的二噁英不超过 4 200 皮克,欧盟的建议是 3 600 皮克。有数据表明,中国大陆人均每月的二噁英摄入大约是 900 皮克。摄入水平有地区差别,一般经济发达地区比不发达地区摄入要多,如深圳地区人均每月的二噁英摄入量大约在 2 400 皮克,但都离安全线有较大距离。2016 年二噁英检出事件后,据香港特区食物安全中心估算,对于绝大多数消费者来说,在食蟹季节三个月吃 14 只 4 两(200 克)重的超标大闸蟹会超过安全线。不过二噁英的毒性需要长时间积累,大闸蟹毕竟是时令食品,正常消费不会一年中每个月都吃到 5 只超标的大闸蟹,所以引起长时间积累毒性的可能性不大。但是吃蟹还是要适当控制,不要一下子吃得过多。在吃蟹季节,一般人每周吃一次,每次吃 1 只 4 两重的大闸蟹一般是不会有问题的。

### (四)挑选大闸蟹应该看养殖产地

这种说法是真的。挑选大闸蟹首先要安全,一般来说,难以用肉眼看的方法来判断大闸蟹是否安全。不过根据目前检测的结果来看,在正规渠道销售的、规范养殖、品牌好的大闸蟹,其养殖基地的产品检测合格率较高,尤其是流动湖水水质好、水草丰富,养殖密度合理、喂养科学的养殖基地,大闸蟹的安全性高。因此可在规范的销售部门,

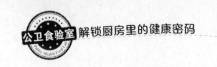

根据规范标注标签的大闸蟹的养殖基地和品牌选购。当然除了江苏阳澄湖外,现在江苏宝应湖、固城湖、洪泽湖,江西军山湖和安徽、山东、浙江等地,都有安全优质的大闸蟹。

### （五）大闸蟹有"四不吃"的规矩

这种说法是真的。为了大家的健康安全,应记住以下四点"不吃"的要求。

#### ❶ 不多吃,尤其不多吃蟹黄和蟹膏

患有心血管疾病以及肥胖的人、胃病和肾功能疾病患者、过敏体质者、痛风患者等尤其要少吃蟹,甚至不吃蟹。一般人群可在食蟹季节一周吃一次,每次不超过 200 克。

蟹黄和蟹膏确实好吃,但有两个问题。一个是二噁英问题,由于二噁英属脂溶性,蟹黄和蟹膏的脂肪量远高于白色的蟹肉,所以二噁英积聚多。荷兰食品及消费产品安全局一项研究显示,从某些受污染河流抽取的大闸蟹样本,褐色肉(即蟹黄和蟹膏为主的生殖器官和消化器官)的二噁英及二噁英样多氯联苯含量较白肉高 15～115 倍。另一个问题是蟹黄和蟹膏胆固醇含量高,有时一只大闸蟹的胆固醇含量已超出推荐的每人每日摄入量。

#### ❷ 不吃死蟹

完全不能动的死蟹千万不能吃。河蟹有"腐食"的习惯,带有不少细菌。活的河蟹可以通过新陈代谢将细菌排出体外,一旦死亡,体内的细菌就会大量繁殖,有的细菌还会产生毒素。更危险的是,螃蟹死后,体内会积累一种叫做组胺的有毒物。组胺和有些细菌毒素即使加热后也不会分解,吃了很容易引发食物中毒。

#### ❸ 不吃生蟹、醉蟹

螃蟹体内含有各种细菌、病毒等病原微生物,尤其是其体内的肺

吸虫幼虫卵感染率很高,抵抗力很强,单用黄酒、白酒、盐、醋或日本芥末等浸泡并不能将其杀死。吃生蟹、醉蟹,极易诱发肺吸虫等寄生虫病。河蟹烹煮前要用刷子及清水洗擦蟹身、爪和钳,彻底煮熟后才可进食。最好现蒸煮现吃,一般不要超过两小时。吃剩的已煮熟大闸蟹要存放在 4 ℃以下,食用前应彻底复热。

**④ 不吃四"部件"**

螃蟹的体表、腮部和胃肠道,积聚了细菌、病毒等致病微生物。因此,食用时必须除尽蟹腮、蟹肠、蟹心(俗称六角板)和蟹胃(即三角形的骨质小包,内有泥沙)。

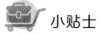

**小贴士**

### 挑选大闸蟹的诀窍有哪些

要挑选蟹背呈草绿色或青绿色、腹部瓷白色、无锈斑,步足刚毛青黄色,趾节金黄色的,这说明它生活在水草丰盛的湖泊中,为上品,俗称"青背、白肚、金爪、黄毛"清水大闸蟹。蟹背墨绿色,腹部铁锈多,一般生活在河道或水草较少的水体,为一般蟹。蟹背乌黑色,腹部黑色,说明它在无草的池塘中生活,为劣质蟹。

不少消费者挑蟹时以个体规格为主,以为个头越大、价格越贵的越好。其实营养价值及口味并不以规格越大越好,而应看肥满度。有的蟹虽长得不是很大,但膏肥脂满,很好吃。同样大小的个体,掂一下轻重,越重的越肥满。比较头胸甲后端与腹脐之间缝隙的宽度,缝隙宽度越大,越是肥满。把蟹翻一下,将腹部朝上,蟹能迅速翻转爬行而且爬得很快,说明它反应灵活。蟹连续吐泡有声音,蟹螯夹力大,说明蟹捕捞出水时间较短,品质新鲜。

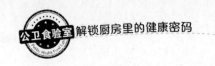 

### 三、为什么要当心穿了"马甲"的海产品

#### （一）穿"马甲"的海产品有风险

穿"马甲"的海产品是对那些有壳的海产品的戏称，它们有哪些呢？一种是甲壳类海产品，它们都有一层几丁质外壳，称为甲壳。大家最熟悉的就是美味的海虾和海蟹，这些甲壳动物有 5 对足，其中 4 对用来爬行和游泳，还有一对螯足用来御敌和捕食。还有一种是贝壳类海产品，它们是归类于软体动物门中的双壳纲，因其一般体外披有 1～2 块贝壳而名，常见的牡蛎、贻贝、扇贝、文蛤、花蛤、蛏子等都属此类。

贝壳类和甲壳类海产品虽然味道鲜美，但是有一种食品安全隐患要小心，这就是有害金属镉的污染。多年来我国对食品中镉的污染进行了风险检测，综合来看，各类食品以及同类食品中镉含量差异十分显著，其中一些有壳的海产品镉含量显著高于其他类食品。2017 年《上海市食品安全白皮书》指出，经上海地区风险监测结果分析和发现的主要问题之一是"海水蟹特别是梭子蟹重金属镉污染情况较为突出"。各地风险监测表明镉的主要污染是贝壳类和甲壳类海产品，还有像乌贼、鱿鱼、章鱼等属于头足类软体动物，因为它们的外壳已退化，不被认为是贝类了，但它们的镉污染情况也较为突出。为什么这些海产品中镉污染会多呢？主要这些动物都具有很强的富集镉的能力，如果这些海产品生长的环境存在镉污染，那么它们会大量富集这些有害物，结果造成其体内有害物超过安全限量。

#### （二）镉的危害有多大

近年来，镉污染的危害引起了我国和世界各国的重视，联合国粮农组织和世界卫生组织确定最优先研究的 17 种食品污染物中,镉、砷和黄曲霉毒素是名列前三位的大"毒王"。

新生儿体内几乎不含镉,人体中的镉几乎全部是出生后从食物和环境中蓄积的。镉主要通过消化道和呼吸道进入人体,经口摄入会引起急性中毒,潜伏期短,出现呕吐、腹痛等胃肠道症状,长期接触大剂量的镉对人体组织器官的危害是多方面的。镉进入人体后,形成镉硫蛋白,通过血液到达全身,并有选择性地蓄积于肾脏、肝脏中,肾脏可蓄积吸收量的 1/3,是镉中毒的靶器官。慢性镉中毒的初期症状为倦怠无力、头痛眩晕、鼻黏膜萎缩、咳嗽、胃痛和体重减轻。病情发展以后,患者会出现腰背及膝关节痛、牙齿上出现黄色的镉环、周身骨骼疼痛、骨质疏松、活动时刺痛加剧,还会发生轻微外伤就致骨折等情况。有些严重患者还出现肺气肿、呼吸功能下降、肾功能衰竭、肾结石、尿蛋白、肝脏损害和贫血等病症。此外,长期接触大剂量的镉还会导致消化系统障碍,可使温血动物和人的染色体发生畸变,其致畸和致癌作用(主要致前列腺癌)已经动物实验证实。

### (三) 镉的摄入限量是多少

联合国粮农组织、世界卫生组织下属的食品添加剂联合专家委员会(JECFA)曾多次对镉进行安全评估,以前曾暂时将镉的每星期耐受摄入量定为 7 微克/千克体重,按此计算 60 千克的成人每天镉的摄入限量为 60 微克,是一条老的"安全线",我国过去也以此标准对中国居民膳食镉进行风险评估。2010 年,JECFA 将镉的"暂定每星期耐受摄入量"改为"暂定每月耐受摄入量",限量定为每月每千克体重镉摄入 0.025 毫克,据此计算,60 千克体重的成人每天镉的摄入限量就变为 50 微克了,因此这条限量标准新的"安全线"更严格了。根据 2017 年的我国食品安全国家标准《食品中污染物限量》规定,镉限量值最高的是海产品中的双壳类、腹足类、头足类、棘皮类,高达 2 毫克/千克。

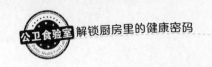

（四）食物中的镉是否有风险

所谓风险,不但与食物本身含镉的量有关,还与各人群吃的食物品种和数量相关。我国有关部门1990年以来曾多次开展中国总膳食的调查研究,其中有膳食中镉摄入量的数据,各地有关部门和研究机构也开展过本地居民膳食中镉的摄入量的调查研究。根据2000年中国总膳食研究报告,当时是采用老的"安全线"来评价的,结果显示全国成年男子平均膳食中镉摄入量为每天22.2微克,为老"安全线"的35.3%、新"安全线"的42.4%,总体来说我国人群平均膳食镉的摄入量还是安全的。但是沿海城市居民以及吃较多的镉超标海产品和动物内脏的人群,应该高度警惕。近年来,我国镉的摄入量呈上升趋势,环境中镉的污染已不容忽视,应加强环境整治和海产品、动物内脏等食品镉的监测。

**小贴士**

**不要多吃甲壳类、贝壳类和头足类海产品**

因为甲壳类、贝壳类和头足类海产品有较强的富集镉的能力,尤其是扇贝、蛏子等贝壳类和乌贼等软体头足类海产品。沿海居民都很喜欢吃这些海产品,有的人几乎隔三差五地要吃上一些。请食客们千万不要贪嘴,建议每人每星期食用量不要超过150克。

四、拨开小龙虾重重迷雾

小龙虾可谓是近年来餐桌上红得发紫的角色,火红的外壳、鲜香的虾肉激发老饕们大快朵颐。然而关于小龙虾的各种说法从未停过，有的说它其实不是虾而是虫；有的说它在污水中生长，吃了它寄生虫会进入人体；也有说小龙虾富集有害的重金属，吃了会中毒；还有的说吃过小龙虾的人会得一种奇怪的病……围绕小龙虾的迷雾重重，到底这些说法对不对？

我们来通过科学事实的解读来拨开迷雾吧！

### （一）迷雾一：小龙虾是虾吗

小龙虾是虾，但不能算是龙虾。它的学名叫克氏原螯虾，原产于美国中南部和墨西哥东北部，二十世纪二三十年代经日本传入我国。有谣传说引进小龙虾是日本法西斯生化战争的阴谋，为了谋害中国人民，其实纯属胡编乱猜。实际上后来引进的小龙虾主要不是供人们食用，而是为了提供牛蛙的饲料。小龙虾生长繁殖和适应能力强，养殖产量大，随着最近十多年来市场经济发展，开发了食用小龙虾的大市场，于是小龙虾真的红了。也有人说："国外没人吃小龙虾"，实际上一些欧美国家的人群也把小龙虾作为美食，他们本国生产的小龙虾还不够吃，我国养殖的小龙虾近年来每年有 2 万吨以上出口到这些国家。

### （二）迷雾二：吃小龙虾会重金属中毒吗

首先要说，小龙虾确实对重金属有一定的富集能力，在有重金属污染的污水中生长的小龙虾体内有可能含重金属。但是目前规范养殖小龙虾的水体重金属污染较少，所以检测小龙虾体内重金属含量基本都合格。

还有，小龙虾体内的重金属大多集中在虾鳃、内脏和虾壳中，一般这些部位基本是不吃的，主要食用部位的虾肉中重金属含量低。小龙虾具有良好的排出减毒功能，能把重金属转移到外壳，然后通过不断蜕皮把毒素转移出体内。所以即使在污染的环境中，它体内的重金属

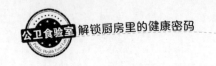 

污染物含量也并不一定超标,吃小龙虾重金属中毒的可能性很小。

### (三)迷雾三: 吃小龙虾会感染寄生虫吗

小龙虾和其他淡水生物一样,也是寄生虫偏爱的中间宿主,很难保证小龙虾活体没有寄生虫。那么吃小龙虾会感染寄生虫吗?由于小龙虾基本都是熟食的,尤其像传统的"十三香小龙虾"一类烹饪法,大火烧制 30 分钟以上,足以杀灭所有的肺吸虫卵,所以吃煮熟烧透的小龙虾不会感染寄生虫。但是如果没有煮熟烧透,尤其是生食或加工成醉虾,就有可能感染寄生虫。

### (四)迷雾四: 吃小龙虾会导致横纹肌溶解症吗

有人说,吃小龙虾会生一种奇怪的病,就是导致肌肉酸痛的横纹肌溶解症,对不对呢?

先说一下横纹肌溶解症是怎么回事。医学上所谓的横纹肌溶解症是指一些因素影响横纹肌细胞,导致横纹肌损伤,细胞膜完整性改变,细胞内成分漏出,严重时可导致急性肾功能衰竭及代谢紊乱,影响生命的一种病症。正是因为这种疾病主要影响人体的肌肉,在显微镜下可以看到患者的肌肉就如同奶粉入水一样,溶解、破坏、减少、消失,所以命名"横纹肌溶解症"。

从 1924 年以来,因食用水产品而导致横纹肌溶解症的病例在全世界范围内多有发生,病理过程也都没有被揭示,医学上将这类病症统称为"哈夫病"。夏季和秋季是哈夫病的高发期,淡水鳕鱼、鳗鱼、狗鱼、小龙虾等都有致病记录。在小龙虾致病事件中,食用量还是一个较为关键的依据,多数患者短时间所吃的小龙虾数量都明显超出常人水平。从这个角度来说,有节制地享用小龙虾,也许可以让我们更好地远离未知病害。

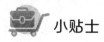

**小贴士**

### 如何安全地食用小龙虾

选好小龙虾：买小龙虾要到规范的水产市场去，最好有产品溯源可查，正规渠道养殖来源的小龙虾可保障原料食品的安全，不要去买野生的"小、老、黑"小龙虾。

烧好小龙虾：烹调小龙虾前，一定要清洗干净，并加以浸泡。发现有死的小龙虾一定要剔除，最好是将小龙虾的头、腮、虾线以及虾黄也剔除。烹调小龙虾必须要煮熟烧透，蒸煮时间必须要达到30～40分钟。不能用爆炒、糟醉、腌制的方法加工小龙虾。

吃好小龙虾：吃小龙虾要去除头部，不要吃虾黄，只吃虾身的肉。有哮喘、过敏体质的人群和痛风患者慎吃小龙虾。一般正常人群吃的量也不能太多，一个人每天不宜超过500克。而且不要频繁连续多天吃小龙虾。如果在食用小龙虾后半天到一天内出现全身肌肉酸痛僵硬，尤其是后背疼痛，肌肉肿胀，尿液呈酱油色等症状，一定要引起重视，立即去正规医院就诊。

## 五、虾体内白色线状物是寄生虫吗

"虾体内有白色寄生虫"的视频曾一度被火爆转发，视频中，一名中年妇女用剪刀剪开虾的头后部，挑出两条白色线状物，并不断地说："看看！这就是虾的寄生虫"。说完又剪开另一只虾的头部，又挑出两条白色线状物。该妇女还说："每个虾都有，吓死人了，以后不能再吃了。"一般细心的朋友可以发现几个明显的破绽：首先，她挑出的每条所谓的寄生虫都一动不动，而在新鲜虾中挑出寄生虫成虫，如果真的是活体的话肯定会蠕动，如果都是死的话也不符合常规。其次，每条

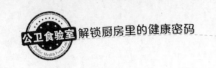

虾都在头部挑出一对大小和长度相似的线状物,明显不符合寄生虫的生长部位规律。最后,即使虾中有寄生虫的话,一般也没有这么粗壮长条的形状。常见的虾寄生虫,除虾疣虫、切头虫是肉眼可见的甲壳动物和扁形动物外,其他都是单细胞的原生动物,像虾簇虫、微孢子虫等只有在高倍显微镜下才可见虫体,而且是寄生在虾的血液、肌肉组织、内脏、消化道等处,存在大量寄生虫时会使病虾变色。

### (一) 被当作寄生虫的生殖腺

如果白色线状物不是寄生虫,那是什么呢?请注意时间点,此类谣言常常在每年的6至7月份前后发酵疯转,不到这个时间点,虾头挑不出这么粗的线状物。所谓的"寄生虫"其实是雄虾的生殖腺。

原来每年的6至7月前后是大部分虾的繁殖盛期。雌虾头后部的卵巢发育成熟后,卵巢呈褐绿色。腹部侧甲的边缘呈淡黄色,且向两侧张开,充满虾子,这时的雌虾俗称"子虾",是一年中口味最鲜美的时节。而这时,雄虾也到性成熟期,它的生殖腺(精巢和输精管)呈乳白色线状的一对,精巢在头后部,与雌虾卵巢的位置相同。未成熟的精巢无色透明,成熟后为乳白色,由精巢后叶各伸出1条细而短的前段输精管,而后膨大成粗大半透明的储精囊。有种个体稍小的雄虾,其生殖腺也可能是无色透明的,就难以看出这种结构。实际上像青虾、皮皮虾、龙虾,包括海蟹等都有生殖腺,很多人将其当成虫子或者垃圾扔掉,其实其味道和营养价值都不错,只要烧熟了都可以放心吃。平时大家都爱吃雌螃蟹的蟹黄,也是雌蟹的卵巢和消化腺。

### (二) 虾线和虾筋都需要剔除吗

虾还有常见的两条线,一条是虾的背部黑线,就是虾消化系统的肠道,也就是我们平时做菜时要剔除的虾线。剔除虾线的原因,是里面会有排泄物残留，并且容易繁殖细菌。虾的腹部还有一条黑线，是虾的腹部动脉及运动神经链，俗称虾筋。虾的弯曲或弹跳等动作，就是依靠腹部运动神经起作用的，虾筋里面并没有脏东西，烹调或食用之前是不需要将它除去的。

除了雄虾外，雌虾也因谣传背黑锅。网络上曾流传过"皮皮虾注胶"的谣言视频，有女子从皮皮虾背部拆出一条比较硬的、红棕色的东西，称这是虾被"注胶"了，其实是雌虾身体内并未成熟的虾子。每年4月是皮皮虾准备结籽的时候，其胸部第4节至尾节卵巢呈黄褐色，背面有黑色素分布。卵巢内有黄色尚未成熟的虾子，俗称虾黄，煮熟后卵巢内虾黄就凝固成视频上所见的红棕色物质。

因此无论是红棕色的虾子还是乳白色的精巢，都是虾的性腺在发育过程中出现的正常现象。有人拿其大做文章混淆视听，不知内情的人看视频确实觉得很可怕，继而转发出去，造成朋友圈一片恐慌。建议今后遇到类似谣言，先别忙着转发，冷静想一想："是真还是假？"也可请教一下相关专业机构或专业人士，千万别轻易上当。

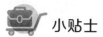 **小贴士**

### 怎样安全加工虾类

虽然把虾的生殖腺说成寄生虫是谣言，但并不是说虾里没有寄生虫。正如前面介绍所说，虾中确实可能有寄生虫，还有病原菌等污染可能。因此吃虾应该煮熟烧透，一般寄生虫和致病菌繁殖体在 $100\,^{\circ}\mathrm{C}$ 温度下 15 分钟就足以杀灭了。不过白酒、黄酒、盐、醋、芥末等是杀不死这些寄生虫和细菌的，因此醉虾、炝虾、醉蟹、咸蟹、醉蚶类生制水产品属高危食品，千万小心，尽量不要去吃。

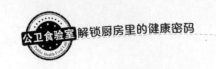 

## 六、怎样识别有害的水产品

水发的水产品是大家日常生活中较为喜爱的传统食品,可分为干、冻、鲜三大类:"干"主要指经水发过的、原来是干制的水产品,包括水发海参、水发鱿鱼、水发墨鱼、水发干贝、水发鱼翅等;"冻"是指水浸泡销售的解冻水产品,主要有解冻虾仁、解冻银鱼等;"鲜"是指浸泡销售的鲜水产品,以及类似的水产品,如鲜墨鱼仔、鲜小鱿鱼等。水发的水产品做菜特别鲜美可口,但是近年来在水发的水产品中经常发现违法违规添加,这给食品安全带来极大的祸害。这里向大家披露危害问题,介绍选购安全攻略和识别方法。

近年来市场上常见主要问题水发水产品,有水发海参、水发鱿鱼、水发墨鱼、水发干贝、水发鱼翅、解冻虾仁、解冻银鱼等。一些不法商贩为了吸引顾客,在水发液中添加某些禁用化学品,如甲醛、工业烧碱(氢氧化钠)、工业双氧水(过氧化氢)等,使经处理后的水发产品不仅有韧性、口感好,而且还能增重,同时还可达到防腐、漂白的目的。如用甲醛浸泡过的虾仁、银鱼等不但白净、涨发体积大、吃口脆嫩吸引顾客,而且可以在较长时间内不会坏掉。

工业双氧水、氢氧化钠和甲醛,都是国家明令禁止在食品中添加的。过氧化氢具有致癌性,特别是有引起消化道癌症的可能,而工业双氧水因含有砷、重金属等多种有毒有害物质,更是严重危害食用者的健康。氢氧化钠也是一种强腐蚀剂,高浓度下会对消化系统产生极大的腐蚀作用。甲醛对人体肝脏、肾脏和神经系统的损害是相当大的,因为甲醛是一种高毒性的化学物质,是原浆毒物质,能与蛋白质结合,其致敏、致突变性已被确认,被确定为 1 类致癌物,即对人类及动物均致癌。因此在食品中使用甲醛,无疑是一种投毒行为。添加甲醛的浸泡液涨发鱿鱼干时,甲醛残留量会随浸泡时间延长而上升,因此对于甲醛含量高的水发水产品应特别警惕。国家标准要求水发水产品的甲醛含量不高于 10 毫克/千克（mg/kg）。

此外，少数不法商贩还违规使用了其他的化学品，如为增强海蜇爽脆度，在加工过程中使用禁用药物硼酸作为增脆剂和防腐剂；为使解冻虾仁保水和增重，在加工过程中超量使用磷酸盐；为减少产品的微生物污染，在冻虾加工过程中使用含氯消毒剂浸泡产品，等等。

### （一）怎样识别浸泡过甲醛的水产品

其实甲醛在常温下是一种无色、有强烈刺激性气味的气体，是不会直接加到水产品中的，不法商贩常常用的是甲醛的水溶液。大家都听说过的福尔马林，就是浓度在 35％或 37％以上的甲醛水溶液。因为甲醛能与蛋白质的氨基结合，使蛋白质凝固，因此在医学上可作为固定剂、防腐剂、消毒剂之用，比如可用于浸泡制作标本的动物尸体。不法商贩也利用了甲醛的防腐剂性质，在用工业碱水溶液浸泡海参、鱿鱼等水产品时，加一些福尔马林液。

经过掺入福尔马林液的水浸泡过的水发物和水产品，所含甲醛的浓度虽然不高，一般不会急性中毒，但是长期食用这样的食品，会对人体产生较大的潜在危害，可能造成肝、肾损害，诱发肝炎、肾炎和酸中毒。甲醛的危害还表现在它能凝固蛋白质，和蛋白质结合，使蛋白质变性，扰乱细胞的代谢，对细胞具有强大的破坏作用，进入人体可致畸形、致突变和致癌。

### （二）四招识别有甲醛的水产品

看一看：浸泡过甲醛的水产品一般表面会比较坚硬、较有光泽、黏液较少，眼睛一般比较浑浊，体表色泽比较鲜艳，鱿鱼、虾仁外观虽然鲜亮悦目，但色泽偏红。整体看来比较新鲜，色泽晶莹透明，呈现半透明状态，十分漂亮，失去原有颜色。

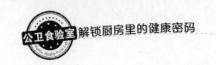

闻一闻：没有水产品应有的特有的腥味，而有淡淡的药水味或刺鼻的味道。使用较高浓度的甲醛溶液浸泡的水产品，会带有福尔马林的刺激性气味，掩盖了食品固有的气味。

摸一摸：甲醛浸泡过的海产品特别是海参，触摸手感较硬，而且质地较脆，手捏易碎。海蛎经浸泡后个体颗粒较完整、皱褶清晰、无或少黏液。总之，浸泡后的水产品体表较清洁，胴体较坚硬，弹性较未浸泡的好，总体感觉比较新鲜。

尝一尝：加热后迅速萎缩，吃在嘴里会感到生涩，缺少海鲜特有的鲜美味。

### （三）怎样识别工业碱浸泡过量的水产品

为什么要用碱来发鱿鱼干呢？原来鱿鱼干的水分含量极少，蛋白质和脂肪的含量高达80％左右。它的组织结构相当紧密，而且有脂肪包裹在外面，如用水泡发鱿鱼干，水分子难以渗透到鱿鱼干的组织中去。用适当浓度的碱溶液浸泡鱿鱼干时，碱会同脂肪发生皂化反应，破坏脂肪阻碍水分子渗透的作用；同时氢氧化钠分子还能使蛋白质变性溶胀，这样水分子就可以顺利地渗入到鱿鱼干的蛋白质分子中，使组织迅速吸水膨胀，而变得松软起来。

用碱溶液浸泡鱿鱼干也是一种传统的制作方法，只要最后不在食品中残留就可以了，问题是现在很少有用食品级的氢氧化钠加工的，大部分都用工业碱。工业碱是指工业上使用的氢氧化钠或氢氧化钾，又称火碱或烧碱，其溶液呈强碱性和高腐蚀性。由于工业碱中杂质和重金属较多，对人体构成危害，国家法规禁止将工业碱用于水发水产品。另外，我国农业农村部的《无公害食品——水发水产品标准》中规定：干制品水发的水产品（水发的海参、鱿鱼墨鱼、干贝、鱼翅等），水浸泡销售的解冻水产品（解冻虾仁、银鱼等），以及浸泡销售的鲜水产品（鲜墨鱼子、小鱿鱼等），其 pH 值应≤8。

目前农贸市场上水发水产品用的碱，很少有食品添加剂级的，用的多是工业碱。工业碱和食品添加剂级碱在浸泡过水发水产品后，经过漂洗去碱液，较难检测出水产品中两种碱的差别，但我们可以检测销售时浸泡水发产品的酸碱度是否有问题。由于强碱性物质在水发水产品中也可以起到防腐保鲜的作用，所以一些不法商贩故意加入碱性物质以延长水产品的保存期，达到加快水发过程的目的。

### （四）怎样鉴别双氧水漂白过的水产品

由于双氧水的漂白作用，经双氧水处理后的水产品明显比处理前的颜色要白要浅，看起来不自然。而且白得很均匀，正常情况下，同一水产品的颜色是有深有浅的。所以发现水产品非常白，白色均匀，而且体积肥大，应避免购买和食用。

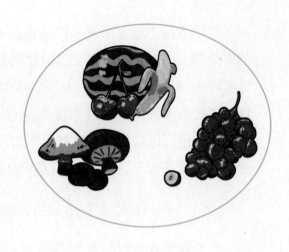

# 第四节　蔬菜水果　安全记心

## 一、好吃的草莓为什么不敢吃

　　草莓柔软多汁、甘酸宜人,加上特殊的香味和美观的外形,深受大众青睐。它的营养价值高,尤其是含有比苹果和葡萄含量还高的维生素C,以及丰富的B族维生素、糖类、有机酸、果胶等营养物质。

　　但是每当草莓上市时,各种有关挑选草莓的说法也在微信等网络平台中流传,什么"草莓用农药这么多,您还敢吃吗?""千万别挑个儿大的草莓,因为它是用激素催大的。"这些传言使得不少人不敢吃草莓,生怕中毒。

（一）种草莓用农药吗

在目前的生产条件下,有些草莓在生产期还是会使用农药的。因为草莓在生长时常有桃蚜、根蚜、小地老虎等虫害;现在草莓基本都是采用大棚覆膜生产,在大棚条件下不利于通风,草莓常会发生白粉病、轮纹病、叶斑病、褐斑病和灰霉病等病害,在生产过程中可能用到克菌丹、克百威、百菌清等农药,但这些农药只要残留量不超过国家标准,是可以使用的。

有消息报道,草莓检测出含有乙草胺。乙草胺是国内外广泛使用的一种除草剂,我国规定乙草胺不可以使用在草莓上。如果长期摄入乙草胺含量较高的草莓,有可能造成中毒,甚至会致癌。大棚农用塑料覆膜的作用除了提高草莓产量、保障草莓质量外,还有一个作用就是防止杂草生产,所以在膜下一般的杂草很少生长,而且除草剂对浆果类的草莓也有害。所以在正常情况下,草莓大棚覆膜后用乙草胺除草剂的可能性很小。

（二）个大且形状怪的草莓是用激素催大的吗

实际上通过个头大小和形状来判断草莓是不是使用了什么激素,这种说法并不科学。

草莓的大小实际上和许多因素有关。首先,草莓的大小与品种有关,草莓有2 000多个品种,20世纪才传入我国,现在产量较多的有辽宁、河北、山东、上海等省市。我国自己培育的和从国外引进的新品种有200～300个,但实际上大面积栽培的优良品种只有几十个,引进的主要是日本品种和欧美品种。日本品种名字都特美,如章姬、红颜、天香、丰香、幸香、枥乙女等,属于优质鲜食草莓品种,果肉多汁、肉质柔

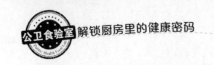

软、甜香浓是它们的最大优点。一般果个儿偏小，但也有大的，如上海和江浙地区市场的常见品种"章姬"，因其香味特浓，俗称"奶油草莓"，平均单果重40克，最大时重130克；还有一种叫"红颜"，一般单果重30～60克，最大重100克。近年来，辽宁等地生产的"幸香"，单果重甚至高达60～70克，个头比普通乒乓球还要大一圈。欧美品种取名很洋气，如"甜查理""卡姆罗莎"，个头也很大，但酸度较大，而且硬，口感稍逊一筹。它们最大的特点是耐储存，适合加工，如制成草莓汁、草莓酱等。除去品种的影响，疏花疏果、科学施肥等农艺管理措施到位，也可以得到更大的草莓。

至于长相奇怪的草莓，问题就更复杂了，大多是因为授粉不均，大棚里温度和湿度不良，蜜蜂量不够导致授粉不均造成的。低温等环境因素也会引起草莓果畸形。最新的一项实验表明，如果瘦果是受低温影响发育不良，或者在草莓生长过程中瘦果被摘除，结果都容易使草莓发生畸形。所以，畸形的草莓并不一定就是与膨大剂亲密接触过的。

但是不能排除少数异常大且形状奇怪的草莓，确实存在使用膨大剂的可能。膨大剂也就是传言的"激素"，其实正确的叫法是"植物生长调节剂"，常用的一种叫氯吡脲，它是国际通行的植物生长调节剂中的一类，在我国也属于登记允许使用的农药品种。氯吡脲已经广泛应用在猕猴桃、甜瓜等水果的植物生长调节中，能促使植物细胞加倍分泌细胞分裂素，增加单位时间内植物细胞分裂的次数；同时，它还能促使生长素分泌，使细胞长得更大，结果果实就增大了。但它对草莓果实味道多少可能会有些影响，草莓要么是变酸了，要么是淡而无味，所以果农使用它会付出代价的，低成本和高品质永远是对立面，也有果农权衡利弊后放弃使用。不过要说明的是，氯吡脲不是非法农药，只要按国家标准规定使用是合法和安全的。在通常条件下，膨大剂降解较快，在喷施到植物上24小时后就有60%发生降解。

### （三）吃了使用农药的草莓会中毒或致癌吗

只要草莓使用农药的范围和残留量符合国家标准，即使有微量农药残留的草莓仍是可以吃的。从对草莓的生产和市场监测情况来看，目前绝大部分草莓的农药残留量符合国家标准，质量安全还是有保障的。问题是消费者没有可能通过感官，去判断草莓农药残留量是否超出相关的标准，目前主要还是要靠政府对生产和市场的有效监管，当然根本上要靠生产经营者的规范守法。

例如我国规定乙草胺只允许在糙米、玉米、大豆、花生和油菜籽中使用，还有严格的残留量限定。乙草胺不可以用在草莓上，如果真用了，不管是否引起中毒，都肯定是违法行为，必须严处。

食品安全风险评估的核心是"剂量决定毒性"，是否中毒与吃下去的毒物的毒性和剂量有关，就拿乙草胺这种草莓禁用农药来举例：乙草胺的大鼠经口急性半数致死量是每千克体重 2.148 克，急性毒性还是比较低的。我国国家标准将乙草胺的每日允许摄入量（ADI）定为0.02 毫克/千克体重。报道草莓中检出乙草胺最高含量为 0.367 毫克/千克，照此计算，一个体重 60 千克的成人要每天吃掉 3.27 千克的草莓，并且要长期吃，才可能有安全风险。

同样道理，其他的农药中毒或致癌情况，也与各自农药的毒性、致癌性大小和剂量有关。吃下含有毒物的食品不等于肯定中毒，吃了含有致癌物的食品也不等于一定致癌，吃多少很关键。

当然，不一定中毒或致癌不等于农药的违规乱用滥用可忽视，我们对在草莓等水果上违规使用有毒有害物质一定是零容忍的。大家在吃草莓时也应注意，不要一下子吃很多，还要注意吃前科学的清洗，尽量减少可能的农药残留。

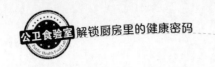

## （四）正确清洗草莓三步法

在无法判断草莓的品种和产地等情况下，一般来说，可挑选大小适中的草莓，色泽鲜亮、有光泽、结实、手感较硬，表面光亮、有细小绒毛的，尽量少挑个儿特大、形状异常畸形的草莓。正常生长、品质好的草莓一般不会出现空心，畸形率也仅有 2% 左右，所以在挑选草莓的时候，最好选择草莓籽是金黄色的，而对于草莓籽发青、草莓底部是蜡黄颜色的，还是谨慎购买。看草莓是否新鲜、质量好，除了看果实结实、不烂、没有白斑外，最直观的是看它的蒂部的柄叶，如柄叶鲜绿挺拔向上翘起，多为新鲜的；如柄叶色暗、耷拉、贴着浆果的，就是摘下时间长了。过于成熟的草莓外观局部发黑，很难保证新鲜度，最好选择八成熟、红而不软的，这样的草莓口感最好。

草莓外表粗糙又皮薄娇嫩，清洗起来比较困难，很多人为了图省事，简单地用水冲冲就吃。其实种植草莓的过程中，农药、肥料以及病菌等很容易附着在草莓粗糙的表面上，如果清洗不干净，很可能有食品安全隐患。因此要有三步法正确洗草莓。

第一步：用小流量的自来水连续冲洗 3 分钟，把草莓表面的病菌、农药及其他污染物除去大部分。注意：洗草莓前千万不要把草莓的叶蒂摘掉. 不要先浸在水中，以免农药溶于水中后再被草莓吸收，并渗入果实内部。

第二步：用一脸盆水溶解半调羹食碱和半调羹食盐后，将草莓浸入淡盐碱水，轻轻地向一个方向搅拌几下，然后浸泡 5 分钟左右。这样可以使附着在草莓表面的昆虫及虫卵浮起，便于被水冲掉，且有一定的消毒作用。注意浸泡时间不要太长，也不要用清洁剂浸泡草莓，以免泡烂和污染草莓。

第三步：最后用凉开水浸后冲淋干净，尽量少留生水在草莓上。

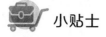

**小贴士**

### 怎样吃草莓

草莓最好在饭后吃。饭后吃几颗草莓,有助于消化开胃,健脾生津。因为其含有大量果胶及纤维素,可促进胃肠蠕动、帮助消化、改善便秘、预防痔疮等。因日常膳食纤维摄入不足而常有便秘问题的人,比较适合吃草莓。但是脾胃虚寒、肺寒咳嗽的人不宜过多吃草莓。另外,草莓中鞣酸含量较高,如果大量吃草莓的同时吃含钙、铁量高的食物,可能会影响钙、铁的吸收。

## 二、对付蔬菜农残六大法宝

要减少蔬菜农药的残留,主要靠种植生产的源头控制,同时在目前的情况下,消费者也可以采用一些简易可行的方法,尽量减少蔬菜中的农药。下面推荐采用六大法宝来降低蔬菜的农残,分别是"选""测""储""除""浸"和"烫"。

### (一)选

选季节:一般来说,夏季是蔬菜中农药残留量超标率高的"高危季节",尤其要注意其中的"高危蔬菜",如鸡毛菜、小白菜、青菜、韭菜、卷心菜、芹菜,以及刀豆、豇豆等。可选择食用虫害较少、相对安全的蔬菜品种,如洋葱、大蒜、香菜、油麦菜、胡萝卜、藕等。而一般冬季是蔬菜施药低峰季节。由于虫少,用药也少了,冬天生长的青菜、萝卜、大白菜等,相对安全又好吃。

选品种:应该选择食用虫害较少、相对安全的蔬菜品种。有些蔬菜品种具有抗虫性,会散发昆虫不喜欢的气味,比如香菜、洋葱、大蒜、

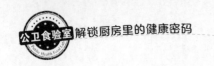 

大葱等。有些长在土里的蔬菜虫害也少些，如土豆、萝卜、山药、芋芳、花生等。还有山药、冬笋、竹笋等，是属于农药残留量低的一类蔬菜。南瓜、冬瓜等瓜类菜有层防虫"护甲"，农药施得也少。不过黄瓜例外，黄瓜在夏天的农药残留会高些。

根据蔬菜农药检测数据分析，叶茎类的蔬菜农药残留较高，记住它们是油菜、鸡毛菜、韭菜、茼蒿、小白菜、卷心菜、芥菜等。叶面大而多的蔬菜，在夏季容易有菜青虫、小菜蛾、蚜虫等虫害。特别是韭菜，容易产生病虫害，有些地区的菜农用农药给韭菜灌根，致使农药进入韭菜。还有卷心菜，别以为它层层卷起，只要把外层剥去，里面应该是安全的。实际上卷心菜较多的虫叫"钻心虫"，有些菜农往往早在长菜心时就开始施农药了，药包在里面反而不易散发，残留也很高。

### （二）测

农药残留量超过国家标准最高限量的值也就是每千克几毫克或微克的量，所以都要靠精密的仪器才能分析出，单凭眼看、鼻闻、手摸是无法测出的。所谓"菜叶有虫眼的农药少"的说法不靠谱，因为菜叶有虫眼有两种可能性。一种可能确是由于没打农药，这些菜长了虫，一直到收割上市还没有打过药水，那么虫眼多的菜农残是低的。但还有一种可能性更大些，是菜农发现了虫害后，再补打农药杀虫，那问题可能比没有虫眼的蔬菜还要大。因为打药的时间离收割上市时间近，还有，虫咬过的菜更容易被农药渗入组织内部，残留会更严重。

现在有一种农药残留速测卡，网上也可以买到，它可快速测出蔬菜中有机磷和氨基甲酸酯这两类用量较大、毒性较高的杀虫剂的残留情况。这种方法被蔬菜批发市场和有关食品监管部门用于蔬菜农残的快速检测和筛查，虽然不精确，但用于初步判断还有一定作用。如您对要选的蔬菜不放心，尤其是叶菜类蔬菜，可以用它测试，只要10分钟左右就可以看到结果。

（三）储

不同农药的半衰期有长有短,随着时间延长,大部分农药能够缓慢分解,毒性随之降低。所以,较耐储藏的蔬菜,如毛豆、豇豆、西红柿、大白菜等,储存一段时间,可不同程度地减少农药的残留量。

（四）除

蔬菜表面的农药残留相对较多。能去皮的蔬菜,如黄瓜、番茄等,最好去皮后再食用。切韭菜时,根部可多切掉些。一般叶菜类蔬菜在清洗前应除根、外叶和老黄叶,尤其是肉眼可见异色斑点的药残痕迹的蔬菜一定要扔掉。

（五）浸

蔬菜在烹调前一定要清洗干净。先用水冲洗掉表面污物,然后用清水浸泡,可以去除部分农药残留。建议用以下方法:

第一步,挑拣蔬菜后,用自来水冲洗干净,去除表面污染。

第二步,用水浸没蔬菜,浸泡15分钟左右。浸泡时间并不是越长越好,浸泡15分钟与浸泡60分钟,对农药残留的去除效果相差不多。浸泡时可加入少量安全的果蔬清洁剂,有利于去除农药残留。近年来监测农残超标率最高的是有机磷和氨基甲酸酯类农药,而这两类农药在碱性条件下易降解,所以可在浸泡水中加石碱(碳酸钠)可加速这些农药的降解。一般1千克水加10克左右碳酸钠,小苏打也可以,将蔬菜在碱水中浸泡5分钟左右。

最后一步,浸泡时用过果蔬清洁剂或石碱的,浸泡后一定要用清水冲洗多遍,把清洗剂和碱水的残留冲洗干净,烹调前再用净水冲洗一遍。

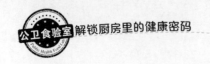

### （六）烫

氨基甲酸酯等类农药常用于鸡毛菜、芹菜、菠菜、小白菜、菜花、豆角等，受热后分解加快，所以可通过加热去除部分农药。可以在清洗、浸泡的基础上，用开水漂烫 2～5 分钟捞出，这方法不仅能去除较多农药残留，还能除去硝酸盐等有害物质。

## 三、韭菜怎么成了"高敏菜"

### （一）腐霉利问题

问起近年来什么菜的农药残留问题较多，也许有人会说："鸡毛菜"，其实不然，答案是"韭菜"。鸡毛菜的农药残留问题有区域性，同时较多发生在夏季。而韭菜是我国常见的蔬菜，各地市场一年四季均有供应。近几年来，韭菜成为各地农药残留问题的"重灾户"。特别是一种叫"腐霉利"的农药，在各地韭菜监管抽检中频频曝光。韭菜成为消费者普遍关注的"高敏菜"，意即对其危害高度敏感的菜，同时也引起国家有关部门的重视，2019 年以来，农业农村部有关单位联合开展了韭菜中农药残留风险评估。有关部门通过对全国 7 省 124 个韭菜生产基地、批发市场的 462 份韭菜样品进行取样验证，腐霉利总体检出率高达 40.2％，超标率为 18.0％。

为什么腐霉利会这么大规模滥用呢？我们从韭菜种植的源头来看看吧：现在韭菜生产方式主要分为露地栽培和大棚栽培两种，其中有一种"灰霉病"是韭菜的常见病害。尤其是春季和秋冬交替的露地韭菜，以及大棚温室生产的冬春季韭菜，最容易得灰霉病。得病的韭菜开始在叶面产生白色至淡灰色斑点，所以俗称"白点"病。随后病斑扩大，严重时常造成全叶枯死腐烂。北方各地的韭菜灰霉病病棚率一般在 70％ 以上,病株率严重者可达 80％ 以上,重病菜田可造成毁棚绝产。菜农最怕韭菜得此病,腐霉利作为防治灰霉病的登记用药被菜农普遍使用。在大棚生产条件下,腐霉利的降解能力下降,残留期延长,造成大棚韭菜的腐霉利检出和超标率高于露地韭菜。有检测显示:大棚韭菜腐霉利检出率为 67.2％,超标率 39.2％;而露地韭菜腐霉利检出率为 30.2％,超标率 10.1％。

### (二) 杀虫剂问题

露地韭菜的腐霉利虽然少些,但是杀虫剂问题比大棚韭菜多。因为在露地,韭菜的虫害多。有人以为韭菜有气味,虫子不会吃韭菜,其实不然。韭菜的虫害最主要是韭蛆,在春秋季露地种植的韭菜,大量韭蛆的幼虫会群集啃食韭菜的鳞茎部,造成韭菜根基腐烂、叶枯而死,危害较为严重。目前没有根治韭蛆的特效药,而几种蔬菜禁用农药,如毒死蜱、甲拌磷、氧乐果、克百威可防治韭蛆、蓟马等虫害,尤其是对抑制韭蛆的爆发有较好的效果,个别农户会违规使用。在夏季的养根期,尽管韭蛆可能并不严重,也有农户主动施用毒死蜱和辛硫磷的药剂以防治韭菜虫害,个别菜农甚至使用甲拌磷等高毒农药灌根防治韭蛆。这些禁用农药的检出和超标率,露地韭菜高于大棚韭菜。

除此以外,菜农为追求病虫害防治效果,常常选择成本低、见效快的用药方式。韭菜生产混合用药情况较为普遍,有些韭菜种植地头调研发现的不同农药废弃包装就达 20 余种,种类涵盖杀虫剂、杀菌剂、除草剂和植物生长调节剂等。经检出的农药品种竟有 40 多种,可见韭菜的农药残留问题确实已经不能轻视了。

### (三) 韭菜不是毒菜

虽然韭菜的农药残留问题较多,但并不是说韭菜是"毒菜",不用过分恐慌地认为韭菜不能吃了。农药残留对人体的危害与药物毒性、残

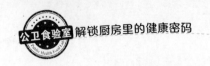 
留量和膳食摄入量都有关系。就拿腐霉利来说,它是一种低毒农药。相比其他国家和地区,我国针对腐霉利设定的限量标准较为严格,规定韭菜中腐霉利限量为0.2毫克/千克(mg/kg)。而日本标准对韭葱中腐霉利限量为5毫克/千克(mg/kg),美国要求酿酒葡萄中腐霉利限量为5毫克/千克(mg/kg)。按目前我国韭菜生产的现状,腐霉利在韭菜中容易超出现有国家标准限量。如何依据我国居民膳食结构和韭菜生产中腐霉利的残留水平,对韭菜限量标准进行重新评估,也是一项重要研究。

当然解决韭菜的农残问题,关键在生产源头,要加强韭菜绿色生产和病虫害绿色防控技术攻关。针对韭菜灰霉病、韭蛆等病虫害防治问题及农药残留易超标问题,需要有科学严格的管控措施和解决方案。

同时建议消费者要到正规的市场和超市去买韭菜,因为这些地方的食品安全管理相对较好,蔬菜进入市场前一般都有抽检。最好购买有食品安全溯源管理的韭菜,其生产基地有比较严格的内部质量控制措施,这样可以降低韭菜中残留农药的摄入风险。

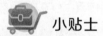 **小贴士**

### 如何防范农残较多的韭菜

农药残留超标的韭菜与正常韭菜外表并无差异,消费者很难鉴别,所以还是重在防范,应注意做到以下两点。首先,应去规范的标准化菜场和大型超市等地方购买,尽量选择有韭菜生产溯源的销售点去买韭菜。其次,在食用韭菜前,按前文已经介绍过的蔬菜"流水清洗""弱碱性水浸泡"和"热水烫焯"等方法,来降低农药残留。有人会担心:采用这些方法,韭菜中的水溶性维生素会不会都流失了?是的,这样清洗的蔬菜中水溶性维生素可能会损失一部分,但也不会全部流失。比如每百克韭菜中的维生素C含量不过20毫克左右,完全可以从其他新鲜蔬菜水果中补充。相比营养而言,食品安全更重要。

## 四、小葱不可大意

"生葱熟蒜",别看葱小,可几乎每家厨房、每桌菜肴都少不了它。有了翠绿的葱,佳肴增色,鱼肉添香。但是很少有人会去关注小小葱类的安全性。上海的一个中学生团队曾开展了一项课外科学实验活动,对上海菜场销售的葱、蒜、芫荽(香菜)进行寄生虫的检测,发现了蒜和芫荽的寄生虫较少,而在小葱中发现较多东方毛圆线虫的虫卵。

### (一) 寄生虫问题

对上海 8 个区菜市场销售的小葱抽检后,发现被检的每 250 克葱中有 4～40 枚东方毛圆线虫的虫卵,还有平均达 15 条的东方毛圆线虫的幼虫,同时还发现有螨虫、鞭虫等寄生虫。检测结果令人意外,因为东方毛圆线虫以往在环境卫生条件较差的农村地区较多。全国人体肠道寄生虫感染调查结果表明,已查到有东方毛圆线虫感染的省(市)共 18 个,其中以海南的感染率(0.729%)为最高,江西、浙江、云南、青海、福建、贵州六省的感染率均超出了全国平均感染率(0.026%),估计全国感染人数 27 万。但上海地区发现感染东方毛圆线虫的报道不多,尤其是小葱里发现东方毛圆线虫好像还是首次,看来小葱不可大意了。

为什么上海地区销售的小葱会感染东方毛圆线虫呢? 有专家分析这与葱的生长习性等有关。现在一般的蔬菜都用化肥,不用粪肥了,而葱适宜在粪肥的条件下生长,可能在种植时使用了粪肥。在寄生虫病流行区的感染者,他们排出的粪便中可能含有寄生虫卵。如果这种粪便未经发酵等无害化处理直接作为粪肥使用,寄生虫卵在外界阴暗、温暖、潮湿等条件下,经 2～3 周可发育至对人具有感染性的阶段。特别在春天 25 ℃ 左右的温暖潮湿季节,寄生虫产卵数量会增多,

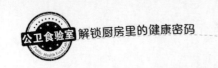

东方毛圆线虫的虫卵随宿主粪便排出后在土壤中发育，幼虫孵出，被蜕皮两次为感染期幼虫，寄生虫感染的概率就增加了。

东方毛圆线虫虫体纤细，无色透明，是一种寄生于草食类如绵羊、骆驼、马、牛及驴等动物的胃和小肠内的寄生虫，也可寄生于人体，成虫寄生于胃和小肠。体外发育过程与钩虫相似，人常因生食蔬菜或含吮草叶而经口感染。毛圆线虫病是由毛圆线虫寄生于人体十二指肠及空肠引起的人畜共患寄生虫病。感染期幼虫侵入小肠黏膜，生活数日，然后返回肠腔，发育为成虫。一般感染了该虫后引起的病理改变不是很明显，轻者临床症状多不明显或无自觉症状，所以易被漏诊；较明显的症状是腹痛，与感染钩虫的症状相似。严重患者也可出现贫血及由虫体代谢产物所引起的毒性反应，出现贫血、营养不良、腹部不适、腹泻、头痛、乏力、易疲劳等，特别是机体免疫力下降的时候，症状会更明显。

### （二）其他污染

其实在小葱等蔬菜表面，不但可能有东方毛圆线虫卵和幼虫，还有可能有蛔虫卵、鞭虫卵等寄生虫卵，同时各种细菌也不少，特别是沙门氏菌、志贺氏菌等致病菌污染也常见。大家一般烹调时用小葱，都是简单洗一洗，做葱花用。如小葱拌豆腐，还有阳春面之类的，都是起锅了，撒一把葱花，又香又好看。这些葱花都不煮熟的，而葱里的寄生虫和细菌等起码要在煮沸5分钟的情况下，才会被杀死。

有人会说：好像我们也没有听说过吃了葱会拉肚子的事儿。其实，是因为感染了东方毛圆线虫后，多数轻度感染者没有自觉症状，所以不易发现。还有一个因素是一般我们吃的小葱量也不会很多，很少有人会一次吃250克的葱，一般情况下一次吃的葱量不过在20克左右。因此以上述抽检中葱的东方毛圆线虫平均污染数值计算，真正吃下的虫也很少，所以不必恐慌。但是我们也不能大意，如发生大量污染时,或在免疫能力下降的人群中,这种寄生虫的危害风险还是存在的,不可不防。

**小贴士**

### 如何防范生吃蔬菜中的寄生虫危害

首先要注意生吃蔬菜的处理和清洗。在用生葱时,要尽量去除根部和烂变部分,剥去葱的外皮部分,拉开分叉,要去除葱叶分叉部位。先用流水清洗干净,再用水浸葱 10 分钟左右,以除去表面虫卵;再流水清洗,最后用纯净水或冷开水浸 5 分钟左右;也可用开水冲淋一下。

荸荠、莲藕、菱角一类水生植物,很容易感染姜片虫等寄生虫,尤其在收摘菱角时,边采边食更易于感染。所以生食荸荠、莲藕、菱角时,也特别要注意科学的消毒杀虫处理。其实,只要做熟吃是没问题的。

有些处理不当的沙拉菜、腌菜、泡菜也可能有寄生虫污染,尤其在外餐饮时,冷菜中的凉拌黄瓜、凉拌萝卜、辣白菜、泡菜等尽量注意少点,不要吃太多。在家里自己做这些冷菜时也必须注意卫生,千万小心别被寄生虫污染了。


## 五、什么样的蘑菇会有毒

### (一) 鲜艳的蘑菇都是有毒的吗

网络中有不少关于识别毒蘑菇的说法,其中流传最广、影响力最大、大家最相信的是——"鲜艳的蘑菇都是有毒的,无毒的蘑菇颜色

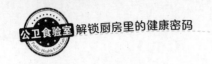

单纯"。

真相是,单凭色彩无法辨别蘑菇是否有毒。举例来说,在广东地区有一种蘑菇,外形光滑挺拔、颜色单纯洁白,还有微微的清香,很像我们经常在市场上看到的可食用白蘑菇。但它却是世界上毒性最强的蘑菇之一,名为致命白毒伞,又名致命鹅膏菌。它的毒素对人体肝、肾、血管内壁细胞及中枢神经系统的损害极为严重,可致使人体内各器官功能衰竭而死亡,死亡率高达95%左右。还有许多野生蘑菇如肉褐鳞小伞、秋盔孢伞等,颜色并不鲜艳,但都有毒。与此相反,有些颜色很漂亮的蘑菇完全没毒,比如有种名为橙盖鹅膏菌的,它的菌盖和菌柄具有美丽的鲜橙黄色,特别是在未张开时,包裹在白色的菌托里,萌萌的,像鸡蛋一样,故有"鸡蛋菌"的别称,是夏天到川藏地区旅游不可不尝的美味。另外如鸡油菌、双色牛肝菌和正红菇等,都是颜色鲜艳的食用菌。某些品种的蘑菇,虽然属于同一个属,颜色差不多,但有些有毒,有些却无毒,因此蘑菇是否有毒与颜色无关。

还有一种谣言说:"可食用的无毒蘑菇多生长在清洁的草地或松树、栎树上,有毒蘑菇往往生长在阴暗、潮湿的肮脏地带,毒蘑菇破损后会流出乳汁。"

真相是,蘑菇的毒性与其生长环境是否阴暗、潮湿无关。蘑菇的生物特性是自身无法进行光合作用自养,只能寄生、腐生或与高等植物共生,同时要求比较高的环境湿度,因此不管是可食用的无毒蘑菇还是毒蘑菇,都喜欢生长在阴暗潮湿的地方。至于蘑菇生长环境的"清洁"和"肮脏",并没有具体的划分标准,也与蘑菇的毒性无关。食用菌鸡腿菇经常在粪便上野生,栽培时也常用牛马粪便作为培养基;反之包括白毒伞在内的很多毒蘑菇都生长在相对清洁的林中地上。蘑菇生长环境中的高等植物,尤其是与很多种蘑菇共生的松树和栎树,也不能作为蘑菇无毒的判断依据。致命白毒伞就是和栎树、松林共生的。至于"毒蘑菇破损后会流出乳汁"的说法也不靠谱,例如松乳

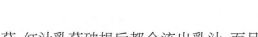

菇、红汁乳菇破损后都会流出乳汁,而且会变成令人较难接受的蓝绿色,但这两种菌都是十分鲜美的食用菌。

## (二) 三种关于蘑菇富集重金属的说法

蘑菇一直被称为"一只脚"的健康食物而受推崇,但是近来微信朋友圈转发有关"重金属富集蘑菇"的消息让大家犯愁了:这蘑菇还可以吃吗?

网上有一则消息使不少人相信,说是一位自称曾游学苏黎世大学医院病理所的医生遇到一个研究真菌的博士。据该博士透露,蘑菇不能多吃,每月最多可以吃200克,因为蘑菇富集重金属的能力特别强,几乎所有重金属,如铅、汞、镍都会富集在蘑菇中,但人体却没有排出重金属的机制,时间长了,这些重金属就会在肾小管内聚集,严重时甚至会引起肾小管的坏死。消息还引用了有关报导,说在乌克兰、德国等被切尔诺贝利核事故污染的地区,专家们开出的处方就是大力种蘑菇,以富集这些地区的重金属和有害金属,尽快使那里恢复到污染前的水平,说明蘑菇富集重金属的强大作用。

### ① 蘑菇能富集重金属吗

这种说法是真的,不过还不够科学。这里所指的蘑菇其实应该是指食用菌,而平时菜场上常能买到的那种白色蘑菇,不过是食用菌的一种,学名为双孢蘑菇。我国已知的食用菌有350多种,其中常见的有双孢蘑菇、香菇、草菇、金针菇、鸡腿菇、木耳、银耳、牛肝菌等。食用菌对重金属的吸收和富集能力远高于普通作物,这是食用菌本身的生物学特性决定的,这就导致环境重金属污染往往会在食用菌中被凸显出来。国内外的不少研究文献报道过有些地区特定种类的蘑菇中的重金属含量超标案例。有的品种蘑菇富集重金属能力较强,比如有研究者在平菇的实验中发现,在含有汞的人工堆料上栽培平菇,它对汞

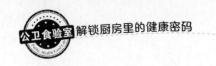

的富集系数可达65～140,最高浓度可以达到23.2毫克/千克(mg/kg)。但当培养料中汞浓度高于0.2毫克/千克(mg/kg)时,会对平菇的菌丝造成毒害,不利于它的生长发育。而在没有受汞污染的培养料上,平菇中汞含量极低,不存在富集现象。其他实验也证明了在无污染的土壤中人工栽培食用菌,几乎没有富集到重金属。

### ❷ 几乎所有重金属都会富集在蘑菇中吗

这种说法讲过分了!目前我们监测的有害金属污染主要是砷、铅、汞、镉。富集程度除了和食用菌的品种有关外,还和所富集的重金属种类有关。例如,有一则实验显示,香菇、凤尾菇、金针菇、木耳等食用菌对铅的富集作用并不明显。

菌菇类富集有害金属的程度主要取决于种植环境的污染程度。有的野生蘑菇生长在污染程度较高的环境中,重金属含量往往要比人工栽培的要高,因此不能随便吃野生的蘑菇。在人工种植的蘑菇中,一般规范的生产情况下,棉籽壳、秸秆、木段等制作的人工培养基中的重金属含量不高,重金属超标的可能性也就很小。而有些菌菇类,如双孢蘑菇、鸡腿菇、姬菇等,需要用覆土栽培,如土壤中重金属的污染严重,也就容易受到影响造成重金属超标。

总之,蘑菇中的重金属含量不能一概而论,到底可吃多少蘑菇要看具体情况而定。所谓的每月最多可以吃200克,也缺乏实际地区和人群的危害评估依据,根据目前国内各地检测结果来看,也发现有些地区、有些品种的食用菌是有个别重金属超标问题。不过根据目前监测的食用菌平均重金属含量水平,对照世界卫生组织设定的人体对几种有害金属耐受摄入量计算,一般成年人(60千克)每月吃3千克的食用菌鲜品肯定在安全范围内,所以正常饮食并不用太担心。而从膳食均衡的角度出发,还是建议健康人平均每日吃食用菌鲜品控制在1500克以内。

### ③ 人体没有排出重金属机制，最终导致肾小管坏死

别吓人！科学研究证实了人体本身具备一定的代谢能力。例如可与重金属结合的金属硫蛋白在人体内也存在，如果体内重金属量增大，会诱导人体产生更多的金属硫蛋白，从而提高解毒能力。此外，肝脏里的谷胱甘肽也能与重金属离子结合，形成一定结构的配位化合物，从而达到解毒的效果。而且对于一些特定重金属，机体还会有特殊的办法针对性解毒。对于人体而言，除非一次大量或者长期持续超出剂量地摄入有毒重金属，否则人体自身代谢重金属的能力足够使我们免于它们的毒性危害。何况人工种植的食用菌中重金属含量甚微，所以在正常食用的情况下，人体有足够的能力应对食用菌中的重金属。

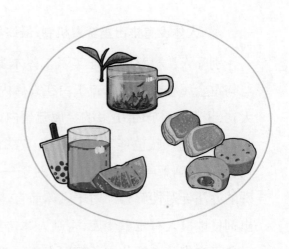

## 第五节 饮品零食 破解危机

### 一、有关那些茶的说法，您信不信

茶叶含有以茶多酚、儿茶素为主的丰富的黄酮类物质，具有一定的抗氧化作用，也含有较多咖啡因和咖啡碱为主的生物碱，具有兴奋大脑神经和促进心脏机能的作用，同时茶叶还有多种维生素等营养物质。"清晨一杯茶，饿死卖药人"，正确喝茶确实有益健康。但要辨别那些不实谣传和不科学的喝茶行为，以下流传甚广的说法您信不信？

（一）现在茶叶农药残留太多，您喝的不是茶而是毒药，是吗

近来网络上一则《央视曝光：您喝的不是茶，而是毒药》的传言被热炒，它是将几年前地方卫视和央视有关茶叶农药残留的报道内容拼凑而成的，使人误以为是最新的新闻报道。题目十分耸人听闻，将茶叶与毒药相提并论，以博取眼球而迅速传播。该网络传言最后得出结论："只知道茶叶能排毒，没想到喝茶已经变成了喝毒。"

正因为茶叶是我国的大众消费品，所以大家都十分关注它的质量安全。对我国茶叶的农药残留问题质疑不断：茶树打不打农药？茶叶有没有农药残留？这些农药残留是否有毒？

网络传言以茶树打农药的报道开始说事，实际上根据国家规定，茶树是允许打农药的，关键是有些高毒农药禁止打，有些农药要限制打，而且对茶叶中的农药残留要有限量要求。茶叶有没有毒，关键看这些农药在茶叶中的残留量有多少。我国《食品中农药最大残留限量标准》规定了48项农药在茶叶中的限量要求，符合国家标准的茶叶质量安全才是合格的。

光有标准还不行，还得靠有人去执行，有人去监督检查，以科学的检测数据说话。根据国家茶叶质量监督检验中心报告，近年来监督抽查和日常检验的15 000余个茶叶样品的检测结果显示，农药残留总体合格率高于96％，其中按照食品安全国家标准判定的合格率高于98％。根据农业农村部对近3年茶叶农药残留监测结果，合格率分别为97.6％、99.4％和98.9％，表明目前我国绝大部分的茶叶质量安全是符合标准的。

当然，不排除个别的茶叶还有问题，如近年来国家食药监局曾公布一些厂商生产的红茶、大红袍、铁观音茶中检出农药氰戊菊酯超标。一般早春气温低、虫害少，无需施用农药控制茶叶的病虫害，所以春茶

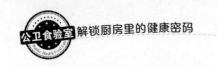

的农药残留检测合格率较高。相对来说夏秋茶合格率较低些,但绝大部分的茶叶质量安全指标是合格的,因此无需害怕得不敢喝茶了。

### (二) 喝茶可以减肥排毒吗

先谈喝茶是否可减肥。茶叶含咖啡因,可使人兴奋,会增加些基础代谢能量消耗,但对总的人体基础代谢影响很小,所以并不能起到减肥的作用。还有研究认为茶叶中的抗氧化物质可能通过影响脂肪细胞生理功能,使实验的高脂老鼠腹部组织重量降低。但是动物实验使用的从茶叶中提取的茶多酚量都很大,普通人不可能喝那么多茶。有项人体的实验显示,即使每人每天喝 10 杯绿茶,实验对象的体重指数也没有变化。所以茶叶中的抗氧化物质和咖啡因等并不能帮助减肥。

民间较普遍的说法是"茶可刮油水",意思是喝茶可以分解脂肪。实际上到目前为止,并没有临床依据证明喝茶可加速分解脂肪。有一项 31 人参与的人体实验,参与者每天服用绿茶提取物,绿茶提取物的量相当于喝 8 杯绿茶,然后测定其血液中脂肪氧化的数据,结果发现,他们的脂肪氧化并没有发现变化,因此喝茶可以减肥也没有科学依据。

至于"喝茶排毒"就更是不科学了,因为真正要排除少量有毒物质,还得靠人体自身。人体的免疫系统可识别侵入体内的有害物质,并把它们消除。肝脏和肾脏则是过滤系统,能将进入血液和人体代谢产生的废物滤掉。所谓的通过喝茶排毒没有科学依据,对于特定中毒病症的人群不仅没有好处,反而可能有害。

所以"喝茶可以减肥排毒"是过分夸大喝茶保健作用的误导。

### (三) 茶垢有毒,一定要清除吗

有人说"喝茶不洗杯,阎王把命催",意思是没有被喝完的茶或放置时间较长的茶水,茶杯壁处会出现一层棕褐色的茶垢,其中含有镉、铅、汞、砷等多种有害金属,不及时去除的话,喝茶时会喝下这些有毒金属,时间长了就会危害健康。

到底茶垢有没有毒? 实际上茶垢是茶水中的多酚类物质在空气氧化作用下产生的一种聚合物,因此它主要在接触空气的水线附近形成,并附着在茶杯的内壁上。春季新绿茶的多酚类物质多,容易形成茶垢。而经过深度发酵的红茶、黑茶等的茶垢较少一些。这种多酚物质随着时间的延长,形成聚合物的分子量逐渐增加,因此时间越长,茶垢越不容易去除。通过对茶垢的元素检测分析发现,其中绝大部分成分是碳、氧元素,也有少量无毒的钾、钙、镁、铝、锌、硒等元素,并不是镉、铅、汞等有害金属,其中主要是钙元素等促进参与了茶垢的形成,这些金属元素主要来自泡茶的水,所以茶垢不会有毒。

至于是否要洗茶杯、清除茶垢,这无关食品安全,而是卫生习惯问题。一天内喝茶,不洗杯不去垢也没问题;隔了好几天都不洗茶杯,有可能产生其他生物和化学性的危害,是一种不卫生的坏习惯,所以还是建议喝茶后及时清洗茶具。有了茶垢,可用白醋浸泡或涂牙膏等方法轻易去垢。茶杯加盖、红茶加柠檬、泡茶用纯净水,都有利于减少茶垢的产生。

## (四) 隔夜茶有害,不能喝吗

有关"隔夜茶致癌"的说法在微信朋友圈中也常常流传,还有"隔夜茶,毒如蛇"的说法,说是隔夜茶中会产生致癌的亚硝酸盐,千万不能喝。

隔夜茶真的会产生亚硝酸盐吗? 科学试验数据显示,常温下放置了 12 小时和 24 小时后的各种茶水,其中的亚硝酸盐含量并不比初泡的茶水高多少,而且检测值均低于国家饮用水卫生标准。这是因为茶叶中的多酚和维生素类的物质阻碍了亚硝酸盐的形成。大家可能看

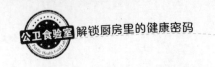

到过一种现象,有些茶水在长时间放置后,尤其是隔夜放置后,茶水表面漂浮着一层具有光泽的"油膜"。有人说这是时间长了,茶中的有害金属析出,然后漂到茶水表面聚集成一层膜,所以它会像金属一样反光,千万不能喝这种隔夜茶。听起来似乎有道理,实际上对这层膜的成分检测分析结果,它和杯壁上的茶垢成分基本一样,也是以茶多酚聚合物为主,金属元素主要以钙、镁碳酸盐或氢氧化物的形式存在,并且含量很低,并不是有害的重金属。

尽管如此,隔夜茶并非完全没有隐患。茶水放置时间过久,风味会劣化,香气和口感变差;茶中的茶多酚和维生素等也会发生化学变化,导致营养和保健价值下降;还存在滋生有害微生物的可能性,或有导致疾病的隐患。所以不提倡喝隔夜茶,喝茶最好现泡现喝。

## 二、有关新茶的那些挑法,您会不会

春茶,特别是"明前"和"雨前"茶,往往是一年中绿茶品质最好的时期。经过了冬季的休养生息,在春天的雨露滋润下,茶树芽肥色翠,叶质柔软。与茶叶品质相关的一些有效物质,特别是茶多酚、叶绿素、氨基酸及多种维生素富集,不但使绿茶滋味鲜爽,香气浓烈,而且保健作用也佳。所谓的"明前茶",是赶在清明节前采制的茶叶,产量少、价格高,特别是明前龙井更是茶中的"奢侈品",每 500 克几千元,让普通消费者望而却步。但是最为大家担心的,是花了大钱也许买到的是陈茶翻新茶。

### (一) 选购好茶,安全喝茶

安全的好茶要求无污染,农药、重金属等有害物含量低。这与茶树的种植环境、种植方法和质量管理控制密切相关。因此选购茶叶要注意产地、厂商和品牌等要素,一般空气、土壤和水源环境污染少的茶园,在规范种植生产条件下安全性较好,在交通繁忙的公路边、矿区、土壤污染区等环境下的茶叶污染较多。在选购新茶时,最好要到规范的商场去买有包装的茶叶,合乎标准包装的茶叶均应有生产许可的QS标志,同时要注意标签的产品名称、质量等级、产品标准、生产日期、厂名、地址等是否齐全。有些看似很华丽的茶叶包装,如没有这些标签标识,就不要买了。

### (二) 特别提醒：新茶多饮会"醉人"

一般而言,健康人可根据季节喝茶,有"春饮花茶,夏饮绿茶,秋饮青茶,冬饮红茶"的说法。春天喝新茶特别要注意,新茶多饮会"醉人"。刚摘下制成的茶中,含有活性较强的鞣酸、咖啡因、生物碱等生化物质。如大量饮浓茶,新茶中的咖啡碱及多种芳香类物质能使人的神经系统极度兴奋,似酒醉般地出现血液循环加快、心率加快,使人感到心慌。此外,新茶中含有活性生物碱,若大量饮用,可导致体内生物碱大量积聚,也会像酒醉一样使人的体温增加、头晕脑涨、四肢无力、冷汗淋漓、失眠,甚至出现肌肉颤动等症状,有失眠等神经衰弱的人要特别注意。此外,新茶如果存放时间短,其所含的未经氧化的多酚类、醛类和醇类比较多,这些物质对人的胃肠黏膜有较强的刺激作用,尤其是慢性胃炎患者,饮了这种茶水容易引起胃痛、腹胀。为了确保健康,特别是刚买的现炒茶不要马上喝,最好存放半个月以后再饮用。

### (三) 学会识别,当心陈茶翻新茶

除了种植源头防范污染外,还要防范加工和流通环节的危害,特别要防范陈茶翻新茶。隔年的陈茶,因为光、热、水、氧气的作用,茶叶中的酚类、醛类物质以及氨基酸、维生素等发生氧化或缩合,形成不溶于水或易挥发的化合物,茶叶的有效成分大为减少,不但口味受影响,营养也打了折扣。一些商家把当年没及时卖出的茶叶,通过隔氧冷藏

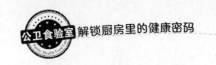

等方法保存到第二年,把这些陈茶当新茶来卖。更有少数不法厂商在陈茶中加入添加剂进行翻新,使陈茶从外表看与新茶无异。最要防范的就是买到这种翻新茶,每年春茶上市的时候,翻新茶的事件也屡有发生。更有甚者,曾查获有把收购来的茶渣生产二手茶,通过作假加工,使二手茶变成新茶出售的恶劣案件。这种翻新茶不仅没有绿茶中的任何营养,以旧翻新要添加香料来增香,用染色剂染色,对健康危害很大。

### (四)怎么鉴别新茶、陈茶和翻新茶

挑选茶叶时,可以用"一看、二闻、三尝"法鉴别新茶、陈茶和翻新茶。

#### 1 一看

先看外观,包括条索、嫩度、色泽、净度等。茶叶在贮藏过程中,构成茶叶色泽的一些物质,在光、气、热的作用下被缓慢分解或氧化。若绿茶中的叶绿素被分解、氧化,会使绿茶的色泽变得枯灰无光。而茶褐素的增加,则会使绿茶汤色变得黄褐不清,失去原有的新鲜色泽。

新茶茶色十分嫩绿、光润,尤其是好茶更是色泽一致,光泽明亮,油润鲜活;如果色泽不一,深浅不同,暗而无光,说明原料老嫩不一,品质劣,陈茶翻新后茶色仍深暗。对那些绿得过于鲜艳的茶叶,可取少量放在手心,用手指蘸点水捏一下茶叶,如果手指上留下了绿色的痕迹,就证明这种茶染过色。此外,如果茶水颜色碧绿,而且泡了几次后仍是碧绿色,这种茶叶很可能是翻新茶。因为真的新茶天然绿色很容易在烫水中褪去,只有化学的绿色素不易褪色。

新茶的叶子一般裹得较紧,显得肥壮厚实,有的还有较多毫毛;陈茶则叶子松散,毫毛稀少。新茶要耐储存,需要足够干燥,一般新茶比

陈茶干。受过潮的陈茶含水量较高,不仅会严重影响茶水的色香味,而且容易发霉变质。用手指捏一捏茶叶,可以判断茶的干湿程度。可取一两片茶叶用大拇指和食指稍微用力捏一捏,能捏成粉末的是足够干的茶叶;若捏不成粉末状,说明茶叶已经受潮,含水量较高,这种茶容易变质且品质值得怀疑。

再看叶底,叶底就是经冲泡后的茶叶片,看它的均度、色泽及老嫩程度。芽尖及组织细密而柔软的叶片愈多,表示茶叶嫩度愈高。叶质粗糙、硬、薄则表示茶叶粗老及生长情况不良。新茶冲泡后,叶底明亮,呈黄绿色。像毛峰、毛尖、银针等"茸毛类"茶,新茶嫩芽表面的绒毛多,许多绿茶炒制成形后,能够形成自然的细毛,这样的茶叶一般是芽尖,但放置时间长了,会使细毛凝聚成不易察觉的小团。陈茶翻新的茶叶冲泡后,叶底发暗,翻新后的毛峰茶等绒毛很少。

### 2 二闻

就是闻气味。首先闻的是干茶的气味,拿一撮茶叶放在手掌中,哈口气,使茶叶微热后细闻气味,香气是否纯正和持久。每种茶都有自然特定的香气,无论哪种茶都不能有异味,有烟味、焦味、霉味、馊味等不良气味都不合格。陈茶即使用最好的保鲜技术也达不到新茶那种自然清新的茶香,所以有的不法厂商会违规使用茶叶香精。其实只要仔细闻就可以分辨出,加过香精的茶叶初闻香气扑鼻,但香气不自然,调配的茶香无法与真茶香相比;而且香气不持久,没有新茶的那股淡淡而长留的尾香。

还要闻冲泡之后茶水散发的香气。购茶时尽量冲泡后尝试一下,茶叶经开水冲泡加盖静置 5 分钟后闻气味。新茶则气味清香,陈茶本身有陈味;翻新茶带有高火味、焦味,有的翻新茶香味过于浓郁冲鼻。正常的铁观音可以泡 7 次甚至 10 多次,但"翻新茶"只泡二三次就明显感觉香味不足。市场上还有"保鲜陈茶",是放在冰箱里冷藏的,在

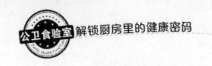

外观上与新茶区别不大,冲泡后鲜味明显不及新茶。

**③ 三尝**

等茶汤温度降至 45～50 ℃时,取茶汤 1/3 汤匙快速吮入口内,茶汤入口后在舌头上循环滚动 3～4 秒,分辨汤质的苦甜、浓淡、强弱、爽涩、鲜滞及纯异等。同时将口腔中的茶汤香气经鼻孔呼出,再度评鉴茶叶之香气。新茶有一股自然的清新醇香的茶香,加香精作假的陈茶会闻到一种单薄而冲鼻的香精气味。新茶的茶汤有一股淡淡的甜味和特有的醇厚鲜爽感,但陈茶和翻新茶没有清鲜味,不但味感淡薄,而且常有一股苦涩异味。

## 三、到底喝什么水好

饮用水水质是决定健康的一个重要环境因素。在全世界所有国家中,水都能够并且也确实起到传播疾病的媒介作用;无论是穷国还是富国,都会受到影响,因此食品安全要从每一口水开始。

"请问,您每天在喝什么水?""噢,早上喝的是家里的桶装水,整个上午喝的是工作或学习场所供应的水,或许是烧开的自来水吧;中午食堂或餐饮店饭菜里的水么,天知道来自哪个龙头。对了,下午外出时还喝了一瓶爽口的碳酸饮料或许别的茶饮料,晚上自家的饭菜和煲汤的水当然来自净水器的出口。"这是一个颇为典型的回答。"您看,我这样喝水有没有问题?"那么请看下面一场关于水质量安全的大辩论。

### (一) 自来水

正方:根据有关调查表明,尽管近年来各种桶装水、瓶装水、分质供水等发展很快,但是目前我国 60%以上的城镇居民还是将自来水直接作为主要的饮用水来源。自来水有三大优势：一是价格低廉，只有桶装水价格的1％～2％；二是监管有靠，从水厂到您家的水，有自来水厂和监管机构对水质进行层层检测把关；三是低碳，可持续发展。现在世界上一些发达国家都发起"抵制瓶装水运动"，因为桶（瓶）装水在运输、包装上消耗了大量的能源，有悖于环保、低碳的发展方向，今后解决饮用水的出路可能只有安全优质的自来水。

反方：现在的自来水根本不能饮用，您知道这自来水从哪里来的？刚出水厂可能符合标准，经过输水管网，尤其是经过楼顶的蓄水池，您晓得里面有多脏啊？看看有时放出的发黄的水就明白啦！有时还有小虫！要知道隐孢子虫和贾第鞭毛虫（简称"两虫"）在自来水厂的水源中普遍存在，加上现在水厂用氯来消毒自来水，气味难闻不说，氯还会与水中的有机物产生大量对人体有害的副产物！因此自来水不能作为饮用水！

专家点评：目前国际上有的发达国家已经做到打开自来水龙头即可直接饮用的安全质量水平，我国城镇的自来水作为安全优质的饮用水有两大关键问题要解决。一是水源条件的改善。我国地域广阔，各地的水源条件相差很大，水质型缺水的城市较多，其中重要原因之一是水源的污染。以上海为例，黄浦江上游水源地处于开放式、流动性水域，水质不稳定，且易受突发性水污染事故威胁，在青草沙特大型供水水库建成后，水源地水体水质达到Ⅱ类优质长江水标准，自来水的质量有了很大的改善。二是自来水处理系统和分配供水系统的技术质量的提高。正由于自来水管网和蓄水箱的二次污染，即使水厂出厂的水质达标，到了您家的水龙头放出的水可能会有问题了；至于"两虫"的问题，我国常用的氯消毒的工艺很难将两虫灭除，今后要发展紫外线加氯消毒、管网更新清洗等更有效的技术保障加以解决；有关原水当中有机物浓度高，与氯产生副产物问题，既与水源有关，也可发展新工艺技术来控制消毒副产物的问题。因此目前我国城市的自来水

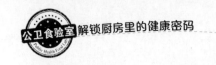

还无法直接饮用,但是质量安全基本达到国家的饮用水标准,煮沸后是可以饮用的。注意一段时间不用水的话,可先放掉一些水作他用,后面的水作饮用。如果您家里的自来水经常发现出水发黄、混浊等二次污染严重的情况,即使煮沸也不能饮用。此时饮用合格的桶装水和安装净水器,都不失为一种过渡解决的方法。

## (二)桶(瓶)装水

正方:正因为担心自来水不够安全健康,只能喝桶(瓶)装水。桶(瓶)装水经过对水的过滤、净化、消毒等处理,安全质量肯定比自来水高,不说别的,就看它清澈透明的颜色和无臭无味的口味,就足以使很多城市居民选择它了。实际上,我国已成为位居世界第三的桶(瓶)装水消费大国,因此桶装水是饮用水的最佳选择。

反方:桶(瓶)装水安全质量不一定比自来水好。从市场抽查结果看,这些水的质量状况不容乐观,目前有不少产品存在水源地环境、技术设备、产品质量、生产销售环节等很多问题;另外,饮用水桶回收再使用所涉及的清洗消毒及瓶盖密封不好也是问题。更有一些小企业、小作坊、净水屋(站)等,生产条件简陋,产品质量意识差,产品合格率还不到50%,建议少喝桶装水。

专家点评:世界卫生组织在《饮用水水质准则(第三版)》中讨论了包装/瓶装水的安全性。认为包装/瓶装水中的某些化学成分比管道输配供水中更易控制,因而可以采用更严格的标准以降低总的人群暴露危险。但同时,有些物质在瓶装水中比在自来水中更难管理,有些有害物质可能和产品性质有关。发生其他问题可能是因为瓶装水在高温下储存了较长的时间,或者是因为容器和瓶子没有适当清洗消毒就再次使用。容器和瓶塞(盖)制作材料的处理也应该特别注意。有些几乎没有公共卫生意义的微生物可能在瓶装水中生长且含量很高。

我国的桶(瓶)装水发展迅速,反映了消费市场的需求,但也带来了产品质量良莠不齐的问题,确实发现有些企业和产品安全质量问题不少。因此建议消费者不要因追求价格低廉而去购买小作坊、净水屋(站)的桶(瓶)水。

总之,当地自来水的水质情况好的,煮沸后可作饮用水,不一定非喝桶(瓶)装水。水质情况有问题的,才考虑选择桶(瓶)装水、分质供水或安装净水器等。

### （三）矿泉水与纯净水的较量

正方:目前市场上有各种各样桶(瓶)水,除了矿物质水、矿泉水、纯净水、蒸馏水外,还有什么太空水、离子水、活化水、高氧水等搞不懂的新名堂。只有纯净水才是安全健康的,因为它把有害的杂质都去掉了,也不添加什么东西。搞什么矿物质水?我们又不靠水补充营养,只要水又纯又干净,价格合适,就是饮用水的首选。

反方:纯净水虽然是干净水,但它太纯了,将有害杂质去除的同时,把有益的矿物质和微量元素等也除去了,长期饮用肯定不利于人体健康。按世界卫生组织的要求,真正健康的水要没有污染、硬度适中、含有天然矿物质和微量元素,是呈弱碱性,分子团小,溶解氧适中、活性强的活水。因此只有矿泉水才真正是饮用水的首选。

专家点评:据了解,世界卫生组织并没有正式提出反方所谓的"健康活水"条件的要求。至于矿泉水是否是饮用水的首选,有些消费者相信天然矿泉水具有医疗价值或提供了其他有益于健康的效益,其含有特别高的矿物质,有时明显高于正常情况下饮用水的可接受浓度。对这些水,有些人有长期饮用的习惯,并将它作为食品而不是饮用水来考虑。尽管某些矿泉水提供了有用的微量营养素,但并不推荐有关必需化合物的最低浓度,因为源自饮用水的矿物营养存在不确定性。人们也在饮用低矿物质含量的包装水,如纯净水、蒸馏水和非矿化水,一些人使用矿物质含量低的雨水也没有发生明显的不良健康效应。

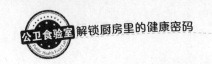

到目前为止，对桶（瓶）装矿物质水、矿泉水等的健康效应还没有看到有权威的长期科学验证，只要安全性有保证，都可以作为饮用水组成的一种选择。同样，对纯净水长期饮用不利于人体的结论，有其理论推测的依据，也缺乏长期科学验证的支持，所以，也可作饮用水的组成的一种选择。在安全质量有保证的前提下，水的多样性选择不失为明智的消费。

## 四、关于水的那些忽悠，别信它

一些微信朋友圈和自媒体的平台上，有关水的谣言特别多，使得一些人很纠结："到底这些说法可信吗？"，下面就流转最广的几则说法来剖析一下。

### （一）蒸煮食物中自来水的"氯"会致癌吗

说法："直接用自来水蒸煮食物，并且盖上锅盖，自来水里的氯无法挥发，会吸附在食物上，吃了这些食物会致癌。"

真相：蒸煮食物一般都用自来水，自来水中是含有氯的。为什么要在自来水中加氯呢？原来水厂对原水进行沉淀、过滤等工艺处理后，还不能抑制细菌等微生物的生长繁殖。为了保证自来水在输送和储存过程中的安全，要在出厂的自来水中加氯，实际上是加二氧化氯和复合二氧化氯来消毒。那么有何安全问题吗？关键看残留在水中的余氯有多少，实际检测水中的氯酸盐和亚氯酸根的含量。世界卫生组织制定的安全标准是水中余氯不超过 5 毫克/升，我国的《生活饮用水卫生标准》规定每升水的亚氯酸盐（用二氧化氯消毒）或氯酸盐（用复合二氧化氯消毒）含量都要低于 0.7 毫克，远低于每升 5 毫克。因此自来水中的余氯不会造成人体安全危害。直接用氯处理的水进行的动物实验和人体实验，都显示了很高的安全性。自来水使用氯消毒

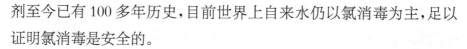

剂至今已有100多年历史，目前世界上自来水仍以氯消毒为主，足以证明氯消毒是安全的。

如果直接用自来水蒸煮食物，并且盖上锅盖，自来水里的余氯主要分解成氯离子、氯酸根和氧气。氯离子、氯酸根留在水中，氧气挥发，不存在自来水里的氯无法挥发，吸附在食物上的问题。至于氯的致癌性，国际癌症研究中心（IARC）在"致癌分类"中，把氯分为"第三类"，意为"目前尚无足够资料来确定该物质是否为人类致癌物"，所以有致癌危险应是无稽之谈。

### （二）喝反复烧开的水会中毒甚至致癌吗

说法："反复烧开的水或者蒸馒头等剩下的蒸锅水，重金属和硝酸盐的浓度会增加，而硝酸盐受热分解成亚硝酸盐，喝反复烧开的千滚水或吃反复用蒸锅水蒸的食品，会中毒甚至致癌。"

真相：一般自来水中是允许含有微量的硝酸盐和亚硝酸盐，根据我国《生活饮用水卫生标准》规定，生活饮用水硝酸盐的含量应≤10毫克/升（地下水源限制为≤20毫克/升）。根据供水部门的日常监控，水厂的出厂水中亚硝酸盐含量一般低于0.05毫克/升，最高一般不超过0.1毫克/升，而城市网管中的含量一般在0.4～0.6毫克/升。自来水反复烧开蒸发后，水中的亚硝酸盐含量确实会增加，但是这并不能断定反复使用的蒸锅水蒸食品或所谓的"千滚水"会引起亚硝酸盐中毒和致癌，因为脱离剂量谈毒性都是不科学的！

有研究人员模拟烧水炉中反复烧水的情况作了研究发现：温度升高、长时间加热、反复煮沸以及长时间保存水，的确会促进亚硝酸盐的生成，同时敞口保存相比于密闭保存条件下更容易导致亚硝酸盐的增加。实验反复烧水的温度≥95℃，持续加热150分钟，在密闭空间中测得的饮用水中的亚硝酸盐含量最高值也仅为0.147 1毫克/升。

其他实验也证明：反复煮沸的水由于水挥发，亚硝酸盐含量确实

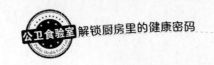

会上升,有的甚至会上升到原来含量的一倍左右。亚硝酸盐的摄入和相关癌症的发病也有一定关联,但是这并不能说明喝反复烧开的水就能引起亚硝酸盐中毒。实际上成人摄入亚硝酸盐量达到 200~500 毫克才导致中毒,摄入量超过 3 000 毫克时可致人死亡。若一天喝上述实验中亚硝酸盐含量最高值 0.147 1 毫克/升的水 1.8 升,那么一天总计从水中摄入亚硝酸盐 0.264 8 毫克,远远不到中毒水平,当然这是指急性中毒。再以慢性中毒评估,联合国粮农组织和世界卫生组织食品添加剂联合专家委员会(JECFA)规定亚硝酸盐的每日允许摄入量为 0~0.2 毫克/千克·体重。以体重 60 千克成年人计算,每日允许摄入亚硝酸盐量为 12 毫克。另以水中亚硝酸盐最高情况计算,若城市网管水中的含量为 0.6 毫克/升,反复烧开后增加到 1.2 毫克/升,假设一个成人每天喝水 2 升这种反复烧开的水,那么每天从水中摄入亚硝酸盐 2.4 毫克,占每天允许摄入量的 20%,也不存在慢性中毒问题。

至于致癌性,根据世界卫生组织规定的饮用水中可能致癌物质指导值,硝酸盐的含量每升应在 50 毫克以下,亚硝酸盐的含量每升应在 3 毫克以下。如果饮用水达到可能致癌物质指导值,每 10 万人连续 70 年饮用含该物的饮用水,会导致其中一人致癌,可见致癌性还是很低的。况且一般正常反复使用的蒸锅水,亚硝酸盐的含量不会达到每升 3 毫克的量,所以致癌的问题也不存在。同时要说明一下,亚硝酸盐本身并无致癌性,只有在转化成亚硝酸铵类才具有致癌性,所谓的亚硝酸盐是致癌性物质也纯属无稽之谈。

有关重金属问题,主要看铅、汞和镉的含量。符合国家标准的生活饮用水,铅的含量应≤0.01 毫克/升,汞的含量应≤0.01 毫克/升,镉的含量应≤0.005 毫克/升。如果反复蒸食物后还留下不到一半量的蒸锅水,水中的重金属含量都可能增加了,这种水可能不可作为饮用水了。但是即使反复蒸煮浓缩,留下的蒸锅水的有害物浓度还是不至于到有毒或致癌的程度。从实际生活上来看,很少有人会为了节约而反复用蒸锅剩水来蒸食物,看来这个谣言的实际意义还真不怎么样。一般再次蒸食物时,还会补水,水中的重金属和亚硝酸盐等含量还是很低的。何况重金属、硝酸盐和亚硝酸盐不会挥发进入食物中,随着蒸菜水迁移到食物中的量也极少,因此蒸锅水对身体的危害没有流言说的那么可怕。包括反复烧开的水危害也是如此。

当然在辟谣的同时,话要说回来,并不是提倡喝反复烧开的水,毕竟这些水中的有害物有可能增加,还是喝新鲜开水为好,保存时间也不要过长。

也不提倡反复用蒸锅水。从食品的加工角度出发,为了更有利保存有些食物中对热敏感的营养元素,同时可使一些鱼类等食物口感更鲜嫩,在蒸这些食物时,可以开着锅盖先把水烧开,再放入要蒸煮的食物。这样可以多少蒸发一些极微量的可挥发性气体。

## 五、哪些冰饮食品"有问题"

赤日炎炎,一杯冰饮下肚,立刻使人全身凉爽。所以一到夏季,各种冰果茶、冰奶咖、冰榨果汁、赤豆刨冰、花生冰沙等冰饮的生意红火。殊不知,如对其中有些隐患不加防范,爽快一时之后,使人不爽的麻烦就会找上门来。

### (一)南京某奶茶事件

先看一件典型的案例。2020 年 6 月,南京市场监管部门在对 16 批次果茶、6 批次食用冰抽检时,检出当地某奶茶的一款食用冰菌落总数超标;4 款果茶(奶茶)中菌落总数高于同类标准,其中 3 款被检出大肠菌群,存在微生物污染。菌落总数和大肠菌群不合格,说明产品发生了微生物污染,原因可能是原料和生产环境卫生不达标、生产设施设备清洗消毒不合要求、运输存储条件不当发生污染等。造成冰块

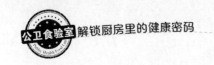 

和饮品的细菌污染,主要发生在制作过程中,制冰的机器、储藏冰的冰箱、盛冰容器、盛冰用的铲子等,如果没有及时清洗消毒,以及操作人员操作不当,都可能导致冰块和产品的细菌超标。

国家食品安全标准《冷冻饮品和制作料》对冷冻饮品和食用冰的菌落总数和大肠菌群都有严格的要求。这次南京市场监管部门是参照预包装食用冰的国家标准进行风险评估,按国家标准菌落总数不能超过 100 CFU/g(菌落形成单位/克),而查出一款奶茶食用冰的菌落总数检测为 1 200 CFU/g,大大超过国家标准。问题出来后,该奶茶第一时间展开了内部调查,初步了解主要的原因是门店操作不规范,如取冰时把使用过的冰铲直接放置在冰块上,制作饮品时冷藏牛奶放置在常温状态中时间太久等。

### (二) 咖啡细菌事件

还有一件蹊跷事儿,2020 年初夏某明星的一则微博引起热搜,她说自己:"喝某某咖啡喝到细菌感染",又写道:"很多咖啡店的冰与水处理不好有很多细菌",还晒出了一组药品。一下子大家议论纷纷,有赞同的,有质疑的,也有否定的。

那么喝咖啡会不会引起细菌感染而得病的呢? 一般要证实因吃某种食品而细菌感染得病,需要有证据。如果是在外餐饮引起的食物中毒,可以向有关市场监管部门投诉。当然应注意保留消费的票据等证明,最好有食物的留样。如果留样食物和中毒者排泄物有相同的病原菌,就是证据了。如果咖啡店的冰与水处理不好,有关监管检测部门根据情况会对其进行微生物和化学等指标的检测,根据检测结果判断是否符合国家相关的食品安全标准,经过科学合法的程序和方法来确定某种食物中毒事件。

现在咖啡店经营的咖啡饮料品种很多,其中都必备一种浓缩咖啡基料,它是以咖啡粉为原料,用咖啡机萃取出来的,一般温度较高,细菌污染的可能性很小。因为只要咖啡液温度超过 70 ℃，就可以杀死常见的致病菌了。以浓缩咖啡为基础，加上各种其他原料就可以做出各种花样的咖啡。美式咖啡最简单，就是在浓缩咖啡中加白开水，问题不大；卡布奇诺、拿铁、摩卡、焦糖玛奇朵等咖啡要在浓缩咖啡上加各种牛奶、鲜奶油、巧克力酱、焦糖等，原料越多情况越复杂，其中任何一种原料有污染就会影响安全质量。比如鲜牛奶、鲜奶油等原料一定要在 4 ℃下存放，尤其是夏天在取出冷藏柜后不能在外久放，在常温下放 2 小时以上，细菌就会大量繁殖，加入咖啡里就会污染细菌了。不过大部分热咖啡因为温度较高，细菌不易大量污染繁殖，所以一般不常见有喝热咖啡拉肚子的。但是夏天加冰块的咖啡，确实要注意冰块的食品安全问题。不但是咖啡，夏天加冰的各种其他饮料，都要注意冰块的质量安全。不要以为冰块在低温下没有问题，实际上，世界各地都发生过食用冰块的食品安全问题。

### （三）　食用冰安全不同忽视

香港特区食物环境卫生署多年前曾作过一项食用冰的微生物质量安全检测，从香港特区的制冰厂及零售点取样进行检测，结果显示：从制冰厂直接取得的包装冰样本的质量是好的。但在零售点抽检源自制冰厂的样本，则含较多大肠菌群及需氧菌。该情况可能是由于载冰袋的表面在运送及贮存过程中受污染，当打开载冰袋和倒出冰块时，冰块会被污染。

世界上其他地区都有因冰块受污染而发生肠胃炎的报告。有些地区爆发肠胃炎的原因，可能是患者曾食用被病原体（如诺沃克类病毒及贾第鞭毛虫）污染的冰。有报道，一名服务员的手沾有诺沃克类病毒，因而使制冰机受污染；一名带有贾第鞭毛虫的服务员，在餐厅用手舀冰给顾客时没戴手套，把病原体传给顾客。泰国清菜等地曾经暴发大规模甲型肝炎，约 900 人受感染，据报道也是由受污染的食用冰导致。

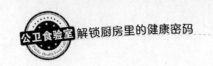

还有很多国家的研究指出：食用冰可能含有大肠杆菌等各种微生物，原因是制冰的水源水质差，或在制造和处理冰的过程中欠缺卫生标准，或是两者同时发生。

总而言之，食用冰或加冰块的各种饮品，如不注意原料和加工过程的食品安全控制，就有可能存在隐患。据有关调查研究发现，常见的安全隐患有冰桶没有桶盖；舀冰后忘记把冰桶盖好；舀冰用器具的手柄太短，舀冰时手部可能触及冰块；制冰机放在隐蔽角落，较少定期清洁；员工没有足够的培训，用手接触冰块；食物处理人员没有彻底洗净双手，使制冰机沾染致病菌；冰桶内有溶解的水，只是反复加入冰块而没有清洁冰桶，等等。

冰块或冰饮品如果细菌污染严重，尤其是存在致病菌的情况下，就有可能发生食物中毒，常见有上吐下泻的肠胃炎症状。所以在夏天选择喝冰咖啡和其他冰饮品，一次不要喝太多，也不要太频繁喝。大量摄入冰冷食物，会刺激胃肠道，造成其功能紊乱，也可能引起腹泻等情况。建议夏天最好喝些凉白开水、矿泉水等，也可根据自身情况选择自制的绿豆百合汤、绿茶等。

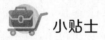 **小贴士**

### 食物中毒了怎么办

消费者一旦出现食物中毒症状时应当及时就医，同时注意留存可疑食物、呕吐物、分泌物等，便于后期溯源。可以打电话询问共同就餐的同伴是否有类似症状，并将这些情况反映给医生或疾控人员，便于排查病因和开展有针对性的治疗。在外就餐时，应选择具备食品经营许可证、餐饮食品安全量化等级高、卫生环境良好、设施齐全的餐饮服务单位，避免光顾无证流动摊点，尤其不要去买这些摊点鲜榨现制的冰饮品。

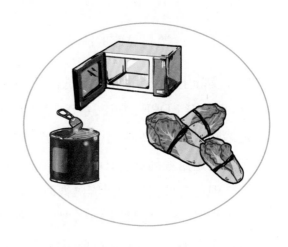

# 第六节　包装容器　不可大意

## 一、存放食品的塑料盒有危害吗

　　小李最近买了个塑料保鲜盒,每天把家里烧好的饭菜装好,带到单位做午饭。单位里有微波炉,只要把饭菜连盒一起放进微波炉加热四五分钟,立刻就可吃了,既经济实惠又方便可口。这么一来,好几个有家庭的职工都仿效她,但不久就发现有问题了:小李的塑料盒变形了,盒身和盒盖再也盖不紧了。

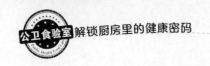 
## （一）塑料盒底的标志要看清

实际上，小李的塑料盒底盒有个标志，三角形符号中一个"4"的数字，下印着LDPE的英文字母，表明这盒的材料是可回收的低密度聚乙烯塑料，不耐高温，不能用微波加热。如果有的盒下有数字"5"，那表示它是用聚丙烯（PP）材料制作的，可以用微波炉短时间加热。

现在各种用途的保鲜盒很时髦，不少年轻的上班族将这样的保鲜盒当作"便当盒"，带饭上班，吃饭时连盒带饭菜一起在微波炉里加热。方便是方便了，要注意安全啊！第一是材料的安全，正规保鲜盒底部都有一个三角形的数字符号，除了数字"5"代表的是聚丙烯材料，可短时间在微波炉用，其他基本都不可用于微波加热（如数字"1"代表聚酯、"2"代表高密度聚乙烯、"3"代表聚氯乙烯、"4"代表聚乙烯、"6"代表聚苯乙烯、"7"代表聚碳酸酯或其他多种塑料材质）；第二，即使聚丙烯勉强可用于微波加热，也不建议天天连盒带饭地在微波炉里加热，这样易发生塑料老化等问题，产生安全隐患。尤其是加热含油的菜肴

塑料容器的标志和特性

| 标志 | 材料 | 特性 | 适合包装食品 |
| --- | --- | --- | --- |
| PET | 聚酯 | 透明强度高 | 液体、饮料 |
| HDPE | 高密度聚乙烯 | 半透明、耐低温 | 马甲袋、冷冻食品 |
| PVC | 聚氯乙烯 | 质硬、不耐高温 | 现较少用于食品 |
| LDPE | 低密度聚乙烯 | 透明、质柔、可热封 | 一般食品 |
| PP | 聚丙烯 | 耐热性较好、但低温下易脆 | 要加热或复热的食品 |
| PS | 聚苯乙烯 | 不耐热、常作发泡材料 | 一次性餐盒、缓冲材料、方便面 |
|  | 多种材料 | 视材料而定 | 多种食品 |

类时危害隐患更大,建议利用微波炉加热食品时,最好使用玻璃或陶瓷材料的微波炉专用容器。

### (二) 食品塑料容器使用的负面清单

在选择装食品的塑料袋、塑料盒、塑料杯、瓶等容器时,首先要注意这些塑料材料必须要符合食品级的安全标准,其次还要看所装食品的具体种类和使用条件。下面列出的"负面清单",是日常生活中常见塑料制品的使用情况,应避免。

最好别用塑料容器泡方便面:有许多方便面的碗状容器是用发泡聚苯乙烯塑料制作的,它不耐高温,不能加热,使用时最好别用开水冲泡,以防苯乙烯类致癌物溶出。

别用劣质的塑料奶瓶给婴儿喂奶:质量差的聚碳酸酯制成的奶瓶,倒入开水后可能有双酚 A 溶出,对婴儿有害。

尽量少用聚氯乙烯制作的食品包装材料:虽然符合国家标准的聚氯乙烯食品包装材料安全性没问题,但是与其他的塑料相比,存在氯乙烯的危害隐患。市场上发现不合格的聚氯乙烯食品包装材料,不但有增塑剂邻苯二甲酸酯类渗出,而且有毒的氯乙烯单体迁移到食品危害很大。

尽量不用塑料容器加热食品:除了聚丙烯外,大部分塑料不耐高温,不能用微波炉加热,甚至不能用开水泡。因此,在您还无法辨别塑料材料时,为安全起见,建议尽量不用塑料容器加热食品。

## 二、您有可能每天在吃塑料

记得几十年前,我们还憧憬过将来塑料给人类带来的美好景象,当今我们的生活已离不开塑料了,同时又在忧虑塑料给人类带来的负面影响。我们每天和塑料打交道,尤其与食品的塑料包装及容器更是

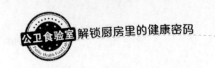 

密接了,那么我们会不会把这些塑料的成分吃下去?这些塑料究竟对人体有没有害?

## (一) 方便之下的忧患

有些人是有可能每天在吃塑料及其添加剂。不信您看看:买早点时热气腾腾的包子刚一出锅,马上就被装进塑料袋,刚从油锅煎出的油条也放进了塑料袋,滚烫的生煎包盛放进白色的发泡塑料盒;中午,您可能把塑料保鲜盒当作"便当盒",把自带的饭菜放进微波炉加热;晚上在大餐馆,吃不完的水煮鱼或大份汤菜,因为包装盒装不下也常被一股脑儿倒进塑料袋里打包带走;在大大小小的桂林米粉店里,打包的米粉也在滚烫的状态下装进了塑料袋。

您是否知道,此时这些塑料袋的聚乙烯和发泡塑料盒的聚苯乙烯微粒已经熔融粘附到食品表面了。因为聚乙烯和聚苯乙烯的耐热性都很差,聚乙烯在 112～135 ℃下就熔融了,从热锅里出来的油炸、油煎的食品温度可高于 130 ℃,熔点低的塑料很容易附在油炸食品上。如果说塑料聚合物的微粒通过熔融或剥落到食品,再进入人体的量有限的话,那么塑料单体迁移或者塑料添加剂进入食品的概率就更大了,尤其是油脂类、高酸性类、酒类食品,更容易溶入不稳定的塑料单体和塑料添加剂。在检测食品包装用塑料的安全指标时,国家标准就规定用 4％的醋酸、65％的酒精、冷餐油等作溶剂浸泡塑料进行重金属含量等测试的。如果长期把酱油、醋、酒类食品用塑料袋或瓶盛放的话,有些塑料单体或添加剂就有可能进入食品。

特别是现在超市的食用油多数采用大容积的塑料桶包装,有的家庭往往几个月才吃完。经有关检测研究报道,在长期盛放油脂的塑料包装里,包括包装肉制品的塑料材料里都可检测出塑料添加剂的成分。食用油是我们每天要吃的食品,因此建议最好把油换倒在清洁的玻璃瓶里保存,酱油、醋、酒等食品也最好用玻璃瓶保存。

## （二）科学衡量塑料的毒性

我们衡量塑料对人体的毒性主要包括塑料原料的毒性、塑料单体的稳定性、塑料添加剂、塑料裂解产物的毒性等四个方面。安全性的关键是看这些物质是否会迁移溶入食品中，还要看这些物质迁移到食品中的量和对人体健康的危害。

一些塑料有种很奇妙的毒性现象：就是某些塑料的单体有毒，但单体之间"手拉手"聚合起来就没毒了。比如密胺塑料是由三聚氰胺和甲醛这两种单体组成，三聚氰胺在"三鹿奶粉"事件后已被大众知晓了，甲醛也是高毒性的致癌物，这两种有毒的单体聚合成稳定态的塑料就没有毒性了，可制成大家熟悉的密胺餐具。这种仿瓷餐具由于具有无毒、无味、美观、耐磕碰、手感好等特点广为消费者喜爱，然而密胺餐具市场产品良莠不齐，也发现有些产品聚合物和色母料的质量差，存在安全隐患。特别要注意有毒单体漏网逃出，密胺类餐饮具在长期酸碱或者持续高温下会使单体分子析出，也就是说密胺类餐饮具不能用于长期装含油食品、酸性食品以及酒类食品，特别是不要将含油较多的食物放在密胺餐具中在微波炉中加热。可以把刚买回的密胺餐具放在沸水里加醋煮两三分钟，或者常温下用醋浸泡 2 个小时，倒掉水后再使用，可以保证相对的安全。与甲醛聚合的塑料常见的有酚醛塑料（电木），含有游离苯酚和甲醛，对人体有一定毒性，不适合存放食品和作食品包装；还有尿醛塑料（电玉），虽然无臭无味，但在 100 ℃沸水中或用作盛放醋类食品时，会有游离甲醛析出，对人体有害，所以也不适于作为食具或食品包装。

## （三）远离不安全的塑料袋

聚氯乙烯由氯乙烯单体聚合而成，氯乙烯单体是 1 级致癌物，对人体有危害；而聚氯乙烯则是 3 级致癌物，基本不用担心。因为它对

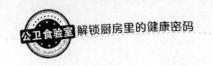 

动物和人群研究的致癌证据都不充分,或动物实验证据充分,但人群研究则明确无致癌作用。聚氯乙烯塑料中往往混有一定数量的氯乙烯单体,而且可以移溶到食品中,对人体造成危害,所以我国的标准规定,食品包装用聚氯乙烯成型品中氯乙烯单体的含量不得超过1毫克/千克。现在很少用聚氯乙烯作食品包装材料了,但有些塑料保鲜膜还在用聚氯乙烯,虽然在正常情况下使用无风险,但其不能用于油脂、酒精类食物,因为塑化剂溶解于脂肪、酒精中,会有一定风险。

目前常用的食品包装材料是聚乙烯和聚丙烯,这两种塑料的单体相对毒性较低。有的塑料本身虽无毒性,但所添加的增塑剂、防老剂等辅料有一定毒性,如增塑剂对苯二甲酸二丁酯、邻苯二甲酸二辛酯和防老剂硬脂酸铅盐都是有一定毒性的,也对人体有害。集贸市场卖菜的和无证早餐摊用的塑料袋大多是加入废旧塑料粒子制成的,价格虽低但成分复杂,很难保证不带有毒性,故不可用来盛放食品,最好自己带好质量安全的袋子,否则千万记住买回的菜赶紧倒换在安全的地方。

婴幼儿和老人对塑料的敏感性更大,如双酚A是一种广泛应用于聚碳酸酯(即PC)塑料的化学物质,许多婴儿奶瓶、饮料瓶等塑料容器及包装物中含有这一物质。根据欧盟新规定,成员国将从2011年3月1日起禁止使用含双酚A塑料生产的婴儿奶瓶,并从2011年6月1日起禁止进口此类塑料婴儿奶瓶。原因就是双酚A存在某些不确定性副作用,可能对婴儿发育、免疫反应等产生影响。实验表明,塑料瓶装上沸水时,双酚A的释放速度比室温下会增加54倍。因此为了宝宝的安全,还是应该尽量远离含有双酚A的奶瓶。有些中老年人很节俭,吃过的塑料瓶和杯不舍得扔,反复在用。他们不知道有些塑料瓶用一次是安全的,如果重复使用,就有化学和微生物污染的危险;有些饮料瓶还可能释放出致癌物,对免疫能力下降的中老年人尤为有害。

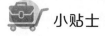

**小贴士**

### 怎样鉴别劣质塑料餐盒

市场上,劣质的一次性塑料餐具屡禁不止。为了降低成本,违规企业在生产中使用来源不明的废塑料,并加入大量工业级碳酸钙、滑石粉、石蜡等有毒有害材料。要辨别劣质一次性餐盒,最简单的方法就是:轻撕一下看会不会破,或折一下看有没有蜡印,如果容易破或出现蜡印的话,质量都不可靠。在饭店如要用一次性餐盒打包剩菜,那么回家后,应马上倒出放到玻璃或瓷容器中。千万不要图省事把剩菜打包盒直接放入冰箱,更不能用微波炉直接加热。

## 三、疑云重重的"塑化剂"

近年来,塑化剂的名字频频在各种食品安全事件中曝光,这塑化剂看不见摸不着,好像在云里雾里一般。尤其是2011年我国台湾地区发生了在"起云剂中添加塑化剂"的恶性食品安全事件。这起严重的食品掺毒事件当时震动了台湾全岛,并迅速波及全球。也就是从这起事件开始,全球对塑化剂的危害开始重视起来。后来我国又发现在白酒、核桃油等植物油中也有塑化剂,引起了公众对塑化剂的强烈关注:塑化剂究竟是什么东西,有什么危害?

### (一)疑云一: 什么是塑化剂,它怎么会在食品中出现

塑化剂(又名增塑剂)是一类常用的塑料添加剂,能增加塑料的延展性、弹性及柔软度。工业用的塑化剂种类很多,作为一种工业原料,塑化剂还被广泛应用于多种产品,可以说存在于生活的各个角落。

美容美发用品：口红、指甲油、乳液、发胶、香水、洗发水等。

医药保健品：药品、保健品、医疗仪器(注射针筒、血袋和医疗用塑胶软管)等。

儿童用品：玩具、泡沫塑垫、奶瓶、奶嘴等。

包装材料：食品包装材料、保鲜膜等，还有常见的一次性塑料水杯、塑料手套、雨衣、浴帘、壁纸、清洁剂、润滑油等。

塑化剂的种类多达上百种，常见的邻苯二甲酸酯类塑化剂有 20 多种，如邻苯二甲酸二甲酯(DMP)、邻苯二甲酸二乙酯(DEP)、邻苯二甲酸二丁酯(DBP)、邻苯二甲酸二(2-乙基)己酯(DEHP)、邻苯二甲酸二异壬酯(DINP)等。塑化剂不是食品原料，也不是食品添加剂，严禁违法添加到食品中，那它怎么会在食品中出现的呢？

食品中塑化剂可来源于塑料包装材料的迁移，也可能来源于环境中塑化剂对食品的污染。由于 DEHP 类塑化剂与塑料之间的分子结合力较小，因此很容易从塑料产品中迁移出来。常见白酒、食用油中的塑化剂含量较多，经溯源分析发现，酿酒过程中塑料输酒管道是白酒中塑化剂的主要来源。因此欧盟 2012 年禁止将含塑化剂食品包装材料接触含 20% 以上酒精的饮料食品。

塑化剂在我们生活的环境中已经普遍存在，它们在塑料制品制造过程中会释放到空气中，在塑料燃烧以及夏季高温条件下，塑化剂也容易释放出来。它们会释放到土壤中，也会溶于地下水或地表水中。环境中塑化剂最终污染到农作物。粮食在生产过程中也会富集环境中的塑化剂。2015 年，我国有研究检测了 22 类食物样品 6 650 份，其中大米、面粉、叶类蔬菜和海鱼中 DEHP 的检出率都大于 44%。丹麦研究人员调查研究了 29 种成人食品和 11 种儿童食品，发现 50% 的食品中含有邻苯二甲酸酯类物质，其中 DBP 的含量为 0.09～0.19 毫克/千克，DEHP 的含量为 0.11～0.18 毫克/千克。

不过塑化剂也可能有人为加入的。2011 年，台湾地区的"起云剂

事件"即属于违法掺入了增塑剂,受污染产品竟达数千种。这起严重的食品掺毒事件引起全世界对食品中增塑剂的关注和研究。

### （二）疑云二：塑化剂怎么进入人体？ 危害有多大

相关研究与调查结果显示,邻苯二甲酸酯类的塑化剂主要是通过摄入含有塑化剂的食物进入人体的,而且这种情况普遍存在。国内有一项对中国居民 DEHP 膳食摄入水平和风险评估研究认为：我国居民每天 DEHP 平均膳食摄入量为 2.07 微克/千克体重。大米、瓜茄果类蔬菜和面粉是我国居民 DEHP 膳食摄入的主要来源,其中大米的 DEHP 膳食摄入贡献率达 28.4%。还有报道显示在被认为人类最安全的食物——母乳中也检出了塑化剂成分。

塑化剂也可能通过其他途径进入人体,根据香港特区卫生署发布的消息：大部分聚氯乙烯制造的医疗仪器都是采用 DEHP 作为塑化剂。其中包括静脉注射袋和喉管、血液袋和输液袋、肠内营养输液袋、鼻胃喉管、用于体外循环程序的导管等。当含有 DEHP 的医疗仪器与液体接触,特别是遇到如血液或营养液等含脂肪的液体时,DEHP 可由医疗仪器中释出进入人体。有文献报道,健康人血清中塑化剂 DBP 的含量最高可达 7 毫克/升。还有研究发现经常输液和血透等特殊人群的血清中 DEHP 含量大大高于普通人群。

从目前对常用的塑化剂的毒性研究结果来看,DEHP 等邻苯二甲酸酯类塑化剂对健康的影响取决于其摄入量。欧洲食品安全局认为 DEHP 的成人每日允许摄入量(TDI)为 50 微克/千克体重。国际相关研究表明,大部分邻苯二甲酸酯类塑化剂对人类致癌性证据不足。根据欧盟、美国的毒理学研究结果,大部分邻苯二甲酸酯类物质都没被列入致癌物名单,其中 DEHP、DBP、邻苯二甲酸丁酯苄酯(BBP)具有 2 类生殖毒性,即对动物产生生殖毒性,具有类雌激素作用,有可能引起雄性内分泌紊乱,导致精子数量减少。暴露于一定剂量的 DEHP

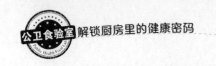 

可能导致动物的生殖器官缺陷或造成不育,但对于人体长期大剂量摄入 DEHP 和 DBP,目前尚缺乏临床案例及人体健康损害的直接证据。

### (三)疑云三:我国有没有食品中塑化剂安全限量标准

目前我国还没有食品中塑化剂安全限量标准。世界许多国家允许把 DEHP 等塑化剂用作食品包装材料,各国均通过对包装材料的管理(包括禁用于脂肪性食品、婴幼儿食品和制定最大迁移量等措施)控制塑化剂污染食品,我国 GB9685《食品安全标准-食品接触材料及制品用添加剂使用标准》规定了食品接触塑料添加剂品种、范围和特定迁移量或残留量,但均未制定食品中塑化剂的限量标准。

但是我国对食品、食品添加剂和食品容器、食品包装材料中塑化剂有一系列管理规定。2011 年,我国原卫生部发布了第 16 号公告,将邻苯二甲酸酯类物质列为食品中可能违法添加的非食用物质,并且禁止在食品中使用。同年又在 551 号文件中规定了食品、食品添加剂中的邻苯二甲酸二(2-乙基)己酯(DEHP)、邻苯二甲酸二异壬酯(DINP)和邻苯二甲酸二正丁酯(DBP)最大残留量分别为 1.5 毫克/千克、9.0 毫克/千克和 0.3 毫克/千克。但这些值还只是临时管理限值,仅用于排查违法添加行为,不是国家限量标准。

### (四)怎样减少"塑从口入"

按照现代社会的生活方式,要完全避免摄入塑化剂几乎是不可能的。2015 年,有研究报告我国居民每天 DEHP 平均膳食摄入量占每日允许摄入量(TDI)的 4.14%。正常生活中接触到的塑化剂对人体产生危害的风险不大,无需恐慌害怕。但是,我们要减少"塑从口入",尽量降低从食物中摄取的塑化剂的含量。要做到以下"三不"。

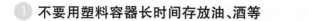

**① 不要用塑料容器长时间存放油、酒等**

"相似者相溶",作为有机物的塑化剂容易迁移溶入有机物中,如食用油、白酒和其他酒精、油脂含量高的食品。食品在储存过程中会有微量塑化剂从塑料包装材料中迁移到食品中,合格的塑料包装材料迁移量不应超出有关标准。包装材料中塑化剂的浓度、食品的油脂含量、与塑料包装的接触面积、贮存时间、温度等,都会对进入食品的塑化剂含量产生影响。有些食用油采用大容积的塑料油桶包装,普通家庭往往几个月甚至半年才能吃完。有关检测研究显示,用含有塑化剂的塑料容器盛放油脂或者油脂含量高的食品,贮存时间越长,这些食品中的塑化剂含量越高。与塑料相比,玻璃、陶瓷、不锈钢的性质更加稳定,与食品直接接触更加安全可靠。所以在存放这类食品时最好用后者材料的制品。有流传说:"喝瓶装矿泉水,也会喝进很多塑化剂。"水不是有机溶剂,根据检测结果,规范合格的瓶装矿泉水中的塑化剂含量极其微量,不会对人体健康有危害。

**② 不要在高温环境下使用塑料包装食品**

温度越高塑化剂的迁移率越大,大多数塑料的耐热性都很差。如常见的低密度聚乙烯食品袋在 50 ℃ 就会变形,100 ℃ 以上就会熔融,而从热锅出来的油炸、油煎的食品表面温度可超过 130 ℃,即使耐热的聚丙烯塑料,热变形温度也只有 102 ℃,更别说常见的聚苯乙烯发泡的白色塑料盒,超过 85 ℃ 会变形,超 100 ℃ 就会融熔,熔融的塑料成分很容易黏附在食品上,直接污染食品。食物油脂含量越高,加热时包装中的塑化剂与油脂的相互作用越大,进入食品中的塑化剂就越多。据检测研究发现,刚油炸后的油条用低密度聚乙烯塑料袋盛放,油条中的塑化剂含量会大大提高。用微波加热食品时专用的玻璃、陶瓷容器较安全,尽量别用塑料容器。

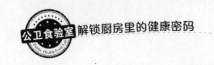

### 3 不要使用不安全的食品塑料容器

有些人很节俭,用过的一次性塑料瓶和塑料杯舍不得扔,而是反复使用。其实,反复使用的塑料制品不仅化学和微生物污染增加,有的还可能释放塑化剂等有害物。还有,用回收废旧塑料制成的包装材料也不能盛放食品,其中有害物的含量较高,用国家标准检测时,很多有害物质超限量,其安全隐患较大。所以不要购买来路不明的或没写明材质的塑料制品。

## 四、瓶装水放在车厢里会变毒水吗

有一段传言大家很相信:"放在汽车里的瓶装水不能喝,尤其是夏天放在后备厢里,温度可达 50～60 ℃。高温会使塑料水瓶发生变化,其中的双酚 A 和其他化学成分会逐渐被释放到水中,对人体有害。"

真相:目前瓶装水的塑料瓶材料基本采用聚对苯二甲酸乙二醇酯塑料,即通称的聚酯(PET)瓶;过去有的奶瓶采用聚碳酸酯材料,含有双酚 A,现在也很少发现了。目前,几乎所有的聚酯瓶都不会有双酚 A 的成分,所以无需担心此问题。质量合格的食品级聚酯瓶化学性质较稳定,作为食品包装材料可在 70～80 ℃以下灌装加工。聚酯材质熔点在 250 ℃以上,要到 353 ℃以上才分解,加上合格的塑料瓶中增塑剂等化学物质在 60 ℃下往饮用水中迁移量极其少,所以在 50～60 ℃的温度下,瓶装水基本不存在产生有害化学物质的问题。

不过我们在储存瓶装水时仍应该注意瓶身标注的适宜存放条件和保质期等要求,比如有的矿泉水注明"避免高温和阳光直射"等存放要求,那夏天就不要放在汽车后备厢里,也不要在阳光下暴晒。因为目前矿泉水瓶的聚酯材质本身有一定透气性,而在高温情况下,特别是温度超过 70℃时,聚酯瓶会变软,会更容易让氧气通过瓶身进入瓶内。矿泉水在长期阳光直射下质量会下降,保质期大大缩短。

**小贴士**

**怎样正确存放瓶装水**

1. 车内存放瓶装水,应该缩短储存时间,并经常更换。开启后的瓶装水应尽快喝掉,不要开瓶后储存,因为打开瓶盖后,空气及周围环境中的细菌容易进入瓶装水中,高温下会让病菌滋生繁殖速度加快,对身体健康的威胁可能要大得多。

2. 一次性的塑料瓶不要重复灌水长期使用,因为也很容易造成微生物的二次污染;瓶装水的塑料瓶也不要盛放酱、醋、油等液态食品,因为在高酸或油性的条件下,塑料瓶中的增塑剂等化学物质容易迁移到酱、醋、油中。

## 五、不锈钢保温杯泡茶有毒吗

微信朋友圈有传言:"千万别用不锈钢保温杯泡茶!有毒!泡茶会腐蚀不锈钢杯子,溶出铬,危害人体健康,长期用不锈钢杯喝茶会得可怕的疾病。"有不少人害怕得再也不敢用不锈钢茶杯了,到底不锈钢保温杯泡茶会溶出有害成分吗?

在日常生活中,不锈钢被广泛使用于与食品相关的锅、碗、杯和刀、勺等产品。人们主要是看中不锈钢的"不锈"二字,因为它的耐腐蚀性特别好,一般情况下不锈钢制品在盛放、烹煮食物或与食品接触过程中,不构成食品安全风险。不过近年来大家开始关心不锈钢的安全问题了,主要关注是否会发生重金属超标。当不锈钢制品在使用中

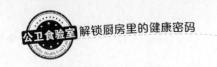 

迁移的重金属超过限量时,有可能危害人体健康。因此我国制定的不锈钢国家标准中,对重金属迁移限量作了规定,其中对铅、铬、镍、镉、砷的都有限量指标。

### (一)不锈钢保温杯泡茶会溶出铬等重金属吗

在特定的条件下,不锈钢确实会被腐蚀,并导致微量铬溶出。考虑到铬对人体的健康风险,世界各国都针对不锈钢食具中铬成分的迁移量制定有严格的规定。

我国标准规定不锈钢器皿的铬迁移量不超过 0.4 毫克/平方分米。测试是将一块不锈钢放入 4% 的醋酸溶液中煮沸 30 分钟,然后浸泡 24 小时后测定铬迁移量。一般重金属都是在酸性溶液里容易迁移出离子,所以用 4% 的醋酸溶液来测定它们的迁移值,其 pH 值在 2.5 左右。而茶水的 pH 值根据种类和浓度的不同一般在 5～7,对不锈钢的腐蚀作用相当小。假设用 pH 值为 5.5 的茶水,作类似醋酸溶液作溶出迁移测定,那先要煮沸 30 分钟,大约再需要浸泡 10 天,才可能迁移出 0.4 毫克的铬。中国营养学会制定的中国居民膳食营养素参考摄入量里,推荐每天铬摄入量为儿童 0.01 毫克、成年人 0.05 毫克,同时还制定了安全最大可耐受剂量,即儿童每人每天 0.2 毫克、成年人 0.5 毫克。也就是说,在这个范围以下是安全的,超过这个范围就可能对机体产生不良影响。所以只要使用合格的不锈钢保温杯,在正常泡茶水中迁移出的铬离子量极其微量,不会对人体健康带来危害。

国家检测机构在合格的不锈钢餐具盛放牛奶、咖啡或茶后,没有检测到这些食品中的重金属超过限量。但是我国各地市场监管部门在对不锈钢产品的检测中,发现有不合格的产品,主要是其材料不合格,还有个别产品有重金属迁移超标的。

### （二）不锈钢餐具也不能乱放食品

虽然不锈钢杯泡茶没有问题，但也不可以乱放食品，尤其不可长时间盛放酸性或碱性大的食品，比如醋、柠檬汁、橙汁、苏打水等。因为这些食品中含有许多电解质，如果长时间盛放，不锈钢同样会与这些电解质发生化学反应，使有毒金属元素被溶解出来。

同时也要注意不能用不锈钢器皿煎熬中药。中药中含有很多生物碱、有机酸等成分，尤其是在加热条件下，很难避免与中药中这些成分发生化学反应。这样不但可能会破坏中药的有效成分，导致药效下降，而且化学反应产生的物质也可能有风险。

清洗不锈钢器皿切勿用强碱性或强氧化性的化学药剂如苏打、漂白粉等。也不要用钢丝球擦洗，以免破坏其氧化保护层。

选购不锈钢产品，不要光看价格，还要会看标识。不锈钢产品安全与否，在于用料是否规矩。我国的食品安全国家标准《不锈钢制品》规定：不锈钢制品的主体材料，应选用符合相关国家标准的材料。国家标准 GB/T3280 中规定，各种存放食品的容器应选用奥氏体不锈钢。同时规定必须在不锈钢产品或最小销售包装上标注不锈钢种类和牌号。也就是说，电水壶、保温杯和锅这些产品应该是奥氏体不锈钢。那些重金属迁移超标的，当然就是违规产品。

### （三）利用磁铁分辨不锈钢的"小窍门"靠谱吗

经常有人用磁铁来分辨不锈钢，认为磁铁吸不住的才是真正的不锈钢，而如果能将磁铁牢牢吸住，就说明它是冒充不锈钢的"不锈铁"。

实际上一般情况下，奥氏体（304 钢）是无磁或弱磁的，而铁素体和马氏体是带磁性的。但在冶炼的过程中，化学成分经常会出现微小波动或变化，而且在冷处理过程中，也可能会使得 304 不锈钢的组织结构向马氏体转变，这些都可能使 304 不锈钢有磁性。另一方面，不

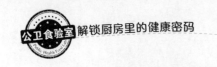

锈铁经过脱磁后,磁铁也吸不住。不良厂家为了迎合这种无磁特性,用高锰少镍或无镍的不锈钢经过消磁处理,来误导消费者,其实这种产品更易生锈。

由此可见,用磁铁来辨别不锈钢真的不靠谱。

## (四)怎样看不锈钢标识

不锈钢有许多种类,它们的性质并不完全相同,根据其结构和化学成分可以细分为铁素体钢、奥氏体钢、马氏体钢等。这些奥氏体、马氏体之类的名词大家较陌生,而"301钢""304钢"之类的名字更为消费者熟悉。301不锈钢在大气条件下具有良好的耐锈性,但对酸碱盐等介质耐蚀性较差;食品级304不锈钢则是含铬18%和镍8%,并且限制各种重金属的含量,它的耐锈性要比301不锈钢好。我们看到的不锈钢制品上也会印有"18－0""18－8""18－10"之类的编号标识,前面的数字表示铬含量,后面的数字表示镍含量。一般厨具用不锈钢,都采用的是18%的铬含量;后面的数字越大则代表镍含量越高,耐腐蚀性越好。"18－8"表示产品含铬也含镍,这才是食品容器用的不锈钢,"18－10"就更好。

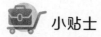

**小贴士**

### 不锈钢"数字密码"速记

18－0不锈钢:无法抵抗空气中的化学物质造成的氧化,使用中接触其他物质会造成腐蚀,会因非自然因素而生锈。

18－8不锈钢:又称为食品级304不锈钢,可抗化学性的氧化。

18－10不锈钢:耐腐蚀性强、耐磨损、不易产生划痕,也更光亮,也就是所谓的"医用不锈钢"。

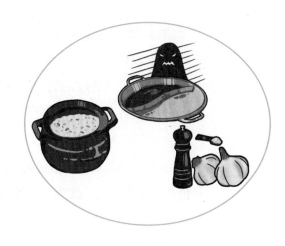

# 第七节　色香味形　小心陷阱

## 一、小心"颜色陷阱"

不少年轻人热衷"泰式茶饮"等饮品,并在微博、朋友圈等各种渠道"打卡"炫耀。这些茶饮的"颜值"很高,碧绿晶亮十分诱人。不过,2021年夏季,深圳市市场监督管理局在对"泰式茶饮"等网红饮品进行专项抽检时发现,20批次样品中有15批次超范围添加食品添加剂日落黄,并对检测不合格的茶饮单位进行立案调查,根据《中华人民共

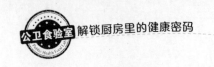

和国食品安全法》的相关规定予以处罚。

日落黄是什么啊？什么是超范围添加食品添加剂？

日落黄是一种常用的人工食用色素，因其性质稳定和价格较低，被广泛用于食品的着色。它和亮蓝色素混合会形成诱人的绿色，所以有些茶饮中会添加这种色素。

我国食品安全国家标准《食品添加剂使用标准》规定，在常用的人工合成着色剂中，日落黄、苋菜红、胭脂红不能在茶饮料中使用；茶饮料中亮蓝的最大使用量为 0.02 克/千克。所以在茶饮料中添加日落黄属于超出国家标准范围的行为。

除了日落黄，还有许多五颜六色的色素会添加在食品中，会有什么危害？那怎么"察颜观色"，防范色素的非法添加呢？

## 二、什么是色素

人们常说的色素，标准名称为着色剂，它们是一类食品添加剂，是赋予和改善食品色泽的物质。目前我国允许使用的食用色素有近 50 余种，分为天然色素和人工合成色素两大类。

天然色素来源于天然物质，主要从植物组织中提取，也包括一些来自动物和微生物的色素。我国允许使用的天然色素数量有 40 余种，大大超过人工合成色素。大部分天然色素安全性较高，其使用范围和最大用量也都超过人工合成色素。

人工合成色素是指用人工化学合成方法所制得的色素。我国允许使用的食用合成色素主要有苋菜红、胭脂红、赤藓红、新红、诱惑红、柠檬黄、日落黄、亮蓝、靛蓝和它们各自的铝色淀，还有合成的 β-胡萝卜素、叶绿素铜钠和二氧化钛等，其中大部分是以从煤焦油中分离出来的苯胺染料为原料制成的。与天然色素相比，合成色素具有色泽鲜艳、着色力强、性质稳定等优点，尤其是具有价格便宜的优势，生产厂商更乐意使用它。

### 三、色素有什么危害吗

我国允许使用的合成色素大多为世界各国正在使用的安全性高的品种。而且对合成色素的使用范围和使用量都有严格的规定。只要按标准规范使用，安全性是有保障的，大家不必担心。当然，如果超出标准规定的使用范围和限量，就可能会对人体健康产生危害。

自 1865 年英国化学家合成第一个染料后，许多合成染料被用于食品着色。后来发现这些染料多数有毒性，因为人工合成色素大多以煤焦油为原料制成，其化学结构属偶氮化合物，可在体内代谢生成 β-萘胺和 α-氨基-1-1 萘酚，这两种物质具有潜在的致癌性。所以各国禁止了许多人工合成的色素添加在食品中，对有限可使用的人工合成色素也严格规定了使用范围和使用限量，以确保添加在食品中的安全。

比如苋菜红是目前广泛使用的合成色素，几乎每一种偏红色或偏棕色的加工食品都使用过苋菜红。苋菜红的急性毒性较低，对其使用的争议性主要在致癌性等方面。有些国家对其禁用，目前我国对苋菜红的使用范围和使用量有严格规定。苋菜红仅可用于果味型饮料、糖果、糕点上彩妆、红绿丝、浓缩果汁、虾片等食品中，最大使用量为 0.05 克/千克(g/kg)，婴儿代乳食品不得使用。

柠檬黄也是世界上被允许用于食品着色最广泛的一种合成色素。它被认为是合成色素中毒性最弱的，其主要问题是致敏性。据统计，每万人中就有一人对柠檬黄敏感，尤其是阿司匹林过敏者发病率更高。柠檬黄的过敏症状包括风疹、哮喘和血管性浮肿等，具有潜在的生命危险，所以对它的使用范围规定在汽水、果子露、果子汁、果冻、果

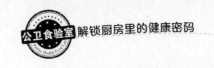

子酱、棒冰、冰淇淋、糖果、糕点、香肠、酒类及各种食用香精的着色。它是不能加入作为主食的馒头等发酵面制品的,国内曾发生的"染色馒头事件",就是把柠檬黄加在馒头中作"玉米馒头",如长期大量食用会给健康带来隐患。

天然色素来源于植物、动物和微生物等天然物质,所以大部分安全性较高,如栀子黄、红花黄等,其使用范围和最大用量都超过人工合成色素,但也有少数天然色素的毒性也较高。所以不管是合成色素还是天然色素,都不能超过标准规定的范围和限量。

## 四、如何防范过量摄入色素

别给孩子过多吃色彩鲜艳的食品:儿童正处在生长发育阶段,肝脏的解毒功能和肾脏的排泄功能都不够健全,神经系统发育也不完善。如果长期吃过多的着色食品,可能影响儿童的生长代谢,损害体内的亚细胞结构,影响神经系统,从而导致腹泻、营养不良、过敏、好动等症状。家长在选择儿童食品时,应留意食品的使用添加剂列表,尽量少买含有柠檬黄、日落黄、苋菜红、胭脂红和诱惑红等的食品,尽量避免给孩子吃色素含量高、色彩鲜艳的食品。

"察颜观色"选食品:购买食品时先仔细看看包装的标签,察看一下有哪些添加剂和色素。再看看所选食品的质量情况,是否有异常和问题。如看到颜色异常鲜艳的食品,要谨慎购买。尤其对一些红色和绿色的食品,如果在长时间加热情况下,依然不变其色,必须加以警惕,防范有非法违规添加的色素。

## 五、如何让食品"返璞归真"

食品添加剂对现代食品工业的发展起了积极推动作用。它可满足食品加工和运输存储过程中防腐、保鲜、改善食品性状和风味等需求。食品添加剂的使用不应对人体产生任何健康危害，不应掩盖食品腐败变质或质量缺陷等，不降低食品的营养价值。同时强调：在达到预期效果的前提下尽可能减少在食品中使用添加剂，所以一方面要知晓按国家标准规范使用食品添加剂的食品是安全的，不必恐慌害怕；另一方面要学会防范一些违规违法使用添加剂的食品，要善于在食品的"色、香、味"中辨真假优劣。

### （一）色

色，是远距离选择食品最先判断的标准。要注意防范有些食品中色素的违规使用行为，如国家规定在果蔬、肉禽、水产等新鲜原料中不得添加色素。尤其在餐饮制作现榨饮料时按规定不得使用色素，但还是发现有少数不法经营商会用胭脂红、柠檬黄等调配出鲜榨"芒果汁""橙汁"等。

### （二）香

香，是吸引食欲的第二距离因素。目前我国允许使用的2 000多种食品添加剂中，香精占1 800种以上，可见其应用之广。当然按标准规定使用是没有危害的，问题在于违规非法使用。经各地查处发现有些不法商贩为掩盖过期劣质肉的不良气味，把香精香料加在劣质肉馅里，以增加浓郁的香味来冒充合格的肉馅；也有在鸭肉原料中添加羊肉香精，以冒充羊肉串等。乱用和滥用香精也是一种安全隐患。

### （三）味

味，是舌尖上最直接距离的感受，也是食品最重要的感官标准。近年来各地市场监督抽查发现有少数厂家生产的蜜饯产品为了追求甜味，会超限量或超范围使用甜味剂。还有，在有些食品生产中和餐

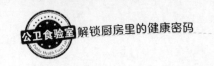

饮食品经营中过量使用鲜味剂也是一个常见的问题，以弥补一些廉价肉禽和鱼虾原料的鲜味不足的缺陷。由于较多鲜味剂中含有钠，结果造成最终食品中的钠含量过高，若经常食用，可能对人体健康带来隐患。

真正的美味往往是天然的，自然生长 2 年以上的老母鸡烧煮，必定鲜香四溢。而 45 天长成的"快大鸡"就没有这种鲜香味，只好用鲜味剂、香料、油炸等方法弥补。也发现有少数不法厂商用浓郁的鲜辣添加剂，来掩盖过期变质的肉禽产品。

### （四）餐饮谨防"乱添加"

以前食品添加剂绝大部分是在食品工业生产领域使用的，但近年来餐饮业中使用食品添加剂越来越多，确实带来了新问题。现在连锁火锅店、茶餐厅和中餐饭店的半成品菜肴、点心等，大都采用中央厨房完成，为了延长保质期、提高品质，也开始使用食品添加剂。

特别要防范在餐饮食品中的非法添加行为，近年来在全国各地的餐饮食品监督查处中，侦破不少在小龙虾和烧卤禽肉中非法添加罂粟壳的案件。因此外出就餐也要选择规范的餐饮企业，警惕违法违规使用添加剂的行为。

现代食品生产真的离不开食品添加剂，但是如何能做到尽量不加、少加，这不但是技术的问题，更是理念的问题。

一般健康的成人只要正常食用含符合标准的食品添加剂的食品，就不必太担心健康风险。当然从更加健康的角度考虑，建议一日三餐不要长期以用添加剂加工的食品为主食，尤其不要经常以方便面，长保质期的湿面、米粉、饼干、薯片为主食。

假设一位上班族一周内有一半以上的时间外食，经常喜欢吃零食、冰淇淋、奶茶等，这些添加剂较多的食品就很容易超出正常饮食量，当然也会带来健康隐患。婴幼儿、老人或有某些疾病的患者也不能随便吃有添加剂的食品。

"返璞"饮食带回真美味,有时间尽量回归家庭,下厨房动手做天然少添加的"返璞"食品,不但能把安全和健康掌握在自己手中,还可以琢磨出舌尖上美味的奥妙。

 **小贴士**

**外出就餐注意"六个一点"**

外出就餐时,为了避免摄入过多的添加剂,除了慎选餐馆,建议点菜时注意"六个一点":色彩浅一点,香味淡一点,口味清一点,素菜多一点,品种杂一点,总量少一点。

## 六、这四大"谣盐"您听信过吗

盐是相当特殊的食品,人们几乎不可一日无此君,所以造谣者将食盐作为目标,以"谣盐"扩大传播就不足为奇了。近十年来,"谣盐"不下十条,其中有代表性的有以下四条。

### (一)吃碘盐可防止核辐射

真相:服用碘化钾碘片确实对预防免受放射性碘131伤害有作用,但它也仅仅只能对甲状腺起到保护作用,而且对其他放射性物质和其他器官没有作用。预防放射性碘的有效方法是每天服用100毫克碘含量的碘片。而一般碘盐中每千克碘含量仅为20～30毫克。吃碘盐中如此微量的碘根本没有预防作用。2011年,日本福岛核电站核泄漏事故发生后,听信"吃碘盐可防止核辐射"的谣传后,我国一些地方出现了盲目抢购碘盐的情况,可见谣言对社会影响之大。

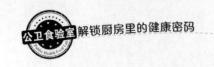

（二）千万不要买低钠盐，那可是"送命盐"

真相：低钠盐是以碘盐为原料，再添加一定的氯化钾和硫酸镁，从而改善体内钠、钾、镁的平衡状态，减钠补钾而基本不减咸味，这样在一定程度上可以减少心血管病等疾病的风险，所以对一般健康人群来说，低钠盐是无害的。而高温作业者、重体力劳动强度工作者、肾功能障碍者及服用降压药物的高血压患者等不适宜高钾摄入的人群，确实应慎用低钠盐。但把它说成"送命盐"，实在危言耸听。

（三）食盐内的添加物是碘酸钾，其毒性是碘化钾的10倍

甚至还有人说："这是一场彻头彻尾的阴谋，是某国当年制定的'灭华工程'向中国推荐的加入碘酸钾。"

真相：碘酸钾和碘化钾都是符合安全评估的食盐加碘的两种碘剂。根据有关研究报告，如以对小鼠的静脉注射来比较半数致死率，碘酸钾的毒性是碘化钾的10倍以上。但关键看剂量，根据在食盐中达到碘含量35毫克/千克所添加的碘酸钾剂量，通过评估对人体健康是安全无害的。更何况碘酸钾碘盐并不等于碘酸钾。碘盐中的碘酸钾与各种食物烹饪后都能转变为碘离子和碘分子。其中，86.5%转变为碘离子，13.2%转变为碘分子，总转化率为99.7%。因此，碘盐经烹饪后或者凉拌30分钟后，碘酸钾几乎不再存在，所以不必担心碘酸钾碘盐的安全性问题。碘酸钾和碘化钾各有优缺点，世界各国根据自身情况都有不同的选择。我国1970年开始推行用碘化钾加碘盐，1995年采用碘酸钾代替碘化钾，其中主要原因是碘酸钾比碘化钾的稳定性好。碘酸钾也不只是中国独家选用，世界上大部分国家采用碘酸钾代替碘化钾作为食盐的碘强化剂。所谓的"灭华"阴谋论真是骇人听闻。

其他还有"海藻盐里面的碘更容易吸收，买这个！""玫瑰盐营养价格更高，低钠、无抗结剂更健康""白芝麻盐、黑芝麻盐适合给孕妇或宝

宝用"等"谣盐",这里就不一一辟谣了。

### （四）盐里面加了亚铁氰化钾，会对肾脏造成严重危害

真相：网络上有一篇《盐里面加进了亚铁氰化钾》的文章，称一位老教授食用了这种添加了抗结剂（亚铁氰化钾）的食盐后，肾脏受到严重损害，引起了很大反响。

有不少文章对此辟谣，认为亚铁氰化钾是低毒物质，按照我国国家标准的规定，食盐中的抗结剂以亚铁氰化钾含量不得超过 10 毫克/千克。因此国产食盐中有亚铁氰化钾，长期食用并不会给人体带来伤害。后来也有不同意见出现，认为"美国 FDA 文件中并没有说明亚铁氰化钾可作食盐中的抗结剂"，等等。

食盐加抗结剂主要是为了防止食盐的结块，除了亚铁氰化钾、亚铁氰化钠外，二氧化硅、硅酸钙、柠檬酸铁铵等也都可以作为抗结剂使用，只不过后三种使用效果不如亚铁氰化钾（钠）。世界上其他国家和地区均允许使用亚铁氰化钾作为食盐抗结剂。

那么食盐中加亚铁氰化钾究竟有没有危害？亚铁氰化钾的半致死量为 1 600 至 3 200 毫克/千克（大鼠经口）。而食盐的半致死量为 3 000 毫克/千克（大鼠经口）。亚铁氰化钾的急性毒性和食盐差不多，均属于低毒物质。根据世界卫生组织和国际粮农组织的数据，亚铁氰化钾每日人体每千克允许摄入量（ADI）为 0～0.025 毫克。以 60 千克体重的人计，每天摄入的安全剂量为 1.5 毫克以下。而根据国家标准，食盐中亚铁氰化钾的最大添加量为每千克 10 毫克。因此一个 60 千克重的人每天至少要吃 150 克盐，才有可能超过安全剂量。现在推荐成人每天食盐不超过 6 克，而实际上正常人一天吃的食盐很少会超过 20 克。所以除非过量食用，否则不会对人体造成危害。批准亚铁氰化钾使用之前要经过很多科学研究和数据支持，包括急性毒性、慢性毒性，还有致畸、致癌等各种各样的毒性测试，在确定其安全性后才

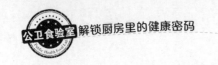

可使用。几十年来,我国和世界各国还没有相关食用含亚铁氰化钾的食盐导致的人体中毒的报道。如果像传言的那位教授那样因食盐中亚铁氰化钾使肾脏受到了严重伤害的话,建议报告有关食品药品不良反应中心,也可实名走司法程序申请伤害赔偿,相信必定真相大白。

在此前还有传言道:"国产食盐里面有种可怕的添加剂——亚铁氰化钾,烹饪食物的时候,食用盐遇高温有可能会使亚铁氰化钾分解成氰化钾这种剧毒物质,甚至在10秒钟内能使人丧失意志,几分钟内可以毒死一人。"这"谣盐"也很离谱。

氰化钾确实是一种大名鼎鼎的剧毒物质,但是它和食盐中的亚铁氰化钾完全不同。亚铁氰化钾和氰化钾虽然是二字之差,但是两种完全不同毒性的化合物。亚铁氰化钾中的氰基与铁结合很强,因此亚铁氰化钾毒性极低。亚铁氰化钾要在高温灼烧下(至少要400℃)才会分解出氰化钾,但是一般家庭烹饪温度不会超过300℃。即使食盐中亚铁氰化钾在400℃下全部分解出氰化钾,氰化钾毒死一个成年人大约需要0.1克以上,而1千克食盐里面的亚铁氰化钾最多才0.01克。达到让一个成年人中毒死亡的剂量,至少一次性吃十几斤的盐才行。

## 七、吃勾兑酱油会使人患肝癌吗

酱油是家家户户必需的调味品,没有酱油,会使很多美味佳肴黯然失色。但是有关酱油的网络传言说:"根据国家卫生部门公布:国家标准的粮食酿造酱油有国家标准代码,酿造酱油代码为GB18186。凡没有这个代码的酱油,都是化学黑焦糖勾兑产品,食用后会使人患上肝癌。市场上所有的酱油,不管是哪些品牌,只要没有这个代码一律不要购买,买了也要扔掉。"是真的吗?

### （一）配制酱油不是有害酱油

其实国家标准中没有所谓"勾兑酱油"的说法，只有"配制酱油"和"酿造酱油"的名称。"GB/T18186"是一项酿造酱油的国家推荐标准。酿造酱油是以大豆、脱脂大豆、小麦、小麦粉或麸皮为原料，使用符合标准的酿造用水、食用盐、食品添加剂，经微生物发酵制成的具有特殊色、香、味的液体调味品。这项标准是国家质检总局于 2000 年发布的。

而网络传言所说的"勾兑酱油"其实标准名称是"配制酱油"，配制酱油标准是国家商务部 2000 年发布的，是一项国内贸易行业的推荐标准，代号为 SB/T 10336 - 2012。配制酱油是指以酿造酱油为主体，加入了盐酸水解植物蛋白调味液、食品添加剂等配制而成的液体调味品，其中酿造酱油的含量不得少于 50％。虽然配制酱油的营养价值一般比酿造酱油要低些，但只要符合标准也是安全可食用的，不存在"都是化学黑焦糖勾兑产品，食用后会使人患病"的说法。市场上不少名为"宴会酱油""饺子酱油""海鲜酱油"等都是配制酱油。

### （二）配制酱油不得称"酱油"

根据 2018 年国家卫生健康委员会、国家市场监督管理总局发布的《GB 2717 - 2018 食品安全国家标准酱油》规定，酱油的国家标准仅适用于传统酿造的酱油。配制酱油可适用复合调味料等相关标准，在相应的国家标准出台前，按相应的行业标准或推荐性国家标准执行，在 2018 年 12 月 21 日酱油的国家标准实施后，配制酱油不得再以"酱油"为食品名称。但并不是说要取消配制酱油，而是要求配制酱油必须改名，按照新发布的复合调味料标准执行。许多人在吃炸猪排时喜欢搭上的"黄牌辣酱油"，实际上不是配制酱油，而是一种复合调味料，它里面没有 50％ 以上的酿造酱油。

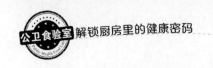 

## （三）如何正确地选购酱油

### 1 看标注的"氨基酸态氮"有多少

酱油的鲜味取决于氨基酸态氮含量的高低，一般来说氨基酸态氮含量越高，酱油的等级就越高，味道越鲜美。我国现行的国家标准将高盐稀态酱油分为特级、一级、二级和三级四个等级，氨基酸态氮含量≥0.8克/100毫升为特级；≥0.7克/100毫升为一级；大于等于0.55克/100毫升为二级；≥0.4克/100毫升为三级。

### 2 看发酵工艺是"高盐稀态"还是"低盐固态"

可以从酱油瓶身的标签上看，发酵工艺的标注如是"高盐稀态发酵法"，其酱油酿造的时间相对较长，具有较好的醇香味和酱香味。而"低盐固态发酵法"酿造酱油的生产周期短，存在风味单薄的缺点。

### 3 选酱油可"一看二摇三尝"

一看：颜色正常的酱油色应为红褐色，生抽浅、老抽深；但如果酱油颜色太深了，则表明其中添加了较多的焦糖色，香气、滋味相比会差一些。

二摇：正置拿起酱油瓶，双手握瓶前后摇晃，优质酱油中发酵成分较多，有蛋白质和氨基酸，所以摇晃后会产生很多泡沫，而且不易散去；摇晃后静置一段时间，酱油仍澄清，无沉淀，无浮沫，比较黏稠。劣质酱油大多数缺少发酵成分，所以摇晃后只有少量泡沫，容易散去；摇晃后静置一段时间，酱油会浑浊、发生沉淀，如果起泡沫和浮沫经久不散的话，很可能是加了添加剂造成的。再将酱油瓶倒置，观察酱油沿瓶壁流下的速度快慢；优质酱油正因为有丰富的有机营养成分，所以黏稠度较高，酱油挂在瓶壁上流动稍慢；劣质酱油天然酿造的有机成分很少，液体稀薄，黏稠度低，倒置后很快沿瓶壁流下。

三尝：好酱油有一种独有的脂香气，香气丰富醇正，尝起来味道鲜美；如果闻到的味道呈酸臭味、煳味，尝起来有些苦涩和其他异味都是不正常的。

## 八、自制发酵食品有风险吗

自制发酵食品既是一种家庭作坊式加工食品，又成为一种流行风尚。自制泡菜、酸菜、米酒、腐乳等是常见的传统发酵食品，而自制酸奶、酵素食品等是当今人们津津乐道的爱好。

发酵食品是人类利用有益微生物改造食物的成果，普通的食物原料经过发酵后，神奇地变成另一种风味独特和营养丰富的新食品。传统的发酵技术经过现代食品工业技术转化后，现已形成规模庞大的食品发酵工业，生产出各种酒类、酱油、醋、味精、发酵乳制品等产品。工业化发酵食品要执行严格的加工工艺规范和产品标准，使其安全性得以保障；而自制发酵食品往往缺乏相应的技术保障，很容易出现食品安全隐患。可是不少人认为："自制发酵食品不仅能从中感受到自制的乐趣，而且自己亲手做出来的东西更放心，也肯定更卫生、安全、有营养。"果真如此吗？

我们看看近年来几个真实的案例。

2020 年 10 月，黑龙江省鸡东县居民王某及亲属食用了在冰箱里储存一年的发酵米面"酸汤子"，从而引发米酵菌酸中毒，有 9 名中毒者身亡。

2018 年 4 月，厦门市一居民因喝了自制的葡萄酒，造成急性中毒性视神经病变，双眼接近全盲。

2015 年第一季度全国食源性疾病暴发监测报告指出：家庭制作加工食品发生有 5 起死亡事件，共死亡 10 人，其中有 1 人因食用自制臭豆腐导致肉毒素中毒死亡，4 人因食用自制发酵玉米面制品中毒死亡。

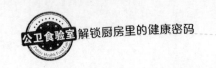 

### （一） 自制发酵食品的安全隐患

看来自制发酵食品未必安全，而且风险较大。那么自制发酵食品有哪些安全隐患？

从历年发生的案例分析，自制发酵食品出现食品安全问题，主要来源于微生物和化学的危害。其中由于发酵时卫生条件控制不当，发生有害微生物的污染造成中毒事件最多。以下是常见六种自制发酵食品可能的危害。

**❶ 自制谷类发酵制品的可能性危害：米酵菌酸中毒**

我国各地有自制谷类发酵制品的习惯，北方以发酵玉米面、发酵糯小米、臭碴子、酸汤子、格格豆等为主，南方多以酵米面制作糯玉米汤圆粉、吊浆粑、糍粑、醋凉粉等为主，近几年发生的许多中毒事件都与这些食品有关。它们的制作有一个共同特点，都需要经过长时间发酵或浸泡。谷类发酵制品在粉碎、浸泡、加工、贮存等过程中，尤其是夏秋季节，很容易受到椰毒假单胞菌的污染。该菌能产生致命的米酵菌酸，高温煮沸不能破坏毒性，中毒后没有特效药可救治，病死率达50％以上。酵米面中毒的主要原因是使用了发霉变质的原料。

**❷ 自酿酒类的可能性危害：甲醇中毒、爆炸**

在葡萄大量上市的季节，不少消费者会自酿葡萄酒，实际上酿酒的葡萄有其专门品种，市售的葡萄并不适宜用来酿酒。再加上酿酒需要原料清洗、破碎、发酵、压榨、澄清分离、陈酿等工序，在工业化酿酒时每一道工序都有严格检验把控。但自酿过程缺乏相应的保障，一旦操作不当会引发安全隐患。葡萄原料的卫生和发酵时的温度控制很关键，否则会产生杂菌污染，导致变质。葡萄酒酿造过程中会产生二氧化碳气体，如果发酵和成品的容器密闭或材料选用不当，可能会因气体膨胀而爆炸。

除了葡萄酒,还有其他自酿的果酒、米酒等也要注意:在发酵过程中酵母菌的主要代谢产物是乙醇,但同时也会多少产生些甲醇。自酿酒不具备除去甲醇的工艺技术,容易造成甲醇含量超标。甲醇可使中枢神经系统受到抑制,可引起的代谢性酸中毒和眼部损害。甲醇在体内代谢缓慢,积蓄性强,长期饮用甲醇含量高的酒,对健康有害。历年来各地查处的"假白酒"违法案件,就是在白酒中掺杂了甲醇,导致受害人失明甚至死亡。同时自酿酒的硬件不达标,不能实现全程封闭式消毒生产,很难达到卫生标准,有可能存在细菌超标的情况。

### ③ 自制酸奶的可能性危害:细菌性食物中毒

有人认为市售的酸奶会有各种添加剂,还是自制酸奶比较安全放心,也可以很方便地买到酸奶机,酸奶发酵剂等。一般来说,自制酸奶问题不大。但自制酸奶容易在操作过程中受到杂菌污染,如果把控不严,发酵条件不保证的话,自制酸奶也可能会发生有害菌繁殖。如果食用这些变质的酸奶,就可能引起细菌性食物中毒。

### ④ 自制发酵豆制品的可能性危害:肉毒杆菌毒素中毒

臭豆腐、豆瓣酱、豆豉、腐乳等是地道传统的发酵食品,现在还有不少老百姓家里自己制作这些发酵豆制品。这些食品的发酵靠天然发酵菌,在制作过程中很容易受到杂菌的污染,其中常见的是肉毒杆菌毒素中毒。肉毒杆菌毒素是梭状肉毒芽胞杆菌分泌的一种神经毒素,是已知生物毒素和化学毒素中毒性最强的物质,其毒性相当于等量氰化钾的1万倍。导致中毒最常见的食物就是自制的植物性食物,尤其是一些厌氧发酵的豆制品,很容易污染梭状肉毒芽胞杆菌,在有利其繁殖和产毒的条件下,就会产生剧毒的毒素,致死危险很高。

### ⑤ 自制酵素的可能性危害:致病菌和有害化学物中毒

酵素是近年来比较热门的词汇,不少养生达人都钟爱自制酵素,但自制果蔬酵素也存在一定的安全隐患。首先,自己制作条件有限,

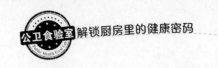 

酵素制作过程中易混入致病菌。一旦酵素被有害菌污染，食用后轻则上吐下泻，重则有生命危险。

其次，自制酵素对发酵各阶段的时间、温度都无法精确把控，导致菌的种类数量以及代谢产物的种类含量都未知，还可能产生亚硝酸盐、甲醇等有害化学副产物。

### ⑥ 自制泡菜、腌菜的可能性危害：亚硝酸盐中毒

泡菜、腌菜清脆爽口，是大众化的自制发酵食品。它靠自然发酵很容易产生亚硝酸盐，尤其是一周左右短时间腌制发酵泡菜、腌菜后，亚硝酸盐的含量最高。成人摄入 0.2～0.5 克亚硝酸盐即可引起中毒，3 克即可致死。亚硝酸盐在胃酸等环境下可生成强致癌物亚硝酸胺。

另外，泡菜是自然发酵，在菌种和发酵条件无法控制情况下，也容易污染霉菌等致病菌，一旦病菌污染繁殖就可能造成危害。

### （二）自制发酵食品的"八项注意"

1. 制作发酵食品的原料质量安全第一。果蔬、豆制品、米面制品等应新鲜无污染、不能用发霉的原料，发霉食品要及时处理掉，绝不可冲洗或去除霉变部分后继续使用。肉毒素和米酵菌酸就是原料中污染了相应的有害菌产生的，控制杂菌污染才能使发酵菌正常繁殖生长。

2. 严格对发酵过程所用的发酵容器、成品容器等进行灭菌消毒，发酵环境和操作者也要清洁卫生。

3. 做好原料前处理。果蔬原料要清洗消毒，鲜奶要经巴氏消毒，有的豆制品要加热灭菌后冷却。

4. 选择优质、可靠的菌种接种。如酸奶的发酵主要靠保加利亚乳杆菌和嗜热链球菌这两种菌，在牛奶中接种后在合适的温度下大量

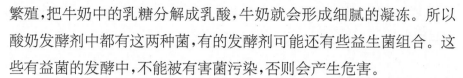

繁殖,把牛奶中的乳糖分解成乳酸,牛奶就会形成细腻的凝冻。所以酸奶发酵剂中都有这两种菌,有的发酵剂可能还有些益生菌组合。这些有益菌的发酵中,不能被有害菌污染,否则会产生危害。

5. 严格控制发酵温度、时间等条件。常见泡菜发酵、腌制咸菜会产生亚硝酸盐,其含量一般在一个星期左右达到高峰。再过 10 天以上,亚硝酸盐的含量就趋于平缓了。所以,如果自制发酵泡菜,一定要控制时间,腌透了再吃。尤其是那些要长时间放置的发酵食品,要格外小心杂菌污染。

6. 注意食用时间。发酵食品有个适宜的食用时间段,酸奶、泡菜、酒类等都是如此,发酵时间不足或过头,不但影响风味,也可能有质量安全隐患。

7. 发酵后成品要合理处理保存。有的发酵成熟后要中止继续发酵,有的需要迅速降温并密封冷藏,产生气体的发酵制品如酵素、泡菜等要注意有排气措施。

8. 一旦发现发酵食品的颜色、气味、口味和形态有等异常,不要食用;注意不同的发酵产品有不同的保质期和保存温度,一般发酵成品不要长时间储存。

忠告:没有把握,最好不要自制发酵食品,尤其不要自制谷类和豆制品类发酵食品。

## 九、潜伏在火锅背后的隐患

现在火锅餐饮一年四季都不缺,一到冬天尤其红火,究其原因,除了价格因素外,它确实有其他餐饮没有的特点——食材丰富,不管山上还是海底的一锅就捞,蔬菜菌菇类不用油炒,下锅一涮,清爽入口;不用管厨师的手艺和调味,人人各自为师,自己的口味自己调;特别是寒冬,看看热气腾腾的锅就会食欲大开了。应该说规范经营的火锅确

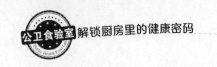

实是冬天餐饮不错的选择。但还有些个别的不法经营的火锅餐饮,有另一种不为人知的"红火",却是一种祸害了。

## (一)火锅的"红"

国家食品药品监督管理总局曾经公布了全国食品监督抽检和餐饮服务食品安全抽检情况,指出餐饮服务行业中仍存在违法添加苏丹红和罗丹明 B 等现象。苏丹红和罗丹明 B 都是鲜红色的合成染料,已被列入《食品中可能违法添加的非食用物质和易滥用的食品添加剂品种名单》,不允许在食品中使用。在火锅汤料和豆瓣酱中检出罗丹明 B 等,可能是企业为了使产品颜色鲜亮,违法添加该物质,也可能是采购的辣椒粉、辣椒油等原料中添加了该物质。很多消费者最中意的麻辣锅底虽然可以辣到酣畅淋漓,但可能是"火锅红""辣椒精"等添加剂的"主战场",红红的麻辣锅久煮不褪色的更要留心。因为天然的辣椒红色素经高温长时间煮肯定会褪色,只有化工合成的红色染料不会褪色。

另外,味道太香太浓的锅底要注意。火锅熬制的香味都是自然散发的,由淡香逐渐变为越煮越香,一端上就香气冲的火锅,绝大部分可能是加了增香剂。监管部门对于火锅店的锅底也有明确的规定,必须公示火锅锅底内的添加剂内容,大家以后可以留心一下,如果没有明确公示的,可以向火锅店要求知晓。

## (二)火锅的"火"

有案例报道,有一家火锅餐饮店的生意十分火,而且回头客居多,吃过这家火锅的顾客都说特别过瘾。后来餐饮食品安全监督执法人员在监督检测时,发现抽取的火锅汤料中含有罂粟碱、蒂巴因、可待因、吗啡等有害成分,后查实是店主在火锅汤料中加了罂粟壳粉。央视新闻频道《新闻直播间》曾报道过,在一些批发市场发现不少商家在

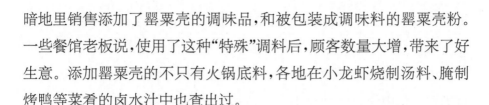

暗地里销售添加了罂粟壳的调味品,和被包装成调味料的罂粟壳粉。一些餐馆老板说,使用了这种"特殊"调料后,顾客数量大增,带来了好生意。添加罂粟壳的不只有火锅底料,各地在小龙虾烧制汤料、腌制烤鸭等菜肴的卤水汁中也查出过。

完整的罂粟壳呈椭圆形或瓶状卵形,一头尖,另一头呈6~14条放射状排列的冠状物。一般大多罂粟壳都已破碎成片状,其内表面是淡黄色、微有光泽,有纵向排列呈棕黄色的假隔膜,上面密布着略微突起的棕褐色小点;外表面是黄白色、浅棕色、淡紫色交错相隔,平滑、略有光泽,往往有人为切割的刀痕。但火锅底料里是否有罂粟壳,从外观上不易识别,因为火锅店一般是将罂粟壳碾成粉状使用,通常只能通过化验室的检验来鉴别。餐饮经营者在火锅中使用罂粟壳,目的主要是让食客的味觉产生依赖,过量的食用会致使上瘾。所以如果有一种火锅会吃上瘾的话,可要警惕了。

罂粟壳火锅究竟对人体有什么危害呢？长期食用,罂粟壳内的有毒物质会导致慢性中毒,对人体肝脏、心脏有一定的毒害,会出现发冷、出虚汗、乏力、面黄肌瘦、犯困等症状,严重时可能对神经系统、消化系统造成损害,甚至会出现内分泌失调等症状。国家对罂粟壳的管理使用有着明确规定,禁止非法销售、使用、贩卖。

目前有一种简便、检测灵敏、定量准确且快速的预处理方法来测定食品中罂粟类成分残留物的含量,即测定火锅食品中罂粟碱、吗啡、那可丁、可待因和蒂巴因成分,适用于火锅汤底、火锅酱料、调味油及调味粉末中。此检测方法一出,让黑心商贩无所遁形。

### （三）火锅的"蜡"

工业石蜡,火锅,这两个看上去没有一点关系的词汇,竟然出现在了同一条新闻中,活生生地又成了食品安全的一大关注点。近年来,国内各地多次查获火锅店用工业石蜡制成的锅底。一旦石蜡在火锅

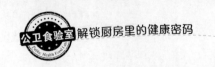

里面长时间烧煮,会分解成更小的低分子化合物,这种化合物会对人体呼吸道造成不良影响,降低免疫功能,使人容易患上呼吸道疾病,或者通过呼吸道感染,引发体内各种脏器疾病,如肺炎、气管炎等。尤其是工业石蜡中含有各种有害金属,对人体的危害更大。

很多消费者因为不放心火锅店的安全和卫生,会选择在超市里购买袋装火锅底料,但是同样面临一个问题:火锅底料种类太多,品牌也很多,究竟怎么选才不会选到石蜡锅底料呢?其实有一个小方法可以鉴别,合格的火锅底料会随气温变化,产生硬度的变化,一般的规律是冬天硬、夏天软,而含石蜡的底料一年四季硬度都非常高,不易熔化,不会随气温的变化而改变。其次,用手摸块状的底料,正规用牛油凝固的底料有滑腻的油腻感,而用石蜡凝固的则非常干涩。

## (四)火锅的"油"

回锅油,火锅当中也有吗?答案是可能的。食品监管部门曾经在重庆、咸阳等地查获非法使用回锅油制成火锅锅底的行为,央视也曾经报道过类似的案件。不少不法商家为了节约成本,反复使用经过简单过滤的回锅油,更有甚者在重庆等地曝出使用"老油"就是行业内的潜规则等新闻。这种"口水油"除了不卫生之外,经过反复使用的危害甚至不亚于地沟油。

分辨锅底是否用了"回锅油"其实有几个小绝招。一是在汤底烧开的时候注意察看,是否有很多泡沫在锅里翻腾。正常的情况下,新鲜的汤底烧开应该是没有泡沫的,一开始沸腾就出现泡沫的可能存在"老油"的隐患;二是商家端上汤底的时候,烧开后先不要往锅里涮食物,可以用漏勺先捞一下汤底,看是否有不明残渣。如果有,则说明火锅底锅很有可能是上一锅留下的。通过这两种方法可以简单鉴别。

## （五）火锅的"料"

火锅锅底可能存在安全隐患，大家一定会说锅底选择好，安全就没问题了吧？其实还有一样东西比锅底更加重要，那就是我们直接入口的火锅涮料，肉类、内脏类、蔬菜类等。打开火锅店的菜单，可以说是应有尽有，那么怎么吃、吃什么，才能确保火锅最后一道关的安全呢？

火锅涮肉，不论是牛肉、羊肉，还是各种肉丸等，都是颇受欢迎的火锅美食。这里我们需要重点讲的就是一种常见的肉制品——肉丸。也许大家会问，肉丸不就是用肉捏成的丸子，很简单，吃起来既方便又美味，会有什么问题呢？其实市场上的肉丸质量参差不齐，安全隐患往往就出现在容易被忽视的地方。

一般大家接触肉丸会有两种方式，第一种是在超市选购，自己在家里食用；第二种就是在火锅店就餐时选择。那么这两种方式各自需要留意哪些问题呢？

第一种，在超市选购肉丸，不知道大家是否注意过它的标签。首先介绍一下专业的背景，其实国家专门有一个肉丸的执行标准，因为单种肉做成肉丸口感不佳，而允许用其他肉混合做，但是并没有规定每种肉的比例，这就是它的问题所在了。如果您仔细看标签，会发现牛肉丸的配料表内可能有鸡肉、猪肉，其它肉丸同样会出现这种现象。

就是因为标准并没有规定多少比例，标签上也没有标注，用便宜肉充好的现象可能会出现。因此购买时需要留心，肉丸的标签"内容"不要太多为好。

第二种，就是在火锅店上餐桌的肉丸了，这里的肉丸质量更加容易参差不齐。小餐馆更有可能出现来源不明的肉丸，用什么肉制成的也不清楚。这里有一个小方法可以简单鉴别肉丸的质量：用手掰开肉丸，如果肉质松散，如同粉状的肉丸，就需要留心肉质是否新鲜纯

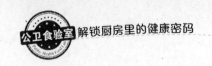

正。除了肉丸,火锅的各种鱼丸、虾丸也有不少问题,希望多加注意。

还有鸡鸭血,也是很多人吃火锅钟爱的美食,还有很多关于鸡鸭血可以吃血补血,营养丰富的说法,但是它恰恰是最容易出问题的火锅涮料。因为有些号称的"鸡鸭血",大部分是用猪血代替的。不管鸡鸭血还是猪血,大部分血的来源和质量安全令人担忧。规范的畜禽采血要有检验检疫合格,过程安全可控,如猪血的采集需要真空采血工艺和设备,但因为其价格较高,一般生产商无法承担这类费用。大部分鸡鸭加工厂采血工具、环境十分简陋,生产出来的血类制品甚至会夹杂动物的粪便、唾液等。目前国家也没有食用畜禽血制品标准,虽然有些省市也在制定地方标准,但实际上监管难度较大。

还有火锅用动物内脏和器官做原料的问题同样明显,因为加工厂设备都比较简陋,牛百叶、黄喉、猪肚等在加工过程中可能会出现漂白剂和添加剂等问题,不管从营养角度还是从安全角度来看,同样建议大家少吃为妙。

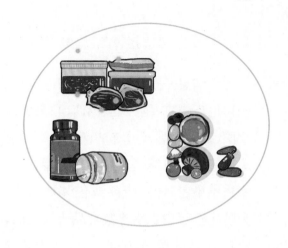

# 第八节　守护舌尖　粉碎流言

## 一、防范冷链食品传播病毒有"四招"

　　新冠肺炎疫情以来，我国多个省市在进口冷链食品或包装物中检出新冠病毒核酸阳性。越来越多的证据显示从疫情国家进口冷冻的海产品或肉食品把新冠病毒传入我国的风险越来越高了。因此消费者要小心进口冷链食品，可采用以下四招加强防范。

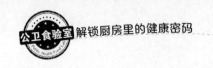 

## （一）第一招：采购要"看"和"防"

看信息——已公布的进口冷链食品被检出新冠病毒核酸阳性的，来自厄瓜多尔、阿根廷、巴西、马来西亚、印尼、德国、挪威、俄罗斯等20个国家，产品涉及冷冻的南美白虾、鳕鱼、刺鲳鱼和冷冻的猪肉、牛肉、鸡翅等。这可能是这些出口产品国家的生产加工地区操作人员已有病毒感染者，导致产品或包装被病毒污染，后随冷链物流运到我国。为防止新冠病毒借冷链食品传入国内，我国海关已进一步加大了进口冷链食品的检疫力度，并已暂停出现员工聚集性感染企业的产品输华。

是不是可以暂停进口冷链食品呢？实际上为满足市场供应、稳定价格等刚性需求，还有为了供应鳕鱼、大西洋鲑鱼、龙虾、帝王蟹等国内稀缺产品，我国必须大量进口冷链食品，因此不能把全部进口产品拒之门外，停止进口冷链食品是不现实的。

那么进口冷链食品还可以吃吗？目前我国从国家到地方的相关政府部门都在积极采取相应的防控措施，进口冷链食品的安全性还是有保障的。新冠肺炎不是食源性疾病，目前未发现通过摄入食物导致感染的情况。广大消费者也无须过度担心。但需注意正确采购，要去正规超市或市场选购冷链食品，要看食品产地、来源、进口食品检疫等相关信息。不要采购没有明确来源信息的冷链食品。在海淘、代购境外国家或地区的商品时，要关注海关食品检疫信息，做好外包装消毒。

防污染——食品有可能受到携带病毒的食品加工者的污染以及受到含有病毒的水、包装材料的污染。因此在采购食品时，为了防范病毒污染的可能性。选购冷链食品时还是要戴口罩，避免徒手接触食品及包装表面，建议使用一次性手套挑选冷冻冰鲜食品。随身携带小包装免洗洗手液或酒精棉球、棉片，用于购物后手部和物体（手机、钱包等)表面消毒,有条件的用流动水加肥皂或洗手液清洗双手,洗手前,双手不碰触口、鼻、眼等部位。

（二）第二招：储存要"分"和"消"

"分内外"——对食品外包装要进行消毒,去除外面买来食材的原外包装,换上清洁合格的食品包装材料。可按需要将食物分割成小块,单独包裹放入冰箱,防止原外包装污染冰箱。原外包装放入垃圾袋后扎紧,安全丢弃。

"分温度"——冷冻食品、冷鲜食品在冰箱中要分别在－18℃和－5℃储存,同时要注意保质期,不要存放过长时间。

"分生熟"——生、熟食物分层、分隔存放。尤其熟的食物最好要存放在密封性良好的容器里。不但冷藏室中熟的饭菜要和生鲜食物原料分层分隔,而且在冷冻室中的即食入口的食品,如冰淇淋、雪糕等也一定要和冷冻的肉禽、水产等食物分层隔开。

"分种类"储存——在冰箱里,蔬菜、水果、肉、禽、蛋、水产品、冷冻点心、调味料、饮料、剩饭菜,都要分大类科学合理分开储存外,就是在一大类中也最好分小类储存。有条件的最好把猪、牛肉等红肉和鸡鸭等禽类的白肉分开,因为这两类肉可能污染病毒和细菌的种类有区别,例如禽流感病毒和猪瘟病毒就是各有其宿主。

"消"就是消毒——有些冷链包装食品可能难以去除原外包装,那就要在放入冰箱前进行消毒。可用84消毒剂与水1∶99稀释后或用乙醇含量为75％左右的酒精,擦拭包装表面2遍,84消毒液作用15分钟,酒精作用5分钟以上。以前在非疫情时期,有建议一般家庭冰箱一个月消毒一次。现在研究证实新冠病毒在－20℃的条件下仍可存活,所以在目前疫情常态化防控时期,应该加强对冰箱的清洗消毒,建议每周对冰箱进行一次清理消毒。冰箱可用75％左右的酒精消毒,但消毒时要断电。

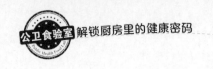

（三）第三招：清洗加工要"避"

由于新冠病毒主要是通过呼吸道和接触传染的，所以在清洗加工时要注意防范。如应避免在水龙头下直接冲洗生的肉制品、水产品等，以免病毒可能溅洒污染到鼻眼部，可用浸泡轻洗方式。还有在分切冷链生鲜食材时，应避免大力劈、剁等切割方式，以防喷溅，如有必要可佩戴护目镜及防水围裙。为避免在加工时病毒污染手和口鼻部位，戴上口罩和一次性手套更安全。接触了生鲜食材，避免用手直接接触口眼鼻。加工完毕后，要使用流动水加肥皂或洗手液洗手至少 20秒，洗手后才能接触直接入口食物及其容器、刀具和砧板等。

为避免交叉污染，处理冷冻冰鲜食品所用的容器、刀具和砧板等器具应单独放置，要及时清洗、消毒，做到生熟分开，避免与处理直接入口食物的器具混用。

厨房要保持通风，建议对厨房的台面和其他物体表面经常清洁并擦拭消毒，餐炊具要经常高温消毒处理，最简便的方法就是煮沸消毒。台面消毒可用含有效氯（溴）500 毫克/升的消毒液进行喷洒或擦拭，作用 20 分钟后用清水擦拭干净即可。

（四）第四招：烹调要"熟"

三文鱼、金枪鱼、牡蛎、海虾、蚌贝等海鲜食品应尽量避免生吃、半生吃，用酒、醋泡或盐腌后直接食用也有风险。牛排等冰鲜食品烹调时，也要做到中心温度达到 70 ℃以上。秋冬季节是吃火锅的旺季，尤其是水产品和肉禽产品原料，千万别忘了要烧熟，不要贪口感鲜嫩而忽视风险。经冰箱冷藏后的剩余食物，要彻底加热后才可食用。

最后，为减少交叉感染风险，分餐、使用公勺公筷是个好习惯。

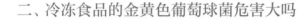

## 二、冷冻食品的金黄色葡萄球菌危害大吗

多年来,国内不少品牌的冷冻食品都被曝检出有金黄色葡萄球菌。大家很关心:为什么一下子这么多的冷冻食品都有这个金黄色葡萄球菌,到底有没有危害? 据说冷冻食品新标准允许有金黄色葡萄球菌,那不是降低要求了吗? 我们如何防范这类菌啊?

### (一) 金黄色葡萄球菌是"美丽的杀手"

金黄色葡萄球菌在显微镜下看起来排列成葡萄串状,有金黄色的光泽、圆形凸起,所以由此命名。看起来很美,但它确实是个"杀手",是一种食品中较常见的致病菌。

金黄色葡萄球菌在自然界中分布很广,空气、水、灰尘以及人和动物的排泄物中都可找到它,健康人的鼻腔、咽喉和肠道内的葡萄球菌带菌率也可达 30% 左右,因而食品受其污染的机会很多。它是最常见的化脓性球菌之一,经常是通过化脓性炎症的患者或带菌者接触食品后使食品污染,所以食品生产线上不允许有手受伤感染的操作工直接接触食品。近来出现的冷冻食品染菌的原因可能与含肉类等原料以及生产过程中的各环节污染有关,像饺子、馄饨、汤圆这类包制的冷冻食品,从原材料到加工过程和包装、运输过程中,若卫生条件控制不严都可能造成污染。在一些营养丰富而又未经加热的食品中,尤其是在牛奶、肉、蛋、鱼类及其制品中,像奶油蛋糕、冰淇淋等食物中金黄色葡萄球菌极易繁殖,在剩饭剩菜中该菌生长也很快。金黄色葡萄球菌属需氧和兼性厌氧菌,生长温度在 6.5～46℃,在冷冻食品中也能存在,甚至能在冰冻环境下生存,不过它最适宜的温度为 30～37℃,在温暖的环境中繁殖很快。值得注意的是,金黄色葡萄球菌在干燥条件下仍能存活。

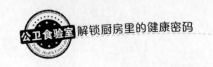

## （二）金黄色葡萄球菌有什么危害

金黄色葡萄球菌最大的危害是会产生毒素，大多数金黄色葡萄球菌在20～37℃及适宜的pH值和合适的条件下就能产生一种肠毒素，尤其在污染严重时，通常大于105菌落数/克时就可产生致病性肠毒素。常规烹饪等处理方式不能破坏肠毒素，所以被金黄色葡萄球菌污染的食物，通常在20～30℃下放置3～5小时，就开始产生足以引起中毒的肠毒素。人食入这种肠毒素，一般2～5个小时就有呕吐、腹痛、腹泻等中毒症状，所以它是一种毒素性的食物中毒菌。

近年来由金黄色葡萄球菌引起的感染事件很多，金黄色葡萄球菌肠毒素引起的食物中毒是个世界性卫生难题，主要在于其污染广，难以杜绝，据美国疾病控制中心报告，近年来，由金黄色葡萄球菌引起的感染占第二位，仅次于大肠杆菌；另外，有些不经加热直接食用的食品一旦染菌，很易引起食物中毒。金黄色葡萄球菌要加热到80℃，30分钟才能被杀死，而该菌在食物中产生的肠毒素更要在100℃下，加热2个小时才会被破坏。因此，如果冷冻食品中有少量的金黄色葡萄球菌，可以在一般烧煮时被杀死；但是一旦产生了肠毒素，就要长达2小时的时间烧煮才行，这在实际上是不可行的，因为饺子早就烂了。所以关键是要防止肠毒素的产生，一般食品存放的温度越高，产生肠毒素的时间越短，在20～37℃下3～8小时产生肠毒素，而在5～6℃下18天才会产生肠毒素。另外，食品受金黄色葡萄球菌污染越严重，越容易产生肠毒素。

## （三）防范金黄色葡萄球菌中毒"三要"

### 1 一要防止金黄色葡萄球菌污染食品

主要是靠食品生产流通全过程的严格控制，除了工厂生产加工人员要控制污染外,一般消费者也要注意,特别是家里掌勺的家庭主妇。如果不小心手被割破或受伤感染时,就不要下厨了。切记"轻伤也要下火线",尤其不要接触直接入口的食物。

### ② 二要防止金黄色葡萄球菌肠毒素的生成

应在低温和通风良好的条件下贮藏食物,以防肠毒素形成;在气温高的春夏季,食物置冷藏或通风阴凉地方也不应超过 6 小时,并且食用前要彻底加热。对不能加热的食品要注意新鲜和冷藏,严格预防污染。

### ③ 三要杀死金黄色葡萄球菌

当心! 食品污染葡萄球菌后,外观正常,感官性状没有变化。容易被忽视,春、夏、秋季特别要防污染。对付这个美丽的"杀手"也有"杀手锏"——加热。一般对易污染的奶、肉、蛋、鱼食品要煮熟烧透,一般煮沸半小时就足以杀死该菌了。

## 三、保健食品谣言何其多

保健食品是谣言的重灾区,奇葩乱放。特别对于保健食品究竟有何功能,居然常有观点截然相反的两种说法,让一些微信圈内的朋友们一头雾水,不知信哪个好。

### (一) 盘点夸大谣言帖

有关保健食品的最为常见的一类流言,也是微信朋友圈转发最多的,就是夸大保健食品或一般食品的疗效,以下列举一些流转较多的此类谣言。

比如"松花粉使人返老还童",说的是,松花粉多样化的活性营养物质相互作用,能保持机体组织青春活力,从而增加寿命。松花粉被

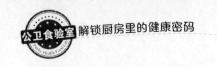

称为天然"吃的化妆品",据说能增加皮肤弹性,延缓皮肤衰老;能阻断黄褐斑、蝴蝶斑的产生,使得皮肤洁白美丽;富纤维而低能量,使肌肉结实、体态匀称。其实松花粉作为普通食品来看,它就是花粉食品的一种,同油菜花粉、玉米花粉、荞麦花粉类似,都含有多种维生素、蛋白质等营养物质,但并没有返老还童、保健皮肤等功效。

又如"女人抗衰老一定要吃三七粉",说三七是百草之王,有延年益寿之效,可增加脑循环、养颜美容、降"三高"、减肥减脂、抗老防癌等。这些都是夸大宣传,而一些女性朋友们深信不疑。近年来三七越炒越热,微信中常见称"三七是神奇药材"的帖子。其实三七的主要功效是止血、活血、定痛等,中医对三七有"生活熟补"之说,就是指生三七可活血,而熟三七可补益,但并无抗老防癌等功效的科学依据。

还有,把野生黑枸杞捧成了"软黄金"等级的热门保健品,大肆鼓吹黑枸杞具有抗衰老、美容养颜、改善睡眠、预防癌症等一系列保健奇效。以致出现非理性的买卖行为,据报道近年来产地价格涨了近 8倍。其实黑枸杞的主要功效成分是花青素,它具有清除自由基、抗氧化功能。目前宣称的黑枸杞的其他大部分"功效",都是从花青素的抗氧化作用衍生出来的,并没有直接的临床试验数据支撑。细胞实验和动物实验可以给科学家们一些研究的方向,但是并不能证明其"功效"。

玛卡可以说是近年来的网红,诸如"壮阳玛卡,千万记住这些方法"的一类帖子,把玛卡说成具有改善性功能、治疗不孕不育、调节内分泌等各种特殊功效,几乎包治男女各种和性有关的疾病。其实玛卡是一种主要产自南美的十字花科植物,与萝卜同科,也许营养不错,至于提高性能力、治疗不孕不育,目前还没有科学研究证明。

微信里还流传南极磷虾油保健品功效强大,在"磷虾油,全国火爆体验,效果惊人"等吸引眼球的帖子中,把磷虾油鼓吹成能够提高免疫力,包治百病,延缓衰老,还说其具有促进关节的灵活和健康、降血脂、降血糖等功效。实际上磷虾油是国家卫生计生委于2013年批准的新食品原料，可在普通食品中使用，但不能代替药品，不能宣传疾病治疗、预防作用，国家食品药品监管总局也未批准过含磷虾油原料的保健食品。

　　蓝莓是近年来颇受青睐的水果之一，而"您知道哪种水果是水果皇后和浆果之王吗？"等帖子，把蓝莓说成是联合国粮农组织认定的人类五大健康食品之一，具有防止脑神经老化、增强视力、强心、抗癌、软化血管、增强人机体免疫等功能，对多种癌症（肺癌、食管癌等）有明显的抑制作用；它还可延缓衰老，改善皮肤皱纹，改善睡眠，保持大脑高度清醒，延缓记忆衰退、防治心脏病，等等。实际上蓝莓也就是富含花青素、花色苷而已，这些成分是具有抗氧化作用，以蓝莓和越橘为原料的保健食品被国家监管部门认定主要的保健功能都是缓解视疲劳、改善视力、增强免疫力等。因此，过度宣传蓝莓有"强心、抗癌、软化血管、延缓衰老、防治心脏病"等功效缺乏医学依据，蓝莓只是一种水果，没那么强大到具有可与药物媲美的治疗疾病的功效。

## （二）声讨"舆情"谣言帖

　　第二类谣言是近年来出现的，它与第一类谣言截然相反，貌似为消费者说话，迎合了当下对于保健食品质疑的舆论环境，颇有欺骗性。

　　例如某则假冒权威媒体名义散布虚假错误的消息，貌似保护老年人不受骗，实际在吓唬不明真相的人们。其文章中错误观点比比皆是，比如说"保健品注定要骗人""审查上，保健品需要做的只是跟食品一样进行色泽、气味、理化指标、污染物等指标的审查，但在宣传上，保健品却可以进行功能性宣传""保健品到底有多少保健功能，国家机构不必进行相关的验证，就看保健品公司自己能够把它们的效用'证明'得多么完美了"。文章多处内容自相矛盾，比如一面说保健品审查上

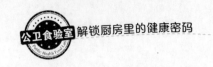

跟食品一样，一面又说"《保健食品注册审评审批工作细则》中规定，证明（保健）食品的保健功能，需要进行专家的评审"，又将经过国家审批的保健食品功能说成是欺骗套路。尤其是最后的结论："目前在中国，所有保健品都是骗人的，没有例外"，把我国的保健食品行业全盘否定；"营销方式说白了就是坑蒙拐骗"，把规范的营销和违规违法的营销混为一谈。

这种文章明眼人一看就知道是借助社会流行的负面舆情，对我国保健食品进行极端、偏颇、恶意的评价，刻意地诋毁一个行业，误导公众的认知。与很多网上流行的涉及食品安全的谣言相比，这种谣言是别有用心之作。但是对于不了解真相的人们，它又具备了极大的蛊惑性和欺骗性，对行业和社会都具有极大的杀伤力。

政府监管部门、相关行业、科学界和媒体都必须及时出面传播科学公正的声音，揭露这两类谣言，使其成为"过街老鼠"，人人喊打。

## 四、破解食品致癌谣言

谣言最常见的手法是拿致癌来吓唬人，这是利用现在人们对癌症的恐惧心理，什么"中国医学科学院肿瘤医院公布了十大致癌食物黑名单""国外都不用微波炉了，因为用它加热的食品会致癌""用锅蒸煮东西时，千万别用自来水，蒸锅水易致癌""多吃酸性食物导致癌症"，最近还出现"无酱油代码的酱油致癌""糕点含致癌橡胶鞋底原料"，等等。

以下将一些流传较多的谣言逐一破解。

### （一）糕点含致癌橡胶鞋底原料

谣言："某咖啡连锁店承认在中国所售糕点含致癌橡胶鞋底原料（偶氮甲酰胺）……目前英国、欧盟、澳大利亚已禁用。"

破解：偶氮甲酰胺是一种在工业中常用到的发泡剂，可用于瑜伽垫、橡胶鞋底等生产，以增加产品的弹性。同时偶氮甲酰胺也是一种食品添加剂，用于面粉的漂白和氧化，常作为面粉增筋剂使用，可增加面粉团的强度和柔韧性。不过食品添加剂级的和工业级的偶氮甲酰胺是完全不同安全级别的产品，食品添加剂级产品要保证食用安全性，而工业级产品决不能用于食品，就像工业盐不能作为食盐一样。有许多化学物质既可做食品添加剂，又可做工业产品，只不过安全质量指标不一样。谣言将偶氮甲酰胺可做橡胶鞋底原料作为夺人眼球点，暴露了其对科学的无知。作为食品添加剂时必须进行各种毒性试验和安全评估，最终确定其使用量和使用范围等。同样偶氮甲酰胺也通过了国际上的安全评估，结果认为其毒性低，没有发现其对实验动物或人群具有生殖发育毒性、遗传毒性，也没有致癌性，证明其在标准限量内使用，对人体健康无害，美国使用了 50 多年，未发现有对人体健康损害的科学证据。目前美国、加拿大、巴西、韩国、中国等国家都允许使用偶氮甲酰胺作为食品添加剂。

### （二）无酱油代码的酱油致癌

谣言："国家卫生部门公布：国家标准的粮食酿造酱油有国家标准代码 GB18186，没有该代码的酱油是用化学黑焦糖勾兑的，食用后会使人患上肝癌。"

破解：该消息也是典型的谣言，国家标准的管理部门，包括国家卫生健康委员会食品安全标准与监测评估司等部门从未发布过与网传消息相似的公告或新闻。

前文已说过，其实"GB18186"代码是我国一项酿造酱油的国家标准，进口酱油并不会使用这个标准。除此之外，还有一些酱油会标注商业行业标准或企业标准代码，也不标"GB18186"代码。但这些酱油都是符合食品安全要求的。"使用化学黑焦糖勾兑，食用后会使人患

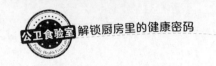

上肝癌"等字眼也是吓唬人的,实际上焦糖色素也是允许在酱油中使用的食品添加剂,安全性好,无致癌毒性,只要按《食品安全国家标准 食品添加剂使用标准》使用,对人体不会有健康危害。

### （三）"十大致癌食物黑名单"是真的吗

关于食品致癌的谣言影响较大和流传时间较长的是"十大致癌食物黑名单",它有许多版本,转发较多的版本是"中国医学科学院肿瘤医院公布了致癌食物黑名单:葵花子、口香糖、味精、猪肝、油条、粉丝、腌菜、皮蛋、臭豆腐、市售瓶装鲜果汁"。对于这些食物的谣言,我们来一一破解。

**① 葵花籽致癌**

谣言:"向日葵生长快,会吸收土壤中的重金属铅、镉、镍,人吃进这些重金属对身体有害,吃葵花籽会消耗大量的胆碱,使体内脂肪代谢发生障碍,导致肝脏积聚大量脂肪,会严重影响肝细胞的功能。"

破解:生长速度快、吸附重金属都不是致癌理由,关键是葵花籽里有多少致癌的重金属,人每天吃多少葵花籽会致癌,没有数据就是忽悠人了。从目前葵花籽、花生、杏仁、腰果、开心果等坚果类食物的抽检结果来看,重金属等有害物含量检测合格率都较高,应予"平反"。当然发霉的坚果不能吃,因为其中可能会有黄曲霉素,它是 1 级致癌物质。

**② 口香糖致癌**

谣言:"制作过程中用毒性的硫化促进剂、防老剂等添加剂,阿斯巴甜也是致癌物。"

破解:口香糖是使用了一些食品添加剂,但是阿斯巴甜等都不是致癌物。实际上只要口香糖中的食品添加剂符合国家食品安全标准,就是安全的,吃了不会中毒,更不可能致癌。

### ③ 味精致癌

谣言:"摄入过多味精会产生危害身体的自由基、会使血液中谷氨酸和钠的含量升高,降低人体对钙和镁的利用,又可引起短期的头痛、心慌、恶心等症状,对人体生殖系统也有不良影响。"

破解:味精致癌一说早就被世界卫生组织等国际上权威的科学机构否定了,味精不是致癌物,谣言说的是味精摄入过多的副作用,没有一个是致癌的表现,更何况这些副作用也说得不准确。

### ④ 猪肝致癌

谣言:"每千克猪肝含胆固醇达 400 毫克以上,摄入胆固醇太多会导致动脉粥样硬化;同时肝是解毒器官,会累积大量代谢毒物,多吃猪肝会引起癌症。"

破解:医学界认为的是人体血中的胆固醇过高与动脉粥样硬化有关,而饮食摄入的胆固醇与心血管疾病没有可预见的相关性,最近新版的《美国居民膳食指南》对胆固醇的摄入量也不再设限制量。动物肝脏确实是代谢解毒器官,但不是有毒物和致癌物,只要检验合格的猪肝,富含铁等营养素,完全可以吃。

### ⑤ 油条、河粉、米粉、粉丝致癌

谣言:"油条、河粉、米粉、粉丝在制作过程中都必须添加明矾,如常吃这些东西,易导致贫血、骨质疏松症;同时,体内铝过多,很难从肾脏排出,对大脑及神经细胞产生毒害,甚至引起老年痴呆症;多吃加明矾的食品会得癌。"

破解:按国家标准,明矾可以加在油条等油炸面制品、面糊中,关键是使用范围和剂量不能超标,明矾中含有铝,铝摄入过多确实会对人体带来健康损害,但铝不是人类的致癌物。

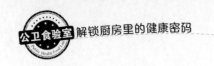

**6 腌菜致癌**

谣言:"长期吃腌菜会引起钠、汞在体内滞留,从而增加患心脏病的机会。另外,腌菜也含有亚硝酸铵,或有不良从业者用福尔马林防腐,这些都是致癌物,易诱发癌症。"

破解:腌菜中可能有非致癌的亚硝酸盐,不会有致癌物亚硝酸铵。腌菜防腐用不到福尔马林,在腌菜监督检查中没发现过这种问题。不建议多吃腌菜等腌制类食品是对的,但理由不是它致癌。

**7 皮蛋致癌**

谣言:"皮蛋有一定量的铅,常食会引起人体铅中毒甚至致癌。"

破解:铅中毒和致癌是两码事,铅对人体的危害主要是其毒性。过去传统工艺生产皮蛋,一般都要添加氧化铅,它是无机铅化合物,属2A类"可能致癌物"。我国新修订的皮蛋的铅含量标准,删除了原皮蛋标准中的传统含铅加工工艺,用硫酸锌、氧化锌等取代了氧化铅。国家标准要求皮蛋铅含量不得超过0.5毫克/千克,所以现在合格的"无铅皮蛋"尽管还可能含有微量的低于0.5毫克/千克的铅,但仍可以作为适量食用的食品。对成人来说,一个月吃一两个皮蛋不会有中毒、致癌问题。但是,孕妇和儿童对铅的吸收率比普通人群要高一些,为了降低风险,建议这两类人群还是应该限制食用皮蛋。

**8 臭豆腐致癌**

谣言:"臭豆腐在发酵过程中极易被微生物污染,它还含有大量的挥发性盐基氮和硫化氢等,是蛋白质分解的腐败物质,可使人体致癌。"

破解:传统发酵制法制作的臭豆腐在发酵腌制和后发酵的过程中易被微生物污染,一般小作坊、个体户生产经营,如控制不严,在生产过程中难免会产生污染;后期油炸臭豆腐用油若用只添不换的方式,也可能产生一些有害物质,但目前没有臭豆腐与中毒和致癌相关的权威数据支持。关键在于生产过程各项环节的质量管理控制,建议到规范品牌生产企业选购,而且不要多吃。

**⑨ 爆米花致癌**

谣言:"做爆米花的转炉含有铅,在高压加热时,炉内的铅会熔化一定量,一部分铅会变成铅蒸汽和烟,污染原料,特别是在最后'爆'的一瞬间。爆米花中含铅量高达 10 毫克/500 克左右,对人体(特别是对儿童)的造血系统、神经和消化系统都有害,吃多了可能会得'爆米花肺'和肺癌"。

破解:传统方法制作的爆米花会有一定铅摄入的危险性,不过不会患"爆米花肺"和肺癌,至今尚未有相关病例报告。目前市场上规范工艺生产的爆米花,没发现有铅含量高达 10 毫克/500 克的产品,爆米花的铅含量基本都合格。

**⑩ 酸性食物致癌**

谣言:"酸性食物"会导致人的血液变酸,继而增加患癌症的风险。什么是"酸性食物"? 它是指含有丰富蛋白质、脂肪和糖类的食品,因含硫、磷、氯元素较多,在人体内代谢后产生硫酸、盐酸、磷酸和乳酸等酸根物质。

破解:实际上酸碱食物的概念多为商业炒作。人体血液酸碱度(pH)正常值为 7.35~7.45,迄今为止,没有证据表明酸性食物可以改变血液酸碱度或者影响癌症的发病率。我们提倡膳食营养均衡,少吃饱和脂肪和糖类,多吃蔬菜、水果类食物,这当然是有益的,但绝对不是因为"酸性食物"能改变身体的酸碱度。

综上破解,希望今后在朋友圈发现类似致癌说法,再也不要盲目转发。有的谣言,发文背后往往有广告推销等利益链存在。谣言止于智者,愿大家成为科学普及的智者。

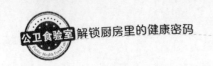 

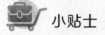 小贴士

## 致癌因素分级

虽然人类还没有掌握致癌的全部原因,但目前已有400多个因素被确定为对人类致癌或可能致癌。这些因素包括辐射、化学品、混合物、物理和生物因子、生活行为和病毒等。国际癌症研究机构根据致癌程度的不同,将致癌因素分为4级5类。

第1级确证是"致癌物":列入的有黄曲霉素、甲醛、苯丙[α]芘、二噁英、亚硝酸胺、酒精饮料、咸鱼(中国式)、加工肉制品、槟榔果、氯乙烯单体、马兜铃酸等。

第2级"可能致癌物"分为两类。2A类为很可能致癌物:对人类致癌性证据有限,对实验动物致癌性证据充分。例如无机铅化合物、氯霉素、丙烯酰胺、苯乙烯、红肉、高温油炸食品等。2B类为可能致癌物:对人和动物致癌证据都有限或不充分,如黄樟素、四氯化碳、电磁波等。

第3级为"尚不能确定是否对人致癌物":如有机铅化合物、氯、咖啡因、苏丹红、二甲苯、糖精及其盐、静电磁场、三聚氰胺、汞与其无机化合物等。

第4级"对人很可能不致癌物":仅己内酰胺1种。

根据上述分类,"可能致癌物"与"致癌物"是有区别的,"致癌物"和"致癌"又不能划等号。吃了一粒发霉的花生,可能含1级致癌物黄曲霉素,但不会马上得肝癌。癌细胞是由身体里正常的细胞发生基因突变而形成的,这个基因突变要经历一个漫长的过程。食物中的致癌物,需要许多条件和一个漫长的过程才会使人体致癌。

### 五、这些网红食品为什么有风险

当今是个创新的时代,各种新技术、新产品层出不穷。食品领域也是如此,不断涌现各种新产品、新技术,随着物联网、人工智能等技术的发展,还催生了不少前所未闻的新业态。

不少新的食品成为"网红",不少创新食品技术成为厂商趋之若鹜的追求。但是在如此火热的态势下,更需一番冷静的思考,防范那些时尚网红食品背后已经或可能出现的风险。

#### (一)预包装鲜切水果

预包装鲜切水果是近几年在国内新出现的产品,它方便和丰富了水果的消费,市场销售的规模在逐年扩大。它对原料、加工、储运和销售的食品安全要求很严格,要求在洁净卫生的环境和规范的操作下,完成新鲜水果的切配和包装,同时需控制生产、物流、销售环境的低温条件,制定科学合理的保质期。最近香港特区食物安全中心公布:在常规食物监测计划中抽取的一个预包装鲜切水果样本检测结果不合格,原因是含有沙门氏菌,涉事的厂商已被责令停售相关产品。

沙门氏菌是一种通过受污染食物传播给人类的致病细菌。高危人群一旦受感染,特别容易出现严重的并发症。预先包装切开的水果属高风险食物,因为这些水果是生吃的,不会经过热处理来杀死存在的有害微生物,而且在制备过程中涉及大量的手工处理工序,存有交叉污染的风险。此外,若贮存温度不当,例如在 4 ℃以上,也会助长沙门氏菌生长。

所以消费者应妥善贮存这些产品,并在过保质期前食用。为安全起见,高危人士应避免进食预包装鲜切水果。

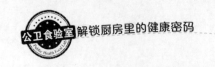

## （二）冰草、冷拌绿叶菜

冰草也是近年来出现在餐桌上的受热捧的食物,绿绿的茎叶上分布着许多透明的"冰晶",晶莹剔透,十分好看。不少餐厅把冰草洗干净,放在冰上直接供食用。这些"冰晶"是天然的植物盐囊,所以吃起来爽脆中有点淡淡的咸味。但是把冰草简单清洗一下无法消除有害微生物,生吃的安全隐患很大。近期,上海市嘉定区市场监督管理局对餐饮食品开展的监督抽检中,发现一家餐饮公司销售的冰草菌落总数及大肠埃希氏菌超标。大肠埃希菌就是大肠杆菌,是一类条件致病菌,在一定条件下可以引起人和多种动物发生胃肠道感染或尿道等多种局部组织器官感染。

类似冰草的一些冷拌绿叶菜,如冷拌油麦菜、豌豆苗、菠菜、生菜等,有不少成为网友推荐的菜肴,也有类似的食品安全风险,简单清洗达不到消毒灭菌作用,如果原料污染严重,就可能因残留的致病菌带来疾病风险。

所以餐饮企业要严格把控冷拌绿叶菜的原料和加工的风险,同时在无法保证餐饮食品对冰草等绿叶菜卫生安全的情况下,不出售生食冷拌的绿叶菜。

## （三）网红青团、时尚月饼、冰点心

近年来,传统的糕饼和西式点心类食品出现了不少"网红产品"。

清明时节的"网红青团"不是传统口味的"豆沙馅青团",而是"马兰头青团""蛋黄肉松青团""雪菜笋肉青团""辣味三丁青团"等。中秋时节,一些茶饮、餐饮、零食品牌纷纷"跨界"月饼市场,相继推出"流心奶黄月饼""冰皮月饼""冰淇淋月饼""糖醇月饼"等,新产品颠覆了传统月饼的制作工艺和配方,因其"新、奇、特"而获热捧。有的无需烘烤、工艺简单,有的跨界和西式冷加工食品结缘,有的在馅料中使用了菜肴原料,有的加入了奶酪、糖醇和各种添加剂。对于这些"网红产品",已经找不到适用的食品标准归类了,食品安全监管和标准的迟到产生了问题。

新产品的出现让消费者有了更多选择,能够满足多样化的消费需求。但是,也要防范带来食品安全隐患,尤其是糕饼的原料和加工条件与食品安全关系极大。传统月饼、青团的豆沙馅中糖分、水分和油的含量比例直接关系到产品的保质期;月饼烘烤温度的控制,不但影响产品口感,更重要的是对微生物的控制。采用高水分、低糖、高蛋白质的原料、加上冷加工的工艺,肯定难以保证对微生物的控制,保质期风险大,所以需要市场监管部门加强监管。

冰点心也是一种跨界于冷饮和糕点之间的时尚产品,如提拉米苏、慕斯等冰点心很受年轻人喜欢。它们以稀奶油、植脂奶油、乳制品、鸡蛋、白砂糖等为主要原料,适量加入食用胶、果蔬汁、巧克力、咖啡、果仁等辅料,经搅拌、混匀、入模成型、冷藏或冷冻等工艺制成。冰点心需在冷藏或冷冻状态下储存、运输和销售。

冰点心是以食用胶在低温下凝结成型的,不经过高温烘烤,所以需要严格控制微生物的污染,特别是大肠埃希菌、沙门菌、蜡样芽胞杆菌、金黄色葡萄球菌、单核细胞增生李斯特菌等在低温下容易繁殖生长的细菌。如果在原料和加工过程中受到污染,并在生产工艺中缺少有效的灭菌手段,加上低温储运和销售过程中也可能污染这些微生物,就会有食用安全隐患。相关厂商必须严格规范执行食品安全措施,保障冰点心的安全质量,消费者也要注意冰点心的保质期和低温储存条件,尤其是夏天,不要长时间暴露在高温下,买来打开后尽快食用。

六、吃天然食物也会中毒吗

在食品安全警钟长鸣的当下,追求天然食物的需求越来越高涨。

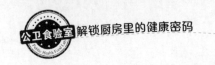

那么,在阳光雨露下自然生长的天然食物,就百分百安全吗? 当然不是。吃天然食物也要注意防范中毒,主要的防范措施是避免误食、存放得当,正确烹饪。

天然食物的种植和生长受气候和地理条件的影响,而各地区饮食习惯也各不相同,因此,多数由天然食物引起的中毒有明显的地区性和季节性。这类中毒多数没有特效疗法,只有避免误食才是最安全的防范措施。建议出行在外的朋友,不要随便食用当地陌生的天然食物。

## (一) 常见易中毒食物

问题的关键是,我们经常食用的一些蔬菜、水果、粮食作物、油料作物中也可能含有引起中毒的物质或成分,要了解应对方法。以下列举一些常见的天然食物,其中有可能因存在天然毒素成分,处理或食用不当会引起食物中毒。

### 1 毒蘑菇

我国每年都有毒蘑菇中毒事件发生,据报道,仅 2020 年就有将近8 000 人因误食毒蘑菇引起中毒,造成了 74 人死亡。世界范围内已报道的毒蘑菇约有 1 000 种,我国已报道 480 种。在我国造成中毒的毒蘑菇种类主要集中在鹅膏属、环柄菇属、盔孢伞属、红菇属、青褶伞属、粉褶菌属、桩菇属、粉末牛肝菌属等。

毒蘑菇中毒的症状可分为胃肠类型、神经精神型、溶血型、脏器损害型、呼吸与循环衰竭型和光过敏性皮炎型等 6 个类型,其中以肝脏损害型最凶险。

致命的毒蘑菇主要包括可造成急性肝损害的鹅膏属、环柄菇属、盔孢伞属及造成横纹肌溶解的亚稀褶红菇。其中鹅膏属的毒蘑菇和亚稀褶红菇造成的中毒死亡人数占我国毒蘑菇中毒死亡总人数的

95％以上。

毒蘑菇中毒尚无特效治疗药物，且症状严重，发病急，死亡率高，应预防为主。

### ② 扁豆、四季豆、大豆等豆类

豆类食物含有的皂苷对人体消化道具有强烈的刺激性，可引起出血性炎症，并对红细胞有溶解作用。此外，生四季豆中还含有红细胞凝集素，具有红细胞凝集作用。

### ③ 白果、水果的果核和种子

苹果、桃、杏、梨、李子、梅、樱桃等水果，果肉不含毒素，但是果核和种子里含有氰苷。氰苷在人体内会转化成氰化氢。氰化氢是剧毒物，毒素蓄积会使人中毒，甚至导致呼吸中枢麻痹而死亡。另外，白果的毒性成分为白果酚，不可生吃。

### ④ 新鲜竹笋和木薯

新鲜竹笋和木薯都含有天然毒素氰苷，吃了生的或没有烧透的竹笋和木薯，也可能引起食物中毒。

### ⑤ 鲜黄花菜

鲜黄花菜根部和花中含有的秋水仙碱本来无毒，但进入胃肠道后经氧化会刺激消化系统。

### ⑥ 发芽的马铃薯

马铃薯应存放于干燥阴凉处以防止发芽。马铃薯中的有毒成分主要是龙葵素，发芽多的或皮肉变黑绿的马铃薯，芽眼、芽根中的龙葵素含量急剧增高，对人体产生不良影响，不能食用。

### ⑦ 霉甘蔗

每年的2～4月是甘蔗霉变的高峰期。这一季节因食用霉变甘蔗中毒的事件时有发生。甘蔗的成熟期较长，大致从每年的10月到次

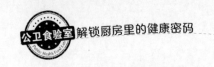

年的 3 月。尤其是秋季成熟的甘蔗,经过一个冬天储存,有的在开春时出库上市,储存条件好的甘蔗保存了原有的水分和口味。但如果运输过程、储存方式以及环境条件等不好,就可能导致霉菌生长。节菱孢霉菌是霉变甘蔗中毒的病原菌,该菌所分泌的 3-硝基丙酸是引起中毒的主要毒性物质。毒物的主要靶器官为中枢神经系统和消化系统,一般食用霉变甘蔗后在 2~8 小时内产生中毒症状,但也有十几分钟就出现中毒症状的特例。

中毒症状轻重程度也有所不同,轻微的中毒可能只会出现消化系统不适的一些症状,比如恶心、呕吐、腹痛等。重症病例可出现肺水肿及血尿,中枢神经系统为弥漫性损害,病理变化主要为脑水肿并可损害椎外系统,更有甚者还可能导致死亡。

## (二)怎么防范天然食物中毒

### ❶ 不吃不熟悉的天然食物,尤其是野生蘑菇

天然食物的种植和生长受气候和地理条件的影响,而各地区饮食习惯也各不相同,因此,多数由天然食物引起的中毒有明显的地区性和季节性。这类中毒多数没有特效疗法,只有避免误食才是最安全的防范措施。

万一出现中毒症状,可采取强制催吐等方法,尽早排出毒素。如发现疑似毒蘑菇中毒,患者应及时就医,如果有食用的野生蘑菇图片或剩余蘑菇样品,应一并带到医院,可以帮助医生准确判断毒蘑菇种类和中毒类型并针对性实施救治。

此外,毒蘑菇中毒的临床表现还有可能会出现"假愈期",即经相应治疗后,症状逐步缓解甚至消失,但在一两天后,病情会迅速恶化,致使患者出现以肾衰竭为主的多器官衰竭。因此在中毒初期症状出现缓解时,仍应在医院积极接受治疗,观察一段时间,确保病情稳定好转。

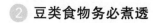

### ② 豆类食物务必煮透

少量未经煮熟的豆类食物就足以引起中毒，因此，扁豆、刀豆、大豆等豆类食物必须用高温彻底烹煮，破坏其中的有毒物质。不要以低温（如使用瓦煲）烹煮，以免毒素无法去除。另外，在海拔高的地方，水的沸点会降低，烹煮时须加倍小心。

豆类罐头由于经过彻底的高温处理，无须再烧煮便可安全食用。用扁豆作原料烹饪菜肴时应注意：扁豆越老毒素越多，所以应尽可能食用新鲜的嫩扁豆。烹饪前最好去掉扁豆的两端及夹丝，因为这些部位所含的毒素最多。烹饪时要以高温煮透以破坏毒素。

### ③ 水果吃肉不吃核

不要吃苹果、桃、杏、梨、李子、梅、樱桃、桃等水果的果核和种子。不可生吃白果，煮熟的白果也不可多吃，而且要除去果肉中绿色的胚。尤其是儿童和易受白果毒素影响的人，一次最多只可吃几颗白果。

### ④ 不要生吃木薯、竹笋

千万不能生吃木薯，要煮熟、蒸透后方可食用。新鲜竹笋应切成薄片后彻底煮熟。

### ⑤ 黄花菜经处理后再食用

鲜黄花菜中的秋水仙碱易溶于水，且在 60 ℃时可减少或消失。所以，鲜黄花菜不是绝对不可食用。只要把鲜黄花菜在沸水里漂烫，然后放到冷水中浸泡，再经过炒透或煮熟，完全可以安全食用。而干黄花菜在蒸煮晒干过程中，秋水仙碱已经流失和破坏，因此，市场上出售的干黄花菜是无毒的。

### ⑥ 合理烹调马铃薯

马铃薯应存放于干燥阴凉处以防止发芽。发芽多的或皮肉变黑绿的马铃薯不能食用。发芽很少的，可剔除芽及芽周围部分，去皮后

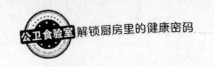 

用水浸泡 30～60 分钟，烹调时加些醋，以破坏残余的毒素。

### 7 仔细挑选甘蔗

甘蔗只要吃之前仔细挑选，是可以避免中毒的。一般霉变的甘蔗外观光泽差，用手按硬度差，没有弹性，尖端和断面有白色絮状或绒毛状霉菌菌丝体，组织结构疏松。切开后断面呈红色或黄色，闻之有霉味，口味带酸或有酒糟味。一旦发现甘蔗有这些霉变现象，千万不能食用。另外，不要购买饮用街头无证经营商贩压榨的甘蔗汁。

## 七、厨房烹饪方法不对也会产生毒物吗

不少人对食品工厂加工中发现有毒有害物质十分警惕，然而对自家厨房中不科学的烹饪方法产生的有害物质却难以控制。千万不要"只盯厂家作坊，不管自家厨房"，其实不良的烹饪方法每天都会在厨房中制造有毒物质，这不是危言耸听。您看：高温油炸的烹饪方法在制造丙烯酰胺、苯并芘，传统熏烤的烹饪方法在制造苯并芘，高温烹饪鱼和肉类食品在制造杂环胺……目前知道的是这些生成物都对动物有毒性和致癌性，如杂环胺对啮齿动物有明显的致癌性，还有致突变性和心肌毒性；丙烯酰胺、苯并芘、杂环胺均作用于我们的 DNA，被认为在致遗传和致癌方面没有阈值。现在我们还只能定性，认为不良的烹饪方法在厨房中产生的这些化学物有毒，但还无法定量。尤其是难以定量确定丙烯酰胺等物质引起癌症的危害性，包括暴露水平的准确测定和暴露人群的肿瘤发病率。

我们应该如何正确认知这些有害物，在自家的厨房里、餐桌上加以防范呢？下面以丙烯酰胺为例，作深入的介绍。

### （一）丙烯酰胺是什么，怎么会在食品中出现

早餐的油条、午餐的走油肉、晚餐的炸鱼，都是许多人的所好，明

知多吃这些食品不好,都怪那股诱人的香味和滋味,使人挡不住诱惑。有的朋友说烤面包片,就要烤出焦香,那股带点甜甜的奶香味才是真正的好吃;有的特喜欢脆油条,把炸过的油条再复炸一次,喷香嘣脆的,一定要裹在糍饭团趁热吃,被赞誉为早餐的最佳伴侣。自从曝出洋快餐的炸薯条有丙烯酰胺后,人们才开始意识到上述美食也有丙烯酰胺,一些媒体把它称"丙毒"。

化工产品的丙烯酰胺是一种白色晶体物质,它可合成聚丙烯酰胺,用于水的净化处理、管道内涂层等。

2002年4月,瑞典国家食品管理局和斯德哥尔摩大学研究人员率先报道,在一些油炸和烧烤的淀粉类食品,如炸薯条、谷物、面包中检出丙烯酰胺。之后其他国家也相继报道了类似结果,丙烯酰胺逐渐引起人们的关注。食品中的丙烯酰胺主要是由还原糖和某些氨基酸在油炸、烘焙和烤制等高温加工过程中生成的,这种反应过程专业上叫做美拉德反应。反应后会产生褐色色素和多种香气风味物质,通俗地讲,烤面包在烘烤下颜色逐步变深并散发诱人香味的过程就是美拉德反应。有人说红烧肉就是美拉德反应产生丙烯酰胺的最典型的一道菜,其实红烧肉中的丙烯酰胺并不多,有检测研究报告在添加糖、油、酱油等配料的情况下,红烧肉的丙烯酰胺含量最高只不过42微克/千克,远远低于炸薯条。

从世界各国提交的数据看,几乎所有的食品多少都含有丙烯酰胺,但在热加工(如煎、炙烤、焙烤)的土豆、谷物产品中含量最高。热加工处理的时间和温度为丙烯酰胺形成的重要影响因素,土豆片油炸后所含丙烯酰胺会随时间延长而明显升高。土豆片在120℃以下加工时丙烯酰胺含量很低,当油炸温度达到160~170℃时,丙烯酰胺含量就明显上升了。

（二）丙烯酰胺有没有毒，会不会致癌

丙烯酰胺是有毒性的,急性毒性试验结果表明,它属于中等毒性

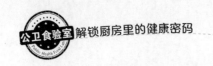

物质,对人和动物都具有神经毒性,影响婴儿早期发育;对动物还具有生殖毒性、致突变性和致癌性。动物试验研究发现,丙烯酰胺可致大鼠多种器官肿瘤,包括乳腺、甲状腺、睾丸、口腔、子宫、脑垂体等。丙烯酰胺被国际癌症研究机构列为 2A 类致癌物,即对人类具有潜在致癌性,其主要依据为丙烯酰胺在动物和人体均可代谢转化为其致癌活性代谢产物环氧丙酰胺。但尚缺乏人群流行病学证据表明通过食物摄入丙烯酰胺与人类某种肿瘤的发生有明显相关性。

丙烯酰胺的致癌效应评估是大家关心的重点。对遗传毒性致癌物,危险性评估认为应尽可能避免接触这类物质,没有考虑这类物质摄入量和致癌作用强度的关系,没有可接受的耐受阈剂量。国际上一般用剂量反应模型和暴露限进行致癌危险性评估,但目前流行病学资料及动物和人的生物学标记物数据均不足以对丙烯酰胺进行评价。根据动物致癌试验结果,国际权威机构认为丙烯酰胺诱发动物的致癌剂量与人的可能最大摄入量之间的差距比较接近,其对人类健康的潜在危害应给予关注,应采取措施减少食品中的丙烯酰胺含量,确保食品的安全性。

### （三）食品中的丙烯酰胺含量有多少

丙烯酰胺主要在高碳水化合物、低蛋白质的植物性食物加热到 120℃以上的烹调过程中形成,在 140～180℃之间生成最多。特别是烘烤、油炸食品的最后阶段水分减少、表面温度升高后,丙烯酰胺形成量更高。从 24 个国家获得的食品检测数据来看,丙烯酰胺含量较高的三大类食品是高温加工的土豆制品、咖啡及其类似制品和早餐谷物类食品。其中品种以咖啡提取物(1 100 微克/千克)、炸薯片(752 微克/千克)、面包和面包卷(350 微克/千克)为较高。有些种类含量较低,如肉类和乳类。我国有关部门也曾进行过丙烯酰胺污染水平和膳食暴露量研究,并评估其不同的食物来源。在 12 个食物类别中糖类的丙烯酰胺平均含量最高,达每千克72.1微克。其次是薯类及其制品(31微克/千克)和蔬菜及其制品(22.3微克/千克)。在蛋类、奶类、水果、水及饮料和酒精饮料类食物中均没有检测到丙烯酰胺。

其实在加工温度较低的烧煮类食品中丙烯酰胺含量都较低,如煮土豆(16微克/千克)和煮面条(15微克/千克)等。而经过高温加工其含量明显上升。新鲜水果油炸成水果脆片后丙烯酰含量会上升100倍以上。油炸和焙烤食物,都是丙烯酰胺的重要来源,特别是我国居民早餐常吃的油条,依油炸温度和时间不同,丙烯酰胺含量从120微克/千克到350微克/千克不等。食用油炸食品较多的人群,暴露量较大,长期低剂量接触,有潜在危害。

### (四) 一般人可能会摄入多少丙烯酰胺,有没有危险

根据有关权威机构评估,丙烯酰胺的膳食摄入量世界平均水平是每人(以60千克体重计)每天60微克,其主要食品来源为炸土豆产品、咖啡、饼干和面包。我国居民的平均每人每天摄入量大约是18微克,显著低于世界水平,主要来源是蔬菜、谷类、薯类及其制品。

目前来看一般人摄入的丙烯酰胺并不多,不会有危害,无须恐慌。但是也不可掉以轻心,因为它毕竟还是有毒物质,特别是高暴露量的人群,必须加以重视。

### (五) 摄入丙烯酰胺有没有限量,吃多了有什么危险

对丙烯酰胺危险性评估,分两种不同性质的物质。一种是非遗传毒性物质和非致癌物,另一种是遗传毒性致癌物。对前者通常是制定出每天容许摄入量或每周耐受摄入量,也就是我们通常说的限量。对丙烯酰胺的非致癌效应评估后,国际权威机构认为其生殖毒性的危险性可以忽略,但是对于摄入量很高的人群,不排除能引起神经病理性改变的可能。有些研究报道丙烯酰胺的限量是每人(以60千克体重

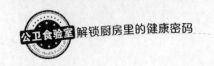

计)每天 156 微克以上,但目前各国对食品中丙烯酰胺均没有限量值规定。

对遗传毒性致癌物可用剂量反应模型和暴露限评估,经评估,我国居民的暴露限风险也较低。不过我国居民对丙烯酰胺在膳食中对健康的影响还应重视。因此,不但要少吃油炸薯条,也要少吃含丙烯酰胺的其他油炸食品,特别是油条、油饼类我们经常吃的油炸食品。此外,在家庭烹饪中不要再制造"丙毒"。

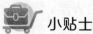 **小贴士**

**"三少三多"减少食品中的丙烯酰胺**

第一,应少吃高温油炸、焙烤淀粉类的食品,如炸薯条、油条、油饼等。奶油蛋糕等油脂类食品要适量,以每月不超过 3 次,每次每人不超过 150 克为宜;应多吃些新鲜蔬菜、水果,有条件的可吃些生的蔬菜,坚持营养均衡和食物多样化的原则。

第二,烹调食品应少煎炸烤、多蒸煮炖,避免连续长时间高温过度烹饪食物(不过所有食品,尤其是动物源食品,都应充分煮熟以破坏食源性致病因子为前提)。

第三,儿童、孕妇、哺乳期妈妈尤其要少吃油炸、焙烤食品,如饼干、曲奇、蛋糕、薄脆饼、薯片等,即使吃也不要超过一般成人量的 1/3。这些人群更应多吃点新鲜蔬果、奶、蛋类食品,重视特殊时期的营养,平衡膳食。

# 第二章

# 厨房里的营养

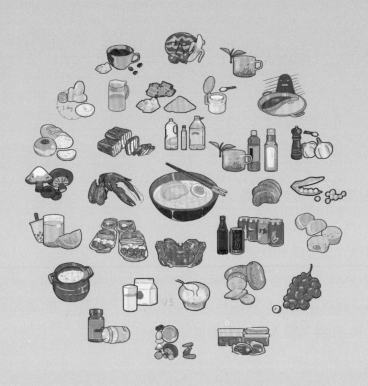

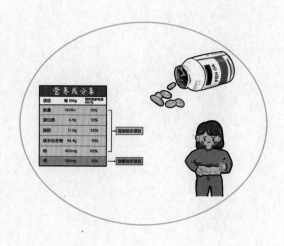

# 第一节 食物多样 均衡营养

## 一、"健康体重"实用指南

我国晋代葛洪所著《抱朴子》曰:"食不过饱,饮不过多。凡食太过则积聚,饮过则成痰癖。"这句话意为,饮食不可太多,否则会导致机体消化不了而积存体内酿成疾病。从现代营养学的角度讲,就是要做到食不过量,使身体摄入和消耗的能量平衡。

### （一） 能量有何作用，为何要做到食不过量

能量是维持生命活动的基础，我们每天从食物中的碳水化合物、脂肪和蛋白质中获得能量，这三种物质被称为三大产能营养素。能量用以维持人体新陈代谢、生长发育及身体活动等生命活动所需，因此，不同性别、不同体力活动水平的个体所需能量是不同的，比如我国成年人（18～49岁）轻体力活动者每天能量推荐量：男性为2 250千卡（1千卡≈4.18千焦），女性为1 800千卡（《中国居民膳食营养素参考摄入量》2013年修订版）。

能量的平衡对于维持人体健康非常重要，人体能量摄入量与食物摄入的种类和摄入量相关。如果每日摄入的食物过多，一方面会使身体摄取的能量超过消耗量，过多的能量会以脂肪的形式储存在体内，导致体重超重和肥胖，甚至成为糖尿病、高血压、血脂异常等慢性疾病的危险因素。另一方面过多的食物会加重胃肠道的消化负担，引起胃肠道不适，甚至引发疾病。而如果要避免上述情况的发生，就需要做到食不过量。

### （二） 如何做到食不过量

食不过量主要指每天摄入的各种食物所提供的能量，不超过也不低于人体所需要的能量，从而维持机体的能量平衡。不同的食物提供的能量不同，如蔬菜是低能量食物，而油类、畜肉和含高脂肪的食物能量较高。因此，要做到食不过量，需要合理搭配食物，既要保持能量平衡也要维持营养均衡。

以下窍门可以帮助我们做到食不过量，建立良好的习惯。

定时定量进餐：定时进餐可以避免过度饥饿而引起的饱食中枢反应迟钝，导致进食过量。吃饭时宜细嚼慢咽，要避免过快进食，同时要避免在进食时看手机、电视等导致无意中过量进食。

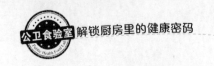

分餐制：不论在家或在外就餐，都提倡采用分餐制。根据个人的食量和身体活动情况进行标准化配餐和定量分配，可以有效地避免过量和过少饮食。

每顿少吃一两口：体重不会因为一两口饭而发生大的变化，但日积月累，从量变到质变，就可影响体重增减。如果能坚持每顿少吃一两口，对预防能量摄入过多而引起的超重和肥胖有重要作用。容易发胖的人应适当限制进食量，不要完全吃饱，更不能吃撑，最好在感觉还欠几口的时候就放下筷子。

减少高能量食品的摄入：学会看食品标签上的"营养成分表"，了解食品的能量值，少选择高脂肪、高糖的高能量食品。

减少在外就餐：在外就餐或聚餐时，一般时间较长，会不自觉增加食物的摄入量，导致进食过量。

## （三）如何判断能量是否平衡

最简单判断能量是否平衡的指标就是体重，可以用体质指数（BMI）来判断体重是否健康。计算方法是用体重（kg）除以身高（m）的平方。我国健康成年人的 BMI 应在 18.5～23.9，BMI 在 24.0～27.9 之间为超重，超过 28.0 为肥胖。

此外，根据脂肪在身体不同部位的分布情况，肥胖又可以分为"中心性肥胖"和"周围型肥胖"，也就是俗称的"苹果型"和"梨型"肥胖。

不同部位的脂肪堆积对于健康的影响是不同的，比如中心性肥胖以腹部和内脏脂肪堆积为主，更容易出现心脑血管疾病、高血压病、糖尿病、高脂血症、高尿酸血症、脂肪肝等病变。除了 BMI 外，腰围也是一个重要的肥胖判断指标。中国男、女的正常腰围为小于 85 厘米和 80 厘米，如果 90 厘米和 85 厘米及以上则为中心性肥胖（腹型肥胖），腰围在其间则为中心性肥胖前期。

所以，除了维持正常的 BMI 外，也需要关注腰围的变化，避免腹型肥胖的发生。

### （四）如何做到吃动平衡，维持适宜体重

日常生活中，体重的变化是能量摄入是否平衡的风向标。如果体重增加，则表明能量摄入高于能量消耗；如果体重下降，则表明能量摄入低于能量消耗；而如果处于消瘦或者超重、肥胖状态，则需要通过打破能量平衡来达到维持适宜体重的目的。

维持适宜体重，一方面在吃，一方面在动。

《中国居民平衡膳食指南（2022）》推荐成年人每天活动 6 000 步，除此之外也可以采取瑜伽、快走或慢跑、骑车、游泳等常见的运动形式。

根据自身的 BMI 判断是否处于消瘦、超重或肥胖状态，对于超重、肥胖的人，饮食调整的原则是在控制总能量基础上的平衡膳食。建议能量摄入每天减少 300～500 千卡，严格控制油和脂肪的摄入，适量控制精白米面和肉类，保证蔬菜水果和牛奶的摄入充足。减少体重的速度以每月 2～4 千克为宜。同时，运动可以帮助保持减轻体重、减少身体脂肪，建议超重或肥胖的人每天累计达到 60～90 分钟中等强度有氧运动，每周 5～7 天，隔天进行抗阻肌肉力量锻炼运动，每次 10～20 分钟为宜。

对于体重过轻者，首先应排除疾病原因，然后评估食量、能量摄入水平、膳食构成、身体活动水平、身体成分构成等。根据目前健康状况、能量摄入量和身体活动水平，逐渐增加能量摄入至相应的推荐量水平，或稍高于推荐量。保持平衡膳食，可适量增加谷类、牛奶、蛋类和肉类食物的摄入，同时每天适量运动。

## 二、如何遵守正餐与加餐的黄金分割法则

俗话说："早餐要吃好，午餐要吃饱，晚餐要吃少。"但是随着经济的发展和社会节奏的加快，现代人大多养成了不吃早餐、午餐将就、晚

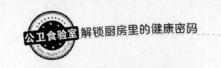

餐丰盛、夜宵频繁的习惯。《黄帝内经》又曰："饮食有节,起居有常。"这里的"节",就是指节度和节制,即一日三餐要有规律,要符合人的正常生理需求。

## (一) 三餐合理分配的重要性

我们知道饮食应该多种多样,这样有助于营养的全面,而三餐的合理分配也尤为重要,定时定量的三餐饮食可以让我们的身体按需摄入能量和营养素,既不会因为节食而缺乏营养,也不会因为暴饮暴食导致能量超标。养成良好的饮食习惯,在固定时间段饮食,可以让身体充满活力,也可有效避免因低血糖导致注意力不集中、头晕目眩、工作效率低下等情况。合理分配三餐的饮食量,可以使胃肠道系统有序运转和工作,避免进食过多导致胃肠道负担过重或进食过少导致胃肠道功能受损。

## (二) 如何合理分配三餐

一日三餐的时间应当相对固定,做到每天定时定量,吃饭时要细嚼慢咽。早餐提供的能量应该占到全天总能量的 25%～30%,为 500～600 千卡,午餐占 30%～40%,为 600～800 千卡,晚餐占 30%～35%为宜,为 600～700 千卡。午餐在一天中起着承上启下的作用,要吃饱吃好。晚餐要适量,少吃含盐、糖和脂肪高的快餐食品。

"一日之计在于晨",早餐对于一天的精力有着重要的作用,每顿营养充足的早餐应该包括以下三类或四类食物。

谷薯类:谷类和薯类食物,比如馒头、花卷、面包、米饭、米线等。

肉蛋类:鱼禽蛋肉等食物,比如鸡蛋、猪肉、鸡肉、鱼肉等。

奶豆类:奶及其制品、豆类及其制品,比如牛奶、酸奶、豆浆、豆腐等。

果蔬类:新鲜蔬菜水果,如菠菜、西红柿、黄瓜、西兰花、苹果、梨、香蕉等。

只有做到三餐合理搭配,注重早餐的重要性,才能开启精力充沛的一天,使得身体机能得到充分发挥。

### （三）如何合理进行加餐

**1 零食好吃不能贪多**

零食是除了在正餐以外吃的各种食物,健康适度的零食既是一种生活的享受,也可以获得一定的能量和营养素的补充。但是对于零食的选择要非常注意,在追求口感的同时,更要注意选择卫生、营养丰富的食物做零食。

新鲜的蔬菜水果:水果和能生吃的新鲜蔬菜含有丰富的维生素、矿物质和膳食纤维,比如番茄、黄瓜等。

奶类和豆类制品:奶类、大豆及其制品可以提供丰富的蛋白质和钙,可以在每天的两餐之间喝一袋牛奶或豆奶。

坚果类:比如花生、瓜子、核桃等,含有丰富的蛋白质、多不饱和脂肪酸、矿物质和丰富的维生素 E 等,可以作为饥饿时的小零食。但坚果脂肪含量高,虽好也不宜多吃,建议每周 50～70 克,以避免造成总能量摄入过多。

谷类和薯类:如全麦面包、麦片、煮红薯等也可以选择为零食,但需计入总能量。

油炸、高盐或高糖的食品不适宜作为零食经常食用,因其含有较高的能量,容易导致总能量摄入过多。同时,零食一定不能"喧宾夺主",两餐之间可以吃少量的零食,但是不能用零食代替正餐。

以下情况不适宜吃零食:吃饭前后 30 分钟内不建议吃零食,会影响正餐的摄入和食物的消化;睡觉前 30 分钟也不要吃零食,会影响睡眠并增加肥胖的风险;另外,不要在看电视的时候吃零食,也不要边玩边吃零食,因为会不知不觉过多摄入。

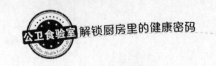 

### ② 夜宵宜清淡，尽量少吃

现代人的睡眠时间越来越短，熬夜现象也越来越严重，这使得夜宵成为不少人的最爱。烧烤、小龙虾、甜品等高油、高盐、高能量的夜宵种类层出不穷，在缓解压力、满足口腹之欲的同时，也带来了不少健康隐患。长期摄入高能量的夜宵，会加重夜间胃肠道的消化负担，同时影响睡眠质量，而不节制的饮食使得能量摄入超标，超重或肥胖问题也应运而生。所以，应养成良好的睡眠习惯，更正熬夜恶习，同时也要戒掉夜间暴饮暴食的习惯，更要避免过多摄入高能量的食物。如果难免熬夜，也应该在感到饥饿时尽量选择一些能量较低的水果等作为夜宵，切忌毫无节制。

## 三、您真了解食品标签吗

无糖酸奶真的无糖吗？鲜橙汁里面橙汁含量有多少？这些与我们平常购物息息相关的问题其实可以从商品自身找到答案，这就是食品标签。

食品标签是指预包装食品容器上的文字、图形、符号以及一切说明物。一般包括：食品名称、商标、保质期、生产日期、保存方法、营养成分表、配料表、生产厂家、地址、厂家资质以及食用方法等。

但是，对于大多数人来讲，看食品标签就只会读简单的生产日期、保质期等，接下来我们就依次教大家如何解读配料表以及营养成分表。

### （一）读懂配料表

食品配料也叫原辅料，是指在食品的加工或制造过程中使用的，并在产品中存在的任何物质，包括食品添加剂。在通过配料表筛选食品时，需要注意以下几点。

配料表排序：根据法规，各种配料应按制造或加工食品时加入量的递减顺序排列,加入量不超过 2% 的配料可以不按递减顺序排列。也就是说,排在越前面的含量越高。

配料表种类:对于同类产品,配料表一般越简短越好。配料表越长意味着添加剂可能越多,包括调味剂、色素、防腐剂等,从健康的角度出发建议选择添加剂较少的食品。

警惕隐藏的风险:在一些食物配料表中,还可以发现许多隐藏的不利于健康的成分。比如配料表中的反式脂肪和糖。常见的反式脂肪来源有:植脂末、氢化植物油、人造奶油、起酥油、代可可脂等。常见的添加糖有:白糖、砂糖、蔗糖、果糖、葡萄糖、糊精、麦芽糊精、淀粉糖浆、果葡糖浆、麦芽糖、玉米糖浆等。反式脂肪和添加糖会增加超重、肥胖的风险,同时也与慢性疾病如高血压、高血脂等有密切关系,所以在选择时要注意少选择含有反式脂肪和高添加糖的食品。

## （二） 读懂营养成分表

营养成分表是食品标签上关于该食品主要营养成分的说明,根据我国法律规定,食品必须标注 5 大核心营养素,即能量、蛋白质、脂肪、碳水化合物和钠的含量值及其占营养素参考值的百分比,其他营养素可根据需要进行标注。

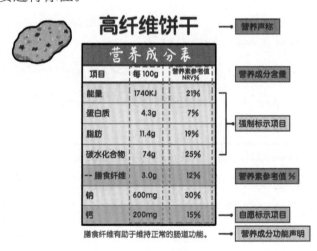

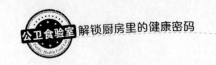

读懂"绝对含量":"每100克"标注的是该食品中能量和营养素的绝对含量。比如上图中,表示每100克该食品提供能量1740千焦、蛋白质4.3克、脂肪11.4克、碳水化合物74.0克、钠600毫克。但是,有些产品的营养成分绝对含量不是以100克计算的,而是以"每袋""每瓶""每份"或"每15克"计算的,在计算时一定要注意看清单位。

读懂"相对含量":"营养素参考值百分比"(NRV%)又代表着什么呢?其实,此项标注的是该食品中能量和营养素的相对含量,是专门用于食品营养标签的数据,它表明该食品中的某种营养素含量占这种营养素人体全天需要量的百分比,是选择食品时的重要依据。比如,图中能量的NRV%为21%,也意味着吃100克的这种饼干,就摄入了当日能量所需的21%。

读懂"营养声称":营养声称是对食品营养特性的描述和声明,是基于营养成分表中数值达到相关规定后,用消费者更加明白的语言,对营养成分的含量水平进行通俗化描述,特点是直观、简单、易懂。营养声称包括含量声称和比较声称。含量声称是指描述食品中能量或营养成分含量水平的声称,声称用语包括"含有""高""低"或"无"等,例如常见到的"高钙"牛奶、"高纤维"饼干等。而"减少脂肪""加钙"等属于比较声称,即通过跟同类产品的比较而得出的,使用比较声称用语的前提条件是:其能量值或营养成分含量差异必须≥25%,声称用语包括"增加""减少""提高""降低"等。

通过以上介绍,大家应该明白食品标签的作用了,食品标签可以成为我们选购食品好帮手。通过配料表,可以知道食品中具体添加的物质,在避免选择添加剂较多食品的同时,也可以使过敏人群远离过敏原,尤其是购买特殊人群的食品如婴幼儿食品时,学会看配料表至关重要。同时,通过营养成分表,可以对食品的营养素含量和能量一目了然,减肥人群可以通过营养成分表计算食品的能量,避免能量摄入超标;高血压人群也可以通过此表计算钠含量,避免钠摄入过多,引起血压升高。此外,可以通过食品标签对不同食品进行合理搭配和摄入,有利于每天营养均衡。

## 四、减少外卖和快餐,合理烹饪饮食

随着经济迅速发展和社会节奏的加快,越来越多的人无暇烹饪,外卖和快餐成了许多上班族的选择。一方面,外卖和快餐确实可以减轻人们亲自烹饪的负担,大大节省了时间,但是另一方面,外卖和快餐带来的健康问题却越来越突出。

### (一) 外卖和快餐的危害

外卖和快餐以"快"而著名,其食材选择、烹饪和配送过程中的隐患都值得注意。无论中式快餐还是西式快餐,往往有很多相似之处:高油、高盐、高糖、低纤维,营养不均衡等,都对健康造成不利影响。

快餐种类单一、营养不均衡:快餐往往荤素搭配不合理,主食大多是高蛋白、高脂肪和高热量的"三高"食品,缺乏蔬菜、水果等的选择,即使是蔬菜,往往也选用一些便宜、烹饪后不易变色的蔬菜,绿叶蔬菜较少,而小吃和饮料又是以高糖、高盐和多味精为主。所以长期食用快餐除了增加能量摄入过多,还会导致维生素、矿物质及膳食纤维的缺乏,使人体营养失衡,增加肥胖、心脏病及某些癌症的发生风险。

口味重油重盐,过多的添加剂:为了增加食物的口感,快餐在烹饪过程中往往添加过多的油、盐、糖等调味品及添加剂,最受欢迎的外卖菜品如麻辣烫、羊肉串、酸辣土豆丝等均是重口味食物。因此,经常点外卖容易导致盐摄入过量,进而增加血压升高的风险;还可使人体的血脂代谢紊乱,引起血脂升高;外卖在加工的过程中,可能会烹制时间过长,在高温烹制过程中导致致癌物质形成,如淀粉类油炸食物会

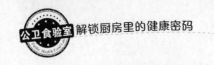

产生丙烯酰胺、富含蛋白质的食物烧烤后产生苯并芘等,久而久之增加癌症发生的风险。

存在卫生隐患:外卖商家的食品卫生操作是否符合规范,或者是否具备食品加工资质,往往难以确定,现实中也发现外卖店铺的卫生条件不达标、缺乏合理的卫生监管措施,加工人员健康证、工作服缺失……这些都是外卖和快餐带来的不可忽视的健康卫生问题。如果食物保存不当,或是运送时间过长,导致食品污染,增加食物安全隐患,许多"重口味"的菜式还会被一些不良商家用来掩盖食材原料不新鲜的问题。

### (二) 健康吃外卖的诀窍

要尽量减少在外就餐次数,快餐的频率越低越好,控制在每周一次以下,如果不可避免要点外卖,注意以下几点,可以让您吃得相对健康。

选择食材种类比较丰富的外卖:西餐可以选择粗粮面包加沙拉,中餐最好荤菜、素菜合理搭配。在点餐时,可以要求服务员多加点蔬菜,不但能摄入更多的维生素和膳食纤维,还能增强饱腹感。如果有选择,可以点一些杂豆米饭、窝头、红薯、芋头、玉米等粗粮,补充膳食纤维的摄入。

不要长期吃单一外卖品种,注意经常调换:外卖食材上最好也能够经常调换,可以和同事、朋友分享外卖菜肴,这样摄入的食材种类能够更多一些,并且要注意补充外卖里较少的食物种类,如奶类、水果、坚果等。

合理选择饮料,白开水最好:吃快餐时,只喝白开水,白开水中可以加点柠檬,或者选择不加糖的冰茶。要避免点快餐再加碳酸饮料或奶茶。

选择小份快餐,注意细嚼慢咽:无论吃什么食物,适量都是关键,为了控制总量的摄入,可以尽量选择小份快餐,避免"升级套餐"的诱惑。即使在吃快餐,也要坐下来吃,像吃正餐一样,气定神闲、细嚼慢咽,这样才不会吃得更多,也不会饿得更快。

选择健康的加工方式:尽量选择蒸煮方式的快餐,避免选择油炸、烧烤方式的快餐及裹面包屑或奶油的食物,如吃炸鸡时可以去掉酥脆表皮,减少油脂的摄入。如果吃了较多的油炸食品,当日其他正餐就要适当减少主食和肉类的摄入,多吃新鲜的蔬菜和水果,以保证能量不超标和营养全面。

其实,不仅仅是对于外卖和快餐的选择,我们在日常生活中烹饪食物时,也要尽量多采用蒸煮的方式,减少煎炸食物的摄入。一方面可以避免食物中营养素损失过多,另一方面可以减少有害化学物质的产生,防止不良烹调方式带来健康危害,此外也可以避免能量摄入过多,养成良好的饮食习惯。

## 五、保健食品与膳食补充剂的是是非非

### (一)保健食品与食品、药品的区别

目前国际上对保健食品的定义尚无统一标准,这主要是由东西方的文化差异、饮食习惯不同造成的。保健食品又称功能食品,具有一般食品的共性,是声称具有特定保健功能或者以补充维生素、矿物质为目的的食品。它既适宜于特定人群食用,具有调节机体功能,不以治疗疾病为目的,又对人体不产生任何急性、亚急性或者慢性危害。

保健食品具有特定的保健功能,如增强免疫力、减肥等,而普通食品一般只提供营养需求,也不允许有任何的"健康声称";保健食品有特定适用人群,同时有"不适宜人群",使用不当可能引发安全问题,而普通食品一般适合所有人群;保健食品有食用量的规定,功效成分或

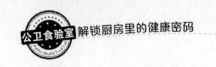

营养素有"量效关系",若食用量过小则效果不明显,过大则可能对身体造成危害,而普通食品没有食用量的规定。

保健食品具有保健功能,但不能以治疗为目,而药品治疗作用必须明确,适应证和功能、主治应当确定。保健食品不能有任何毒性,可长时间食用;而药品可能会有不良反应,有规定疗程。

## (二)膳食营养补充剂能代替食品吗

在我国,"膳食营养补充剂"是以维生素、矿物质及构效关系相对明确的提取物为主要原料,通过口服补充人体必需的营养素和生物活性物质,达到提高机体健康水平和降低疾病风险的目的,一般以片剂或胶囊剂等浓缩形态存在。添加了营养素或生物活性物质的传统形态的食品,如袋泡茶、软饮料、酒、乳品等不以补充营养物质为主要目的,不属于膳食营养补充剂。

"膳食补充剂(Dietary Supplement)"是美国的法律定义,1994 年美国国会颁行了《膳食补充剂健康教育法》,将膳食补充剂定义为:一种旨在补充膳食的产品(而非烟草),它可能含有一种或多种如下膳食成分:一种维生素、一种矿物质、一种草本(草药)或其他植物、一种氨基酸、一种用以增加每天总摄入量来补充膳食的食物成分,或以上成分的一种浓缩物、代谢物、成分、提取物或组合产品等;也包括在得到批准、发证、许可前已作为膳食补充剂或食品上市的、已批准的新药、维生素或生物制剂。《膳食补充剂健康教育法》要求:产品形式可以是丸剂、胶囊、片剂或液体;产品不能代替普通食物或作为膳食的唯一品种。

膳食营养素补充剂产品形式主要为片剂、胶囊、颗粒剂或口服液;颗粒剂每日食用量不得超过 20 克,口服液每日食用量不得超过 30 毫升。在任何国家,一种成分作为膳食补充剂必须遵循的原则是要按照营养学界提出的膳食参考摄入量(DRIs)来设计剂量和应用形式。而膳食参考摄入量是在众多营养学研究基础上制定出来的。

膳食补充剂摄入的下限一般控制在 DRIs 的 1/3 以上，或世界卫生组织专家委员会建议值的 1/3 以上。剂量过小，难有明显作用。膳食补充剂的上限需要遵循的原则：①安全范围较窄的，如维生素 A、维生素 D 与硒等，其上限应控制在不超过或稍高于 DRIs 水平；②毒性较小，且剂量较大时，对某些生理功能确有更明显好处，或能预防某些慢性退行性疾病，其上限可至最低限量的 10 倍。如维生素 E、维生素 C、维生素 $B_1$ 与维生素 $B_2$；③毒性不大，膳食中又较易缺乏，其上限可为最低限量的 3～5 倍。如锌、铁及某些维生素，但不超过可耐受最高摄入量。

### （三）膳食补充剂与保健食品、药品的区别

普通食品身份的膳食营养补充剂可以遵循 2008 年原卫生部颁行的《食品营养标签管理规范》的要求，在产品标签上标注营养或营养成分功能声称。通过卫生行政管理部门批准的保健食品仅可以声称被批准的特定保健功能，广告发布则需要经过国家药监局审批。而营养素补充剂只能声称补充(特指)营养素。

膳食补充剂只能申明具有特定的有益健康的功能，但是不能指预防或者治疗某种疾病。而保健食品可以具有特殊的疾病预防的作用。因此膳食补充剂只是具有一般的保健功能，而保健食品具有某种特殊的保健功能。

膳食补充剂定义为维生素、矿物质、草本植物、氨基酸或其他帮助增加每日饮食摄入量的使用补充剂。其中，膳食补充剂与药品的区别主要有三点。第一点是产品的成分和剂型，如膳食补充剂不能以注射剂的形式呈现给消费者，如果膳食补充剂厂商将其产品做成注射剂，那么该产品将被归为药品；第二点是生产商或销售商对产品的用途预期；第三点是生产商或销售商对于产品的声称描述，比如生产商或销

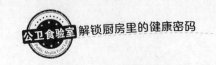 

售商在宣传产品时使用了较为肯定的字眼,如可以治疗、治愈某种疾病,那么该产品属于药品。

## 六、为什么喝水都会长胖

水是维持人类生命健康的重要元素。从健康饮食的角度考虑,喝水可以帮助我们排毒,调理我们的内分泌。可是经常会听到很多减肥的人说"喝水也会胖",究竟是什么原因呢?

其实,这跟身体的基础代谢率有关。基础代谢率(BMR)是指:人在不运动状态下,维持生命所需消耗的最低能量,基础代谢率影响着身体的热量。基础代谢率对减肥有非常大的影响,每天适量的运动有助于提高身体的基础代谢率,而节食(极端是绝食)会降低人的基础代谢率。

### (一)基础代谢对于能量消耗有多重要

基础代谢占人体总能量消耗的60%～70%。这个概念说的是,在清醒、静卧、空腹的情况下,我们日常进行的那些无意识的活动,比如内脏运动、血液流淌等都会消耗一定的能量。

而能量消耗的另外一个方向是食物的热效应(thermic effect of food),又被称为TEF,占比10%,是指人吃进东西后,需要消耗一定能量来对其进行消化吸收。吃东西还能消耗能量? 是的,您没有看错! 人体吸收的最主要的能量营养素是碳水化合物、脂肪、蛋白质。在摄入的过程中身体也会相应消耗能量,不同的营养素消耗的能量不同。

最后,身体活动能量消耗占总能量消耗的20%～30%。身体活动指日常生活、工作、出行和体育锻炼等各种增加能量消耗的骨骼肌活动,包括做家务、上下楼梯、走路、骑自行车和各类运动等。

所以,总能量消耗 = 基础代谢(60%～70%) + 食物热效应

（10％）＋身体活动能量（20％～30％）。减肥是摄入能量＜消耗的总能量的一个过程。要想提升能量的消耗，可以从提升基础代谢和增加身体活动着手。

如果一个人基础代谢偏低，那么就算是有适当的身体活动也不会显著增加总能量消耗，这也就是为什么有些人喝水都会长胖的原因所在。基础代谢占到了每天能量消耗的60％～75％，是能量消耗的大头。也就是说如果您的基础代谢提高一点，就可以轻松实现减重，塑造完美的身材。

### （二）什么原因会导致基础代谢下降

遗传因素：有些人很幸运，因为他们新陈代谢很快。另外，还有一部分人体内的新陈代谢缓慢，无法明显改善。这是由遗传因素造成的。

年龄：如果您的身体有高质量的肌肉，那么您的新陈代谢会更快。但从18岁开始，随着年龄的增长，体内肌肉的数量自然减少，意味着新陈代谢减慢。因此，您需要经常锻炼来保持肌肉，避免新陈代谢的下降。

吃太多：当体内的能量过多时，消化系统将无法及时处理，摄入过多的能量会导致血糖水平升高，组织不能吸收葡萄糖，多余的能量在细胞中积累，并导致新陈代谢减慢。

睡眠不足：缺乏睡眠者，会在代谢障碍的路上越走越远。因为睡眠不足会导致饥饿素和瘦素功能紊乱，导致您在进食后仍然欲求不满。

饮水不足：充足的水分不但能让您保持清醒和提高工作效率，更能够保证代谢活性。当一个人仅轻微脱水时，他的代谢就会下降3％。所以，忙碌的您，不要忘记时时提醒自己喝水。

缺乏蛋白质：蛋白质是肌肉的基础。准备去健身房"自虐"之前，

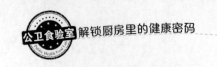

您应该摄入足够的蛋白质,这会帮助您更好地完成身体修复,并变得更加强壮。

低碳水饮食:很多人在减肥的时候会选择低碳水化合物甚至无碳水化合物饮食。但是碳水化合物帮助增加细胞水化,增大细胞体积,身体会因此保持较高代谢水平。

## (三) 如何提升基础代谢率

增加身体肌肉量:身体肌肉量与基础代谢有直接关系,我们会发现很多运动员饮食摄入较多,但是不会发胖。原因就在于身体肌肉量,同样体重的人,身体肌肉量高的代谢率相对较高。

所以平时要多锻炼,可以尝试一些力量训练来增加肌肉量,不过男性的效果会比女性明显,男性更容易增肌,但女性也可以通过锻炼适量增加肌肉的含量。

减脂:如果是本身肥胖或超重的人群,脂肪含量超标会影响基础代谢率,减少脂肪含量,基础代谢率会有所提高。但这里强调,不建议通过节食或极低能量膳食来减重。这种减重方法会消耗大量的肌肉,其次才是脂肪,但由于肌肉被消耗,基础代谢率降低,一旦恢复正常饮食,会迅速反弹。这也是为什么有些人瘦下来了,后来反弹得更厉害的原因。提倡健康合理饮食 + 运动,这样既能减脂又能增肌。

补充蛋白质:肌肉的合成需要蛋白质,身体的代谢同样需要蛋白质。蛋白质的消化会产生食物热效应,即会消耗能量,所以蛋白质要充足,但也不宜过量。

充足的水分:身体的代谢离不开水,充足的水分有助于代谢的正常运行和消耗,缺水则不利于正常代谢。也可以适当喝些淡茶,茶中的儿茶素属于改善代谢的植物化合物。

营养均衡:不挑食、不厌食,充足的营养是维持生命的基础,营养素的缺乏会直接影响身体内的各种循环和代谢反应。

充足的睡眠：睡眠不足同样会影响基础代谢率。补充说明，特殊疾病会影响基础代谢率，比如甲亢患者基础代谢率会高于正常人群40%～80%，而甲减患者基础代谢率会低于正常人群40%～50%。

### 七、吃代餐奶昔真能"躺瘦"吗

起初，代餐并不是专门为减肥人士设计的，而是为了解决在某些特殊环境下无条件用餐的问题。后来，代餐逐渐渗透到减肥人士，甚至普通人中。代餐的流行与年轻人重视体重管理和追求健康生活方式密切相关。

中国营养学会发布实施的《代餐食品（T/CNSS 002—2019）团体标准》中对代餐食品作出了明确定义：全营养代餐食品，是为了满足成年人控制体重期间一餐或两餐的营养需要，代替一餐或两餐，专门加工配制而成的一种控制能量的食品；非全营养代餐食品，是为了满足成年人控制体重期间一餐或两餐部分营养需要，代替一餐或两餐中部分膳食，专门加工配制而成的一种控制能量的食品。最后，团体标准还强调，如果使用超过两个月，建议寻求营养师指导。

目前，主流代餐食品包括代餐粉、代餐奶昔、代餐粥、代餐零食、蛋白棒等，它们通常与方便、低脂和减肥有关。那么，代餐真的能让我们"瘦身"吗？以下我们以代餐奶昔为例讨论。

#### （一）什么是代餐奶昔

代餐奶昔是代餐食品的一种，即利用奶昔取代部分或全部正餐的食物。准确点说，就是以在蛋白粉基础上添加脂肪、碳水化合物、微量元素和矿物质等营养素的奶昔形式替代食品。保证蛋白质的摄入是关键，乳糖不耐的人可以选择豆类蛋白产品，或者乳糖水解的产品。一款代餐奶昔可以代替早餐、午餐或晚餐。它们通常富含营养物质，

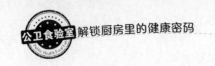

但能量比你在用餐时摄入的要少。

平均而言,男性每天摄入 2 000～3 000 卡(1 卡≈4.18 焦)的能量,而女性通常摄入 1 600～2 400 卡。专家建议膳食摄入包括:蔬菜;新鲜水果;全谷物;乳制品,如牛奶、奶酪和酸奶;蛋白质,如肉、蛋、豆类和海鲜;油脂。代餐奶昔通常不含水果、蔬菜或谷物,但它们往往富含这些食物中的营养成分。

代餐奶昔蛋白质含量高,所以它们能让你饱腹,但可能不会让你摄入额外的能量,因此这有助于在不放弃肌肉质量的情况下的减肥。一些代餐奶昔是预先制作好的,你可以把它们装在一个瓶子里。其他的则是一种粉末,可以与牛奶或水混合。

## (二) 代餐奶昔的优点

营养丰富:如果你知道自己没有时间停下来吃饭,那么代餐奶昔是确保你健康所选择的一种方法。去一家快餐店也许很容易,但那里有很多选择都不健康。另外,你可能会花更多的钱在汉堡上,而不是在代餐奶昔上。

低能量:如果你正在关注你的体重或试图减肥,那么代餐奶昔是你饮食中的一个很好的补充。减肥的一个缺点是感觉饥饿,而代餐奶昔可以帮助你克服这个饥饿感觉的障碍,更容易减肥。

添加纤维:除了有助于饱腹感的蛋白质外,代餐奶昔通常富含纤维。这有助于健康的消化,所以你不会肿胀或便秘。

减肥:研究发现,代餐奶昔有助于减肥。一项研究跟踪了两组在 3 个月内试图减肥的人,在研究结束时,不使用代餐奶昔的一组只减掉了最初体重的 1.5%,而使用代餐奶昔的组减重 7.8%。

## (三) 代餐奶昔的缺点

人工成分:通常代餐奶昔含有大量人造成分,因为粉末混合物是

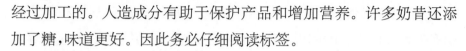

经过加工的。人造成分有助于保护产品和增加营养。许多奶昔还添加了糖,味道更好。因此务必仔细阅读标签。

检查质量:有些产品标榜膳食替代品,但没有达到预期效果。看看在你的奶昔中是否有至少 3 克的纤维,其中蛋白质含量应高于或等于奶昔中的碳水化合物含量。

低能量:在某些情况下,低能量可能是一个优势,但在其他情况下,这可能是一个劣势。在需要减肥时,会减少能量的摄入。然而长期过少的能量摄入会让身体的基础代谢下降,一旦回归正常饮食模式就会导致体重迅速反弹,减肥失败。团体标准中还提到,对于长期食用代餐食品和部分代餐食品的人群而言,每日最低摄入能量不小于800 卡。所以,并不是代餐吃得越多越好,能量摄入越少越好。如何掌握具体的减重能量,还需要咨询医院专业的营养师或者医生。

值得提醒的是,在选择代餐时,一定要关注其中的过敏原的信息!

### （四）代餐食品适用人群有哪些

除了因为疾病和遗传等因素导致的肥胖,单纯性肥胖大多是由于长期能量过剩,体内脂肪的体积和(或)脂肪细胞数量增加导致。减肥就是要减少能量摄入,消耗自身脂肪。代餐食品能在控制低能量摄入的前提下,提供丰富的营养物质,帮助脂肪氧化分解或阻断脂肪和(或)糖分的吸收,从而达到控制体重的目的。然而,摄入过少的能量也是危险的,长时间过度摄入或者依赖低能量食物会降低自身基础代谢导致减肥失败。停止代餐后体重会迅速反弹,甚至诱发很多慢性代谢性疾病。代餐的能量通常在 150～200 卡,这可能与正常人在一顿饭中所吃的能量相差很大。因此,切记一定要用其他食物和零食补足能量。

实际上,可持续、不反弹的减重方式必然是膳食控制结合运动干预,缺一不可。《中国超重/肥胖医学营养治疗专家共识(2021)》中提

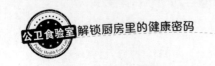
到,配合营养代餐的强化生活方式干预,比单纯的膳食支持和教育能更有效地降低患者的体重。所以想要实现有效减重,根本上还是要靠生活方式干预,营养代餐只是配合手段。配合代餐减重也是一种疾病的营养治疗方案,需要根据每个人的身体状况,特别是肝肾功能情况等,结合生活方式的干预,才能安全、有效、长期实施。

代餐主要针对超重和肥胖人群,普通减脂人群其实没必要用代餐,适当控制饮食和锻炼才是最健康的。不建议孕妇、哺乳期妇女、婴幼儿、儿童、病人及老人食用代餐食品。另外代餐食品一般来讲膳食纤维含量比较高,胃肠功能紊乱、消化功能不全者也不宜食用。

## 八、脂肪吃得越少越健康吗

低脂饮食常常被认为是减肥所必经的途径。然而恰恰相反,持续低脂饮食实际上更有可能增加腹部脂肪,而且这不是唯一的负面影响。

有益健康的脂肪是健康饮食模式的一个重要营养组分,不仅因为它们是为我们的身体提供能量、构建健康细胞和调节激素所必需的,而且因为脂肪是吸收脂溶性维生素所必需的,脂溶性维生素可增强免疫力并维持骨骼、眼睛和皮肤健康。

虽然脂肪在过去几十年中受到了不好的评价,但由于现代研究人员重新评估了过去的数据,逐渐发现脂肪并没有那么十恶不赦。专家们正在澄清脂肪在维持健康生活方式方面的好处,以及如果我们吃得不够的话会产生的负面影响。不确定您是否吃够了这些东西?继续读下去,看看如果您的饮食中没有足够的脂肪,您的身体会发生什么令人惊讶的事情。

### (一) 经常有饥饿感吗

当您少吃一种主要营养素(即脂肪、碳水化合物和蛋白质)时,您将不得不在其他地方补充能量。那些少吃脂肪的人最终会吃更多的碳水化合物,多吃碳水化合物和少吃脂肪的结合会让您一直感到饥饿。

（二）心脏健康将受到威胁

当适量食用单不饱和脂肪酸,相比于反式脂肪酸和饱和脂肪酸,单不饱和脂肪酸可以对心脏产生有益的影响。根据发表在《营养学》杂志上的对当前研究的回顾,高单不饱和脂肪酸饮食会增加"良好"高密度脂蛋白胆固醇的水平,降低甘油三酯的水平,可以降低心脏病和中风的风险。如果您的饮食中没有单不饱和脂肪酸,您就不会获得它们对心脏的保护作用。而且,此时您还会吃更多的糖。2016年之前,人们认为减少饱和脂肪酸的摄入是降低冠心病风险的最有效方法。事实并非如此,根据一项心血管疾病研究进展,糖实际上才是罪魁祸首。糖的摄入,特别是精制加糖(更具体地说,是果糖),比饱和脂肪对冠心病的贡献更大。

（三）身体会有炎症吗

虽然炎症是一种自然的免疫反应,可以保护您的身体免受感冒和伤害,但也有可能使您的身体进入慢性炎症状态。这会导致体重增加、关节疼痛、嗜睡、皮肤问题以及从糖尿病到癌症等一系列疾病。那么低脂饮食为何会加重炎症反应呢?

正如我们之前所说,当您没有摄入足够的脂肪时,您可能会摄入更多的碳水化合物。研究发现,进食后血糖升高会增加炎症,因为您的身体会过度产生被称为活性氧(ROS)的炎症自由基。

如果您没有摄入足够的脂肪,您就无法获得健康脂肪的回报,如多不饱和脂肪酸EPA和DHA。《公共科学图书馆·综合》杂志的一篇评论称,这些n-3脂肪酸大量存在于高脂肪鱼类中,它们通过增加

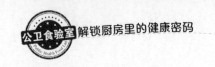

脂联素(一种增强肌肉利用碳水化合物获取能量、促进新陈代谢和燃烧脂肪的能力的激素)来对抗过度炎症,最终减少炎症标志物。

您不会获得脂溶性维生素的抗炎作用。此前发表在《炎症研究杂志》上的研究发现,维生素 D 缺乏与促炎症标志物水平升高之间存在相关性。

### (四) 患癌症的风险会增加吗

脂肪摄入不足可能会使您更容易患某些类型的癌症。

低脂"节食"的加工食品更可能含有潜在的致癌的添加剂。一些选择不吃脂肪的人经常被"低脂"减肥食品所吸引。不幸的是,这些加工食品可能通过添加更多的人工香料和有害添加剂来弥补脂肪的味道损失。其中一种添加剂,聚山梨酯80,是一种合成乳化剂,添加到食品中以防止成分分离。它经常出现在低脂减肥食品中,比如一些减肥冰激凌,因为脂肪天然地起着乳化剂的作用,制造商必须找到一种脂肪化学替代品。佐治亚州立大学研究人员的一项研究发现,这种添加剂可能为结肠癌细胞的生长创造理想的肠道条件,从而导致癌症。

高碳水化合物饮食会产生致癌自由基。同样,如果您没有摄入足够的脂肪,您很可能摄入了过多的碳水化合物。吃高碳水化合物的食物会导致您的血糖升高,我们前面提到的血糖会产生自由基。这些自由基会导致细胞和 DNA 氧化,它们会造成足够的损害,导致癌症或其他健康问题。

### (五) 会缺乏维生素吗

维生素 A、维生素 D、维生素 E 和维生素 K 是脂溶性的,而不是水溶性的。这意味着这些必需的微量营养素只有在溶于脂肪球后才能被人体吸收(这就是为什么我们总是在沙拉上推荐一些橄榄油调味品)。一旦维生素分布到全身,它们就会储存在肝脏和脂肪组织中供

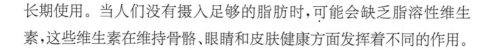

长期使用。当人们没有摄入足够的脂肪时，可能会缺乏脂溶性维生素，这些维生素在维持骨骼、眼睛和皮肤健康方面发挥着不同的作用。

### （六）免疫系统会受到影响吗

脂肪是免疫反应的重要组成部分。脂肪酸是 T 细胞的重要能量来源，T 细胞是一种白细胞，在维持高功能免疫反应中起着核心作用。膳食脂肪有助于人体吸收对免疫力起作用的维生素。此外，如果过少摄入脂肪，您可能无法吸收脂溶性维生素 E。研究人员发现，脂溶性维生素 E 可以增强免疫细胞的功能，并有助于确保随着年龄增长而完善的健康的免疫功能。维生素 D，另一种脂溶性维生素，也有助于身体抵御感冒。此外，两种必需脂肪酸（您只能从饮食中获得）——n-3 和 n-6 不饱和脂肪酸——在免疫系统的正常功能中发挥重要作用。

### （七）心理健康也会受到影响吗

一项研究发现，高果糖饮食可以关闭大脑中的数百个基因。如果没有摄入足够的脂肪，就不会摄入 n-3 不饱和脂肪酸，而 n-3 不饱和脂肪酸被发现有助于扭转这种损害。

脂肪保护大脑，帮助保存记忆。老年人群的大规模研究发现，坚持富含橄榄油、坚果和鱼类等健康脂肪的地中海饮食可以帮助保存记忆，降低认知障碍的风险。

炎症会损害肠道健康，从而影响抑郁和焦虑。因为人们会吃更多可能引起炎症的富含碳水化合物的食物，损害肠道健康。越来越多的科学证据表明，我们的肠道成分在通过所谓的"肠道-大脑轴"影响认知行为和情绪（如焦虑、抑郁、压力、自闭症、学习和记忆）方面起着关键作用。事实上，令人震惊的是，95％的"快乐激素"5-羟色胺被制造并储存在肠道中。炎症会损害肠道健康，因此会增加焦虑、抑郁和压力感。

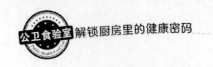 
## （八）会缺乏耐力吗

你有没有感觉在椭圆机训练后的举重特别困难？碳水化合物是在锻炼过程中为身体提供快速能量来源的关键，但如果日常锻炼超过20分钟，它们不是我们需要担心的唯一宏量营养素。虽然身体会首先消耗碳水化合物，一旦碳水化合物用完，身体就可以开始使用储存的脂肪作为"燃料"。所以，虽然我们可能能够在短时间内完成一个椭圆机的训练，但身体需要脂肪的能量来完成更长时间的有氧运动或举重训练。如果没有摄入足够的脂肪，运动日程就会缩短。

## （九）皮肤可能会受到影响吗

维生素 E 和维生素 K 需要脂肪才能被身体吸收，缺少脂溶性美容维生素 E 和维生素 K，皮肤会干燥、掉碎屑。维生素 E 有助于恢复皮肤水分，减少皮肤干燥和粗糙。至于维生素 K，这种微量营养素也在保持皮肤健康方面发挥作用，并被认为可以防止皱纹和过早衰老。n-3 脂肪酸可以减轻炎症，膳食必需脂肪酸的增加也可以防止由时间和阳光损伤引起的衰老迹象。

高糖摄入与晚期糖基化产物（AGEs）的形成有关，AGEs 巧合地加速了衰老。当葡萄糖和果糖（两种糖分子）水平升高时，这些多余的糖可以随意地与蛋白质结合，产生这些被称为"AGEs"的化合物。而研究发现，其中两种蛋白质是胶原蛋白和弹性蛋白，这两种蛋白可以让您的皮肤紧致丰满。所以，低脂饮食诱发的高糖饮食会加速衰老。

## （十）您可能会内分泌紊乱吗

脂肪有助于调节性激素的产生。对未摄入足够脂肪的年轻少女的个案研究发现，她们的青春期发育延迟。此外，青春期后的女性可能会因为身体脂肪百分比低而经历月经周期的缩短。

糖摄入太多会引起代谢问题。当我们的饮食富含碳水化合物和糖时,会导致激素失衡,包括皮质醇、葡萄糖水平升高和胰岛素需求增加,这可能导致中枢性腹部肥胖(又名腹型脂肪)和糖尿病等代谢紊乱。

### (十一)您很可能会更胖

如果你想减肥并保持体重,低脂饮食不是最好的选择。n-3脂肪酸通过正面对抗炎症来减少腹部脂肪的储存。并且,脂肪可以改善饱腹感,防止人们摄入过多高糖食物。

因此,需要遵循膳食指南建议的健康饮食方式,每天可以摄入35%的脂肪,其中25%或者大约56克的脂肪应该来自多不饱和脂肪(如鱼、瓜子、亚麻籽)和单不饱和脂肪(如坚果、橄榄油和鳄梨)。

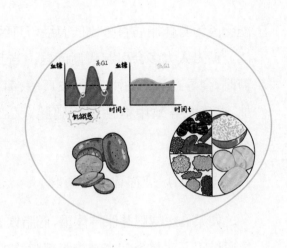

# 第二节 选好主食 粗细搭配

## 一、买粮如何粗细结合

也许在很多人的眼中,主食不就是米饭、馒头、面条,要是遇上一位面点大师,也有可能告诉您是馒头、花卷、包子、拉面、烙饼……但是,其实这里上面的种种都只能算作两种主食——精白稻米和精白小麦面粉,主食的范围可比您想象的要宽泛很多。

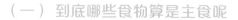

（一）到底哪些食物算是主食呢

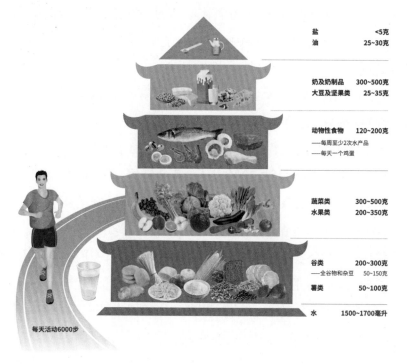

根据中国居民平衡膳食宝塔对主食的定义，谷薯类，包括谷类（包含全谷物）、薯类和杂豆类，提供的能量主要来自碳水化合物的（食物）都是主食。主食是摄入营养素的重要来源，是维护机体健康所必需，正常成年人每天需要摄入谷类食物 200～300 克，其中含全谷物和杂豆类 50～150 克、薯类 50～100 克，提供了一天所需 50%～65% 的能量。

常见的全谷物：合理加工的稻米、小米、玉米、大麦、燕麦、黑麦、黑米、高粱、青稞、黄米、小米、粟米、荞麦、薏米等。全谷物是指未经精细化加工或虽经碾磨/粉碎/压片等加工处理后仍保留了完整谷粒所

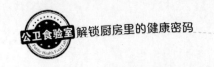

具备的胚乳、胚芽、麸皮及其天然营养成分的谷物。

膳食纤维和 B 族维生素主要来源于谷物的表皮，所以全谷物中含有谷物全部的天然营养成分，如膳食纤维、B 族维生素和维生素 E、矿物质、不饱和脂肪酸、有益健康的植物化学物如植物甾醇、植酸及酚类物质等。富含膳食纤维的食物消化吸收速度减慢，餐后升血糖较慢，对预防 2 型糖尿病、心血管疾病、癌症、肥胖具有潜在的有益作用，膳食纤维也可以促进肠道蠕动、增加排便量。

常见的杂豆：除了大豆类以外的其他豆类，如红豆、芸豆、绿豆、豌豆、饭豆、蚕豆、鹰嘴豆等，与大豆相比，这类豆中碳水化合物相对较高，含 50%～60% 的淀粉。所以杂豆类也被归于主食。

杂豆中蛋白质含量达 20% 以上，膳食纤维、钙、磷、铁、钾、镁等矿物质含量较高，而且杂豆与谷类食物搭配具有很好的蛋白质互补作用。谷类中赖氨酸含量较低，而豆类中较多，谷类中的蛋氨酸含量较多，豆类中较少，谷类和豆类食物搭配，可通过蛋白质互补作用，提高蛋白质被机体的利用率。

常见的薯类：马铃薯、红薯、芋头、山药和木薯等。目前，马铃薯和芋头又常被我国居民作为蔬菜使用，但是因为薯类淀粉含量高，所以摄入薯类也要按照主食来算。薯类富含膳食纤维，并且维生素 C 含量与其他根茎类蔬菜类似，这是谷类中所没有的。除此之外，红薯还是 β-胡萝卜素的良好来源。

## （二）主食怎么吃才能做到粗细结合

膳食指南建议主食要做到粗细搭配，粗细粮食的巧妙搭配和合理烹调不仅可以增加食物品种数量，也可以提高菜肴的营养价值和口感。建议每天摄入全谷物和杂豆类的主食 50～150 克，薯类的主食 50～100 克，平均每天摄入三种主食，每周至少摄入 5 种主食。下面就有几种简单可行的粗细粮食搭配方法推荐给您。

**❶ 融入主食中**

只要在平时煮的白米饭里面,加入粗粮、杂豆类,就可以煮成杂粮饭或杂粮粥等。马铃薯和红薯经蒸或煮后,可直接作为主食食用,也可以切块放入大米中经烹煮后同食。面粉里加入一些杂豆粉、玉米粉、绿豆粉等,则可以做成粗粮面条、粗粮饼等。一般推荐粗粮∶大米比例为1∶3左右,这个比例既可以满足粗粮摄入量,同时减少杂粮口感不好和问题,也减少消化道的负担。杂豆还可以做成豆馅,成为豆沙包、八宝饭及各种糕点的馅料,是烹制主食的好搭配。

**❷ 制作成菜肴**

炒土豆丝、清炒淮山药都是常见的家常菜肴,杂豆如芸豆、花豆、绿豆等,还有土豆,煮熟后都可以成为拌沙拉的配菜。薯类还可以和其他蔬菜或肉类搭配烹饪,比如土豆炖牛肉、山药排骨汤、芋头烧鸡等。

**❸ 做成零食加餐**

红薯干、烤红薯、烤土豆等都是不错的加餐零食,低油低脂,饱腹感强,但是不宜多吃油炸薯类食物如炸薯条、薯片等。

(三)食用杂粮有哪些注意点

**❶ 莫把主食当蔬菜,总量控制更苗条**

首先,所有的谷薯类食物中都有碳水化合物,食用了杂粮、杂豆等主食,就必须相应减少其他主食的量,否则能量就容易超标,米饭配上酸辣土豆丝的吃法,营养就不是很均衡。

**❷ 善用炊具巧烹调,油炸不宜蒸煮好**

长期吃精制米面的人,开始食用口感粗糙的全谷物可能会不适

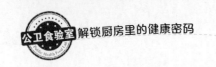 

应,因此可以在烹饪前提前浸泡粗粮,在烹饪时使用高压锅,尽可能消除入口的粗糙感。有人会在煮小米粥时加入食用碱,让煮的速度快一些,这确实能使粥更快煮熟,还能让粥口感更黏稠。但碱会破坏食物中的大多数维生素,尤其是 B 族维生素,从健康角度出发最好不要煮粥加碱。另外,也不推荐多吃油炸的杂粮,例如炸薯条、薯片等,经高温加工的富含碳水化合物的食品最易产生丙烯酰胺,对人体健康有害,所以还是建议食用蒸熟、煮熟的各种谷薯类食物。

### ③ 老人小孩少量吃,肠胃不好要当心

粗粮虽好,但不利于消化和营养吸收,大量进食粗粮,会增加胃肠道的负担;太多粗粮会影响人体对蛋白质、无机盐以及某些微量元素的吸收。因此要适当摄入,胃肠功能弱或患消化系统疾病的人群、消化功能减退的老年人、消化功能尚未完善的儿童,建议少量食用杂粮。

## 二、传说中的"胚芽米"是不是智商税

在前面一章节里,我们已经了解了主食到底怎么吃。单纯的精白米面当然不是最优的主食选择,现在,一位主食家族的贵族成员"胚芽米"就要粉墨登场啦!据说它既像糙米一样营养丰富,又像精白米一样细软香甜。那高贵的"胚芽米"是不是智商税呢?那就要讲到大米家族的关系了。

### (一)胚芽米和糙米、精白米的区别是什么

它们本质上都是大米家族的成员,其区别在于加工工艺不同。稻谷脱去谷壳后分为谷皮、糊粉层、胚乳和胚这四个部分。从稻谷结构图,可见各种营养成分在谷粒中的分布不均匀。

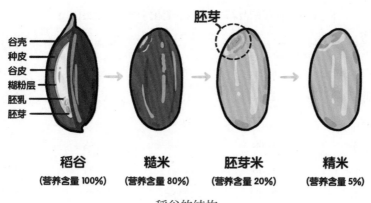

胚芽

谷壳
种皮
谷皮
糊粉层
胚乳
胚芽

**稻谷**
（营养含量100%）

**糙米**
（营养含量80%）

**胚芽米**
（营养含量20%）

**精米**
（营养含量5%）

稻谷的结构

糙米是稻谷仅经过脱壳,种皮、谷皮、糊粉层等部分全部得到保留的米粒。从外观上看,糙米是棕色的。

胚芽米是糙米再进行较小程度的碾磨,去掉了种皮、谷皮部分和部分糊粉层,但胚芽部分仍得到保留的米粒。从外观上看,胚芽米为白色,能在米粒上看到浅棕色的胚芽。

精米是糙米再进行较大程度的碾磨,去掉了种皮、谷皮部分和几乎全部糊粉层,基本只留下了胚乳部分的米粒。从外观上看,精米为白色,比较洁净光亮。

简单来说:稻谷＝糙米＋谷壳＝胚芽米＋谷壳＋种皮＋谷皮＋部分糊粉层＝精米＋谷壳＋种皮＋谷皮＋糊粉层＋胚芽。

谷物中60％～70％的蛋白质、脂肪、维生素、矿物质和大量必需氨基酸都聚集在皮层和胚芽中。碾米过程中,加工精度是影响大米皮层及胚芽保留率最直接的因素,即加工精度等级越高,营养成分损失越严重。显而易见,从营养来说,糙米＞胚芽米＞普通精白米。

有研究者对胚芽米和糙米、精白米的营养进行了分析,糙米的膳食纤维、矿物质和B族维生素含量均明显高于精白米,但是糙米由于保留了糊粉层,膳食纤维含量较高、结构较致密,导致烹饪时吸水困难,所以口感较硬,难以直接食用。而胚芽米适度加工工艺即是保留

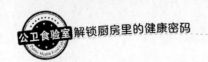 

糙米、胚芽米及精白米中主要化学成分  g/100 g

| 营养成分 | 糙米 | 胚芽米 | 精白米 1 | 精白米 2 |
|---|---|---|---|---|
| 蛋白分 | 8.19 | 6.61 | 6.55 | 6.78 |
| 脂肪 | 2.14 | 1.87 | 0.57 | 0.52 |
| 碳水化合物 | 81.57 | 80.27 | 81.04 | 80.69 |
| 灰分 | 1.58 | 0.78 | 0.68 | 0.62 |
| 粗纤维 | 1.48 | 0.45 | 0.51 | 0.48 |
| 淀粉 | 76.54 | 77.84 | 74.27 | 75.38 |
| 直链淀粉 | 13.08 | 14.17 | 14.57 | 15.47 |
| 支链淀粉 | 63.46 | 63.67 | 59.7 | 59.91 |

糙米、胚芽米及精白米中维生素含量  μg/g

| 维生素 | 糙米 | 胚芽米 | 精白米 1 | 精白米 2 |
|---|---|---|---|---|
| A | 0.08 | 0.05 | 未检出 | 未检出 |
| $B_1$ | 4.12 | 3.67 | 1.05 | 1.24 |
| $B_{12}$ | 1.37 | 0.75 | 0.65 | 0.68 |
| $B_6$ | 1.45 | 1.48 | 0.57 | 0.74 |
| E | 4.57 | 10.2 | 未检出 | 未检出 |
| 烟酸 | 20.45 | 18.57 | 10.57 | 9.89 |
| 泛酸 | 7.56 | 6.52 | 4.25 | 4.38 |
| 生物素 | 0.12 | 0.09 | 0.09 | 0.10 |
| 叶酸 | 0.09 | 0.08 | 0.04 | 0.05 |
| $B_{12}/(\mu g/kg)$ | 0.87 | 0.75 | 0.76 | 0.74 |

图表来源：王艳,兰向东,陈钊,等. 糙米、胚芽米和精白米营养成分分析[J]. 食品科技,2016(11)：4.

大米中的营养物质,在蛋白质、脂肪、粗纤维、维生素及微量元素上均高于精白米,口感比起糙米又好上不少,与普通精白米比较接近,多数人都可以接受。

## （二）胚芽米值不值得买

看了上面的比较,确实在矿物质和维生素方面,胚芽米约是精白米的 1.5～3 倍,略有优势,但比起糙米来还是低不少的。而现在市面上的胚芽米价格比起其他稻米可谓是一骑绝尘,这或许要归功于市场的营销,与它本身的营养价值并不能匹配。特别要注意的是,糙米和胚芽米的不饱和脂肪酸含量都较高,容易氧化酸败。购买时要看好生产日期和保质期,保存时要注意低温、干燥、避光,尽快食用完毕。

如果想要保留更多稻米的营养,建议可以在饮食中适量添加糙米,上一章节也有不少推荐的吃法。针对糙米,首先是要在烹饪前适当延长浸泡时间,让米充分吸水,加水量也要增加,以改善口感;和精米混合做成杂粮饭时,比例在 1∶3 左右,也可以做成蛋炒饭,因为糙米比较有嚼劲,反而可以增加口感。

## 三、认识 GI 值,血糖控制好

很多糖尿病患者觉得,吃主食会使血糖升高,不吃主食或者少吃主食,就可以有效控制血糖,这种想法显然是不合理的。主食是机体能量的主要来源,若不吃主食或少吃主食,体内就要动用脂肪来产生能量,脂肪供能时还会伴随酮体生成,如果酮体产生过多,就会发生酮症酸中毒。同时,碳水化合物长期摄入不足,胰腺 β 细胞功能下降,胰岛素的分泌就会减少,同时胰岛素的敏感度也会下降,对葡萄糖的降解功能减弱,反而会引起血糖过高。所以主食必须要吃,哪些是适合糖尿病患者的"好主食"呢? 那就要提到血糖生成指数了。

### （一）一起来认识一下 GI 值

血糖生成指数(GI)是衡量食物引起餐后血糖反应的一项有效指

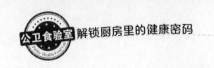

标,是指含 50 克可利用碳水化合物的食物与相当量的葡萄糖在一定时间(一般为 2 个小时)体内血糖反应水平的百分比值,这反映食物与葡萄糖相比升高血糖的速度和能力。通常把葡萄糖的血糖生成指数定为 100,一般而言,食物血糖生成指数大于 70 为高 GI 食物,55～70为中 GI 食物,小于 55 为低 GI 食物。更低的 GI 食物中的葡萄糖进入血液后的峰值低、下降速度慢,能使血糖保持一个稳定的血糖浓度,对健康更为有益。

## (二) 食物的 GI 是怎么受到影响的

GI 受到很多因素的影响,包括食物加工、烹调方法及膳食中所含的蛋白质、脂肪和膳食纤维等。就食物加工而言,谷类加工越精细则 GI 值越高,全谷物的 GI 值明显低于精白米面。

不同的烹调方法也影响血糖水平。蒸煮较烂的米饭或米粥,GI 值明显高于干饭。

食物混合对血糖生成指数也有一定的影响,蛋白质、膳食纤维类食物与碳水化合物食物的混合餐,均可降低血糖生成指数;而脂肪类食物与碳水化合物食物的混合餐,对降低血糖生成指数的作用不明显。

根据这几点,我们就可以得出糖尿病患者的主食法则。

## (三) 糖尿病患者的主食怎么吃

**❶ 主食粗细搭配、粮豆搭配、谷薯搭配**

与精制谷物相比,全谷物和杂豆、薯类生成血糖的能力更低,因此在定量的基础上,一般建议主食粗细搭配食用,这点可以参考《买粮如何粗细结合》这一节,但要注意的是对于老年糖尿病患者,粗粮的摄入量建议视消化能力酌情调整。

### ② 主食吃干不吃稀

糖尿病患者主食宜吃"干"不吃"稀",不建议糖尿病患者喝粥。米经过长时间煮制,淀粉充分糊化,就比较容易被分解成葡萄糖,使血糖快速升高。建议进食时细嚼慢咽,这样不仅有利于胃肠道的消化、吸收,尽量避免血糖迅速上升,也给大脑充分的时间接受饱足的信号,有利于糖友控制每餐的进食量。

### ③ 按蔬菜、肉、主食的顺序依次进餐

调整进餐顺序,可降低餐后血糖波动,利于糖尿病患者长期血糖控制,养成先吃蔬菜,再吃肉类,最后吃主食的习惯。蔬菜富含膳食纤维,肉类富含蛋白质,可以延缓碳水化合物的胃排空时间,减缓血糖升高的速度;膳食纤维和蛋白质也可增加饱腹感,对控制总能量和营养素的摄入也有一定的帮助。

除此以外,糖尿病患者建议少食多餐,在能量相同、膳食结构一样的前提下,少量多餐能够显著降低餐后血糖的波动,有助于预防餐后高血糖及夜间低血糖的发生。

## 四、不吃主食就能减肥吗

近年来出现了许多流行的减肥方法,低碳水饮食、阿特金斯饮食、生酮饮食等,每一个减肥人士都至少听过一种。它们的基本原则都是减少含有碳水化合物类的食物摄入,而主食主要提供的营养就是碳水化合物。

### （一）不吃主食就瘦身法真能成功吗

这当然是不正确的。首先,肥胖不是吃主食的错,肥胖的真正原因是能量过剩,即能量摄入大于能量消耗。只要能量摄入小于能量消

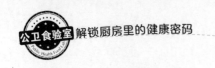 

耗,无论少吃的是什么食物,都可以减肥,所以如果在控制总能量的前提下,适量减少主食的确会对体重控制有帮助。但是谷薯类除了提供能量,还是重要的B族维生素、矿物质等营养的来源,如果完全不吃主食而用高蛋白食物代替,这种营养不均衡的膳食也对健康不利。高蛋白的摄入会加重肾脏负荷,对长期的体重控制不利,极易引发暴饮暴食,减肥反弹。

### (二) 主食到底有多重要

首先,碳水化合物是人类能量的主要来源。正常成人的饮食中,碳水化物提供总能量的50%～65%,超过一半,其中谷薯类的食物提供的碳水化合物又占总碳水化合物来源的90%。谷物为主的膳食模式,不仅可以提供充足的能量,还能够减少动物性食物和脂肪的摄入,降低心血管疾病和糖尿病等慢性病的发病风险。

其次,碳水化合物是肌肉活动时最高效的"燃料"来源,也是心脏、大脑、红细胞和白细胞等重要组织细胞重要的能量来源。对维持机体的正常生理功能、增强耐力、提高工作效率等都具有重要意义,不吃主食不只是变瘦,可能还会"变傻"。对于糖尿病患者而言,合理比例的碳水化合物更有利于提高胰岛素敏感性和改善葡萄糖耐量,防止机体蛋白质过度消耗和脂肪过度分解导致酮体生成,导致酮症酸中毒。

### (三) 对有减肥需求的人来说,主食怎么吃才最好

控制体重的关键是能量平衡,以谷类为主的平衡膳食更能保证充足营养素的摄入,有助于体重的维持。减肥人士的主食粗细均衡就更为重要了,粗粮比精白米面有利于减肥,杂粮能够长时间饱腹,以减少饥饿感,平稳的血糖曲线更能够减缓脂肪的合成,因此在摄入相同能量的前提下,杂粮比细粮更有利于减肥。

既然要注意总热量,那更要学会辨别"全谷物"的真假,在挑选全

谷物食品时,一定要认真检查食品标签,看看全谷物是否排在第一位,同时,是否有糖、油等配料的添加。一些杂粮饼干虽然看似用了杂粮,但是添加糖、油加得一点也不少,其实能量更高,导致能量摄入过剩。好好吃饭,好好变瘦才是王道。

## 五、考试时期吃什么好

在前面几篇,我们都反复强调了粗细搭配、均衡饮食的重要性,但是其实精白米面也有它的用武之地。考试期间,好消化的精制粮食就是很好的主食来源。

### (一) 考试时为什么要吃够主食

很多时候,考生家长都会给孩子大补大鱼大肉、山珍海味,有时候反而会导致消化不良、胃口不佳、食欲不振的情况。因为食物在肠胃消化时,需要动员大量血液集中在消化道,而蛋白质和脂肪为主的肉类消化时间较长,从而容易影响大脑的血液供应,导致疲劳、易犯困,反而减低学习效率。同时油脂类食物过多,还会增加考生胃肠的负担,反而可能引起腹泻等情况发生。

主食才是大脑的"弹药"。大脑在利用能源物质上与其他器官不同,大脑本身并不能储备更多的能源,它主要依靠血液中的葡萄糖氧化供给能量;而且大脑对血糖极为敏感,当血糖浓度降低时,人们轻则感到头昏、疲倦,重则会发生昏迷。因此,一定的血糖浓度对保证人脑复杂机能的完成十分重要。大脑所需能量都要由碳水化合物来供给,考前学习紧张,脑力消耗大,更是要保证碳水化合物的充分摄入。

### (二) 考试期间怎么营养搭配

考试期间,考生饮食可以精制精白米面为主,同时适量辅以鱼、

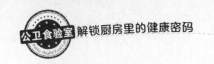 

蛋、禽、畜瘦肉类和大豆及其制品类等优质蛋白质,食用新鲜绿叶蔬菜和水果。这些主食食用后可以比较迅速地转化成葡萄糖,维持体内血糖的水平,保证大脑的血糖消耗,保障大脑正常工作。同时蛋白质和油脂既能提供能量和营养,又具有延迟饥饿的作用。

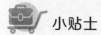 **小贴士**

### 考试饮食四要点

1. 饮食安全最重要:食材保证新鲜,食物加工制作要保证安全卫生,菜肴必须烧熟煮透,尽量在家或在校就餐。

2. 不要突然改变饮食习惯:尽量保持原有的饮食习惯,不要吃平时没吃过的东西,以免发生过敏或者不耐受症状,导致身体不适,影响考试的发挥。

3. 饮食清淡,不贪食生冷:考试期间,考生容易紧张,没有什么食欲,所以饭菜口味可以适当减淡。尽量做到少油少盐,太过油腻的食物也不易消化。同时尽量避免吃太过生冷的食物,如生鱼片、冰淇淋等,减少对肠胃的刺激。

4. 不盲目进补:日常饮食就可以获取均衡营养,补品或者保健品对提高成绩并不会有什么帮助。

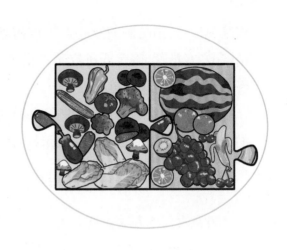

# 第三节　蔬菜水果　黄金搭档

## 一、如何搭配色彩斑斓的蔬菜

　　蔬菜是人们日常饮食中必不可少的食物之一,可提供人体必需的多种维生素和矿物质,也是膳食纤维的重要来源,对我们健康的维护和促进有着重要作用。新鲜的蔬菜是人体维生素 C、叶酸、核黄素、胡萝卜素等的重要来源,也有利于促进人体肠胃的蠕动,起到促进消化和预防便秘的作用。蔬菜中还含有丰富的植物营养素,具有抗氧化、

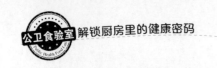

提高免疫力、预防肿瘤及心血管疾病等功效。根据《中国居民膳食指南(2022)》推荐,膳食要讲究荤素搭配,做到餐餐有蔬菜,并且保证一餐的食物中,蔬菜的重量占一半。

蔬菜的种类繁多,不同种类的蔬菜营养特点又有所不同,下面我们一起来看看如何进行蔬菜的选择,保证健康的饮食摄入。

### (一)蔬菜品种多,日常巧搭配

日常食用的蔬菜主要分为以下 5 类。

1. 叶菜类:如白菜、菠菜、油菜、卷心菜、韭菜、蒜苗、莴笋、空心菜、生菜、油麦菜、小葱等,富含维生素 C、叶酸、胡萝卜素和各种矿物质,并且是人体不溶性膳食纤维的主要来源,有利于促进肠道健康。十字花科甘蓝类蔬菜如青菜、花菜、芥蓝等中还含有丰富的萝卜硫素、异硫氰酸盐、类胡萝卜素等有益物质,对防治肿瘤和心血管疾病有很好的作用。

2. 根茎类:包括萝卜、马铃薯、藕、甘薯、山药、芋头、茭白、苤蓝、慈姑、洋葱、生姜、大蒜、蒜薹、韭菜花、大葱、韭黄。马铃薯、山药、芋头等含碳水化合物较多,可部分代替主食。

3. 瓜类与茄果类:包括冬瓜、南瓜、西葫芦、丝瓜、黄瓜、茄子、西红柿、苦瓜、辣椒、玉米等。瓜果类蔬菜往往五颜六色,营养丰富,含有多种维生素和植物营养素。如黄瓜含丰富的维生素 C、胡萝卜素及钙、磷和铁等矿物质;茄子蛋白质和铁质含量较高,且含丰富维生素 P;苦瓜含有 B 族维生素和维生素 C,可增强机体免疫力,促进皮肤的新陈代谢;南瓜除了含有丰富的淀粉,其钙质、铁质、胡萝卜素、维生素、葡萄糖等物质的含量也非常之高。

4. 鲜豆类:包括毛豆、豌豆、蚕豆、扁豆、豇豆、四季豆。豆类是食物优质蛋白质的来源之一,其所含的蛋白质含量高于大部分蔬菜,并含有多种矿物质和维生素。此外,豆类中丰富的黄酮、异黄酮、肌醇、大豆皂苷、B 族维生素等,对降低血胆固醇,调节血糖,减低癌症发病及防治心血管、糖尿病等都能起到很好作用。

5. 菌藻类:如香菇、平菇、金针菇、木耳、银耳等,含丰富的 B 族维生素、铁、硒、钾等微量元素,藻类如海带和紫菜则富含碘,有利于甲状腺素的合成。

每一类蔬菜含有的营养物质都是不一样的,所以,在挑选蔬菜的时候,不仅要考虑营养价值,还需要考虑到新鲜和多样,建议平常尽量选择多样化,每天食用 3 种以上的蔬菜。

### (二) 色彩需丰富,深色要过半

蔬菜的颜色,其实是一种蔬菜语言,通过色彩,可以告诉人们它的营养价值。蔬菜按颜色一般可以分为深色蔬菜和浅色蔬菜 2 种,深色蔬菜指颜色为深绿色、红色、橘红色以及紫红色等颜色的蔬菜,相比于浅色蔬菜来说,具有更大的营养价值。绿色是叶绿素、黄色是胡萝卜素、红色是番茄红素、紫色是花青素、黑色是黑色素……下面,我们就一起来看一看蔬菜色彩中的秘密吧!

绿色蔬菜的营养价值:如菠菜、油菜、西兰花等,含有丰富的维生素 C、类胡萝卜素、铁和硒等微量元素,具有抗氧化及保护肝脏和眼睛的作用。

红黄色蔬菜的营养价值:如西红柿、胡萝卜、南瓜、红辣椒等,富含胡萝卜素,是我国居民维生素 A 的主要来源,还含有番茄红素、辣椒素、氨基酸、铁、锌、钙等,能提高食欲、刺激神经系统兴奋、改善夜盲症、缓解皮肤粗糙、强健骨骼。

紫色蔬菜的营养价值:如紫甘蓝、紫洋葱、红苋菜、茄子等,富含花青素及维生素 P,具有强有力的抗氧化作用,可提高机体的免疫力,预防心脑血管疾病。

黑色蔬菜的营养价值:如木耳、黑豆、发菜、海带等,能刺激人体

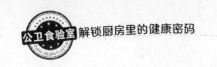

内分泌和造血系统,如黑木耳富含蛋白质、不饱和脂肪酸、糖类及多种维生素和矿物质,有补血、活血、抗血小板凝集、防止血液凝固形成血栓等功效,现代营养学家盛赞其为"素中之荤"。

白色蔬菜的营养价值:如山药、冬瓜、藕、卷心菜等,富含膳食纤维以及钾、镁等微量元素,具有提高免疫力和保护心脏等功能,对调节视觉平衡和安定情绪也有一定作用。

《中国居民膳食指南》推荐蔬菜每天摄入 300～500 克,其中深色蔬菜应占到蔬菜总摄入量的一半以上,并且,选择不同颜色蔬菜也是方便易行的实现食物多样化的方法之一。

### (三)合理保存与烹饪,营养丰富不流失

蔬菜虽然营养丰富,但如果保存和烹饪不当,很容易引起营养物质的流失。蔬菜一定要新鲜食用,存放时间别太长,尤其是叶菜类蔬菜,每存放一天,都会有大量的营养成分流失。如果一次购买了过多的蔬菜,要注意保存在阴凉干燥处,可以避免营养成分的丢失和腐败,比如用保鲜膜包裹起来能够锁住蔬菜的水分,同时也可以避免蔬菜直接与空气接触,可最大程度地保留蔬菜原有的口感和营养。此外,合理的加工烹饪也可有效减少营养素的丢失,以下就是蔬菜烹饪过程中的一些小诀窍。

先洗后切:蔬菜中的营养成分大部分都是水溶性的,所以先洗后切可以避免营养物质流失,也应避免将蔬菜在水中长时间浸泡。

旺火快炒:蔬菜要尽量采用旺火快炒,可减少维生素 C 的损失。西红柿经油炒三四分钟,维生素保存率达 94%,大白菜油炒 15 分钟左右,维生素 C 的保存率仅剩 57%。在烹饪时加少许醋也有利于维生素的保存,也有些蔬菜更适于凉拌来吃,比如黄瓜、番茄等。

热水下菜:蔬菜中的水溶性维生素对热敏感,因此,煮菜时应等水开后再放入蔬菜,比冷水下锅更能"保存营养"。如土豆放在热水中

煮熟,维生素 C 损失约 10％,放在冷水中煮要损失 40％。

现炒现吃:蔬菜尽可能做到现炒现吃,避免长时间保温和多次加热。据研究,炒好的青菜放 15 分钟,维生素 C 减少 20％,放 30 分钟损失 30％,放一小时降低 50％。隔顿隔天的菜还易变质,产生亚硝酸盐,吃了易引发食物中毒。

## 二、蔬菜水果,少一个都不行

在日常饮食中,蔬菜和水果是两类重要的食物来源,两者的共同点是含有丰富的维生素、矿物质、膳食纤维,并且能量密度较低。因此,有些不爱吃蔬菜的人就用水果来代替,比如水果色拉也是一道美味的菜肴。当然也有人担心水果中含有糖分,于是想吃水果的时候就去吃黄瓜和西红柿等蔬菜。

尽管蔬菜和水果在营养成分和对健康的影响方面有很多相似之处,但实际上两者所含的营养素种类和含量是不同的,营养价值也各有特点,两者不可互相替代。

### (一)蔬菜种类多,能量密度低

蔬菜的种类远多于水果,虽然不同种类的蔬菜提供的营养价值有较大差别,但总体而言,蔬菜较之水果含有更丰富的维生素、微量元素、矿物质,尤其是在绿叶蔬菜中,有丰富的胡萝卜素、维生素 C、B 族维生素、钾、镁等营养物质。

另外,蔬菜所含的糖分远低于水果,大部分蔬菜的含糖量都在 5％以下,而水果通常含糖量较高,一般在 5％～15％。因此,如果用水果代替蔬菜,过多食用的话会导致能量摄入过多而引起超重或肥胖,还会导致血液中的甘油三酯和胆固醇等升高。此外,蔬菜还是人体不溶性膳食纤维的主要来源,对于肠道健康的维持有重要作用。因此,水

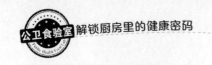

果不能完全代替蔬菜。

### （二）水果多美味，食用更方便

水果虽然较蔬菜含有更多的糖分，但在食用前不需要加热，不受烹调因素的影响，因此营养成分流失少，在口感上也比蔬菜更佳。此外，多数水果都含有蔬菜中所没有的具有生物活性的非营养物质，如各种有机酸（柠檬酸、苹果酸和葡萄中的酒石酸等）、酚酸类物质和芳香类物质，可刺激消化液分泌，开胃消食，并可抗菌消炎、清除自由基、抑制血小板凝集等。因此，蔬菜也不能完全代替水果。

根据《中国居民膳食指南（2022）》推荐，每人每天摄入蔬菜 300～500 克，水果 200～350 克，坚持餐餐有蔬菜，天天有水果。在日常饮食中，只有选择多样的蔬菜水果，互相搭配，才能做到食物多样，平衡膳食。对于一个三口之家来说，一天需购买 1～1.5 千克新鲜蔬菜，一周应采购 4～5 千克的水果。

## 三、糖尿病患者能吃水果吗

很多人在购买水果时，第一个问题就是"甜不甜"，可见甜度是人们判断水果好吃的一个重要标准。但同时，不少人又担忧甜甜水果里的糖分，不小心吃了太多，摄入过多的糖分和能量怎么办呢？

### （一）水果越甜，含糖量就越高吗

实际上，水果中的"糖分"和"甜度"是不同的概念。水果的"糖分"主要由所含的葡萄糖、果糖和蔗糖这三种糖贡献。而甜度是一个相对值，通常以蔗糖的甜度为 1.0，其他糖的甜度与之相比较得到。比如葡萄糖的甜度为 0.75，果糖为 1.75，所以，果糖比例高的水果，甜度也会相对较高，如苹果、香蕉等。水果甜度的高低除了受到果糖量的影响，还与水果中有机酸的含量有关,如苹果酸、柠檬酸、酒石酸等。含酸量很高的水果,无论含糖量高低,吃起来都不会那么甜,例如虽然苹果比猕猴桃甜,但实际上猕猴桃的含糖量要比苹果高。

常见水果的含糖量参考

| 含糖量 | 常见水果 |
| --- | --- |
| <10% | 西瓜、橙子、柚子、柠檬、桃子、李子、杏、枇杷、菠萝、草莓、樱桃等 |
| 11%～20% | 香蕉、石榴、甜瓜、橘子、火龙果、苹果、梨、荔枝、芒果等 |
| >20% | 红富士苹果、柿子、哈密瓜、玫瑰香葡萄、冬枣、甘蔗、黄桃等 |

### (二) 糖尿病患者如何吃水果

水果甘甜美味,既能满足口腹之欲,又能提供人体必需的维生素、矿物质等营养素。但水果的甜却让糖尿病患者犯了愁,糖尿病患者到底能不能吃水果呢?答案是当然可以!事实上,糖尿病患者正确食用水果,不但不会升高血糖,还有利于血糖的控制。研究表明,和不吃水果的糖尿病患者相比,每周吃1～4次水果的患者,血糖控制不理想的风险降低20%,吃5次以上的,降低30%。但这一切都建立在正确食用的基础上,首先糖尿病患者食用水果要满足血糖控制在正常范围内的基本条件,其次要注意选择合适的水果种类,并注意摄入量的控制。吃完饭后不能马上吃水果,而应该在两餐之间吃,如上午9点到10点、下午3点到4点,或者晚上9点左右。作为加餐,既满足了口腹之欲,又缓冲了饥饿感,降低发生低血糖的概率,保持血糖平稳。至于吃水果的量,建议每次吃半个(大约100克)或1个(约200克),并计算到每日总热量中,如果多吃了,就要减少相应的主食量。

糖尿病患者在选择水果时不能只关注含糖量多少,还要考虑水果升高血糖的能力,也就是 GI 值(血糖生成指数),其值的大小表示某种

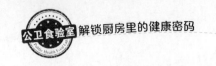

食物升高血糖的能力。GI 值高的食物,进入胃肠后消化快、吸收好,葡萄糖能迅速进入血液,容易导致血糖剧烈波动。因此糖尿病患者应尽量选吃低 GI(血糖生成指数)的水果。

GI 小于 55 属于低糖水果,对血糖的波动不会太大,可首选经常吃,比如鲜桃、樱桃、李子、梨、苹果等;GI 在 55～70 的水果,可以吃但建议少量,比如香蕉、椰子、芒果、菠萝、西瓜和猕猴桃;GI 在 70 以上的水果,则应当避免吃,比如枣、荔枝、龙眼、菠萝蜜、榴莲、甘蔗等。

此外,水果中的糖除了葡萄糖、果糖、蔗糖等可溶性的糖外,还有相当一部分糖以多糖形式存在,如果胶、膳食纤维等。由于人体对果胶和膳食纤维的吸收慢,甚至不吸收,所以,适当吃一些含果胶、膳食纤维丰富的水果,如桑葚、山楂、石榴、无花果等,也不会对血糖波动造成影响。

## 四、"冷冻果蔬"真没营养吗

近年来,冷冻蔬菜和水果越来越受欢迎。然而,有些人总是认为冷冻和解冻会破坏维生素,担心冷冻蔬菜和水果的营养不如新鲜的。冷冻蔬菜和水果真的没有营养吗? 未必。

### (一) 蔬果保鲜对营养价值有影响吗

收获后,蔬菜和水果将继续发生生理、物理和化学变化。当保存条件不合适时,蔬菜和水果的新鲜度和质量会发生变化,降低其营养价值和食用价值。采摘蔬菜和水果后有三种作用会继续发生。

水果中的酶参与呼吸作用,特别是在有氧的情况下,加速水果中碳水化合物、有机酸、碳水化合物、单宁等有机物质的分解,从而降低蔬菜和水果的风味和营养价值。

蔬菜春化作用,是指蔬菜打破休眠,发生发芽或抽薹变化,如马铃

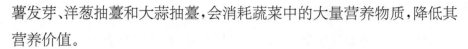

薯发芽、洋葱抽薹和大蒜抽薹,会消耗蔬菜中的大量营养物质,降低其营养价值。

果实的后熟作用,是果实与果树分离后的成熟过程。大多数水果在采摘后可以直接食用,但有些水果在刚采摘时不能直接食用,需要经过后熟过程。果实成熟后,进一步增加香气和风味,使果实柔软甘甜,适宜食用,对提高果实品质具有重要意义。

（二） 您知道蔬果的常见保存方法吗

低温保鲜法:根据蔬菜、水果的不同特点,本着不冻的原则进行保鲜。如果热带或亚热带水果对低温的耐受性较差,则青香蕉(未完全成熟)应在 12 ℃以上储存,柑橘应在 2～7 ℃下储存,秋苹果可在 -1～1 ℃下储存。近年来,市场上的速冻蔬菜越来越多。大多数蔬菜在冷冻前都经过热烫处理,这会导致维生素和矿物质的损失,而水溶性维生素在预冻、冷冻储存和解冻过程中会进一步损失。

气调贮藏法:指改善环境气体成分,用一定浓度的二氧化碳(或氮气等其他气体)减缓蔬菜、水果的呼吸,延缓随后的成熟过程,从而达到保存目的的制冷方法。目前,它被认为是世界上最有效的水果和蔬菜贮藏和保存方法之一。

辐照保鲜方法:辐照保鲜是利用"射线"或高能电子束辐照食品,达到抑制生长(如蘑菇)、防止发芽(如土豆、洋葱)、杀虫(如干果)的目的,灭菌和长期保存。当辐照剂量合适时,食品的感官特性和营养成分很少发生变化。但高剂量辐射会导致营养素的一定损失,尤其是维生素 C。低剂量辐射结合低温和缺氧技术可以更好地保护食物的外观和营养素。

（三） 冷冻蔬菜 VS 新鲜蔬菜,谁更有营养

当水果和蔬菜被采摘时,它们仍在进行诸如呼吸等生化活动,这

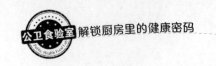

也会伴随着降解。这是大自然的意志。水果和蔬菜在进入超市和农贸市场之前,必须经过运输和储存过程,最终到达消费者家中。在这个过程中,新鲜水果和蔬菜的营养也会流失。

冷冻水果和蔬菜也不例外。然而,冷冻水果和蔬菜不会损失更多。水果和蔬菜被采摘,经过切割、清洗和其他步骤后,它们将在-18℃下冷冻(一些营养素将丢失)。在这种温度下,水果和蔬菜的呼吸几乎停止,微生物无法生长和繁殖。从理论上讲,对在水果和蔬菜中保留营养不会有害。

一般来说,冷冻可以保存营养价值,新鲜和冷冻产品的营养含量相似。然而,在大多数情况下,冷冻水果和蔬菜的味道和风味会比新鲜水果蔬菜差。总的来说,冷冻水果和蔬菜也是新鲜产品的较好替代品之一。

## 五、"水果唱主角"的天然药方是真的吗

大多数水果又冷又凉。随着气温的逐渐下降,许多脾胃虚弱、体质虚弱的人食用,会不易消化吸收,还可能引起腹泻。也有人选择蒸水果,认为不仅能减弱寒凉的属性,而且能使治疗效果加倍。水果真的能治病吗?让我们来看看这些流行的"水果药方"。

### (一)用盐蒸橙子来治疗咳嗽,替代消炎药

橘皮是调气化痰的常用药。通常用于咳嗽、咳痰和其他症状。腌制橘皮的目的是增强理气化痰的功效,便于储存。

盐蒸橙子之所以有"止咳化痰"的功效,主要源于橙皮上的2种成分,一个是那可汀,一个是橙皮油。那可汀是比较常用镇咳药的主要成分,很多西药处方里都会加入那可汀,而橙皮油可以起到止咳化痰的作用。因此,大家看出来了吗?盐蒸橙子的关键是什么?不要去皮!

值得注意的是，咳嗽时不适宜口味太重，无论蒸橙子放盐还是放糖，都应该少放。此外，要留意，橙子理气、化痰、润肺，中性偏凉，适合用于热咳。而橘子中性偏温，适合寒咳的患者，吃的时候可以连橘络一起吃掉。

因此，"盐蒸橙子治咳嗽，止咳消炎"的说法有些夸张。此外，过量摄入盐容易损害肾脏，影响肺功能。特别是对于高血压和肾功能不全的患者，这种方法应该尽量少用。

### （二）葡萄柚预防老年人中风

葡萄柚皮可以降低血液循环的黏度，减少血栓形成，有效预防中老年人中风。现代医学认为葡萄柚肉富含维生素 C 和胰岛素样成分，具有降血糖、降血脂、减肥、美容等功效。经常食用葡萄柚对高血压、糖尿病、血管硬化和其他疾病有辅助作用。

此外，柚子皮富含果胶和柚皮苷，可降低胆固醇合成酶的活性，对中老年人或胆固醇和脂肪代谢紊乱非常有效。然而，由于葡萄柚的寒冷性质，它很容易增加脾胃的负担。脾胃虚弱的人吃葡萄柚时可能会腹泻。因此，对于这些人来说，他们可以"蒸葡萄柚"。然而，就像橘皮一样，葡萄柚皮的效果也很弱，只是一种辅助方法，不能作为治疗疾病的主要药物。

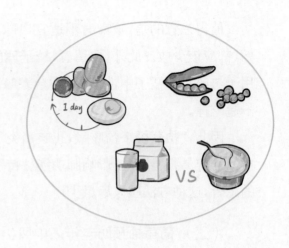

# 第四节 优质蛋白 适量为好

## 一、动物性食品也分等级吗

在日常生活中,有很多家庭饮食搭配模式。建议每天餐桌上都要有动物性食物,推荐肉制品膳食模式:首先选择鱼和家禽,瘦肉,其次,每天一个鸡蛋和(每周)少量肝脏。

首选鱼类和家禽:鱼和家禽在西方国家被称为"白肉"。与禽肉("红肉")相比,脂肪含量相对较低,不饱和脂肪酸含量较高。尤其是鱼类含有更多的多不饱和脂肪酸,包括十五烷酸(EPA)和二十二碳六烯酸(DHA),它们在预防血脂异常和心脑血管疾病方面发挥着重要作用。

其次瘦肉:根据2012年全国调查数据,目前中国居民的肉类摄入量仍以猪肉为主,平均每日摄入量为50.8克,占畜禽肉类总量的64.6%。猪肉脂肪含量高,饱和脂肪酸较多。目前,心脑血管疾病、超重、肥胖等疾病发病率不断上升,因此应减少猪肉的摄入量。瘦肉的脂肪含量相对较低,因此建议多食用瘦肉,但必须在正规场所购买,以避免买到含有瘦肉精的问题肉。

每天一个鸡蛋:鸡蛋具有很高的营养价值和高质量的蛋白质。蛋黄富含维生素和矿物质,种类齐全。卵磷脂可以降低血液胆固醇。蛋黄中的胆固醇含量很高,应该适量食用。正常成年人每天可以吃一个鸡蛋。

少量肝脏:有许多朋友因为听说肝脏不干净而退缩。您应该知道,动物肝脏富含脂溶性维生素、B族维生素和微量元素,适度摄入可以改善维生素A和B族维生素营养不良的状况。可以每周少量食用肝脏,以补充人体所需的营养。

## 二、您适合吃动物内脏吗

在营养方面,动物内脏富含蛋白质、维生素和微量元素等营养物质,这些是人体必需的营养素。然而,值得一提的是,动物的内脏也含有大量的脂肪和胆固醇。例如,猪脑中的脂肪和胆固醇分别达到9.8克/100克和2571毫克/100克,远远高于猪肉,如果长期食用,高脂血症的发生率很高。如果已经患有高脂血症,会变得更严重。因此,虽然动物内脏可以食用且营养丰富,但必须适量。

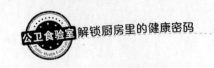

### （一）如何选择动物内脏

购买内脏时，必须选择经检验检疫合格的畜禽常规内脏。一般来说，健康动物的内脏，如肾脏和肝脏，表面光滑，质地柔软，呈红棕色。

购回的动物内脏必须清洗，特别是腹部、肠道和肺部，一定要切除内脏上方的淋巴结。

猪肺：气管可直接连接水管，用自来水冲洗，直至肺叶变白，无异味。

猪肠：清洗猪大肠时，可加入食用碱和醋。反复揉捏，可去除异味和黏液。为了清洁猪的小肠，把它翻过来，用盐摩擦附着在小肠上的黏液。

猪肝：在淡盐水中浸泡 2～3 小时，然后用清水冲洗。

鸡黄、鸭黄、鹅黄：在清洁过程中，加入盐和生粉进行揉捏。

### （二）动物内脏不适合哪些人

动物的内脏不适合痛风、高脂血症、冠心病、肥胖、心脑血管疾病、胆囊切除术或胆汁分泌不足、代谢综合征患者。动物内脏虽然营养丰富，但胆固醇含量高也是不争的事实，因此要控制进食的数量和频率。

## 三、属于鸡蛋的"营养密码"

鸡蛋，相信是每个家庭都离不开的美食。鸡蛋中几乎含有人体必需的所有营养物质，如蛋白质、脂肪、卵黄素、卵磷脂、维生素和铁、钙、钾等。鸡蛋的蛋白质是食物中最优质的蛋白质之一，仅次于母乳，在人体中利用率很高，因此鸡蛋有"世界最营养早餐""理想的营养库""最优质的蛋白"等称号。但是，人们在吃鸡蛋时也有顾虑，尤其是对蛋黄又爱又恨。那么，鸡蛋到底有哪些营养物质？我们又该如何合理的摄入鸡蛋呢？下面就一起来看一看吧！

（一）蛋黄和蛋清，到底哪个更有营养

蛋清和蛋黄各有优势，但营养成分差异很大。蛋清除了水分外（90％），剩下主要是蛋白质及少量碳水化合物，与蛋清比起来，蛋黄的营养成分就丰富得多。

鸡蛋中的脂肪几乎都在蛋黄里，大约占到了整个鸡蛋黄的30％，但大多是对人体有利的不饱和脂肪酸，比如油酸、亚油酸、花生四烯酸、DHA等，蛋黄中的脂肪呈乳化状态，非常容易消化吸收。

蛋黄中还有一种非常重要的物质——卵磷脂，对大脑发育格外关键，可延缓老年人的智力衰退，改善记忆力，还有降低胆固醇的作用。

蛋黄中所含的矿物质丰富，包括磷、钾、镁、钠、钙及微量元素（铁、硒、锌）等，对于促进人体代谢、抗氧化、提高免疫力具有重要作用。蛋黄中的铁也是婴儿早期铁的重要食物来源。

蛋黄中含丰富的维生素，包括维生素 A、维生素 D、维生素 E、维生素 K，维生素 $B_1$、维生素 $B_2$ 等。蛋黄的颜色更蕴藏着丰富的营养密码：有预防嘴角开裂的核黄素，还有能保护眼睛的叶黄素和玉米黄素，往往蛋黄颜色越深，这类维生素含量就越高。

蛋黄也属于高胆固醇食物（585毫克/100克），因此有人对蛋黄是又爱又怕，其实这是没有必要的。胆固醇实际上是人体不可缺少的一个组成部分，在人体内有重要的作用，如构成细胞膜、合成激素及形成胆酸等，人体内如果血清胆固醇太低，同样也不利于健康。由于人体自身能合成胆固醇，外源性胆固醇对人体胆固醇水平的影响很小，目前我国的膳食指南中已取消了对膳食胆固醇的限制。因此，健康人一天吃一两个蛋黄是不会有问题的，血脂已经偏高的人，每天吃半个蛋黄比较合适。

对中国人群的随访研究发现，每天吃 1 个鸡蛋的人比那些基本不

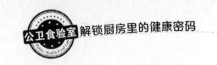

吃鸡蛋的人，降低心血管事件死亡风险18％，尤其是出血性中风死亡风险降低了28％，可说是"一天一鸡蛋，中风远离我"。但鸡蛋因为是高蛋白的食物，也不宜进食过多，否则不但会让体内代谢物增多，还会增加肾脏的负担，长此以往也容易引起其他疾病。因此，中国居民膳食指南推荐"每天吃1个鸡蛋，蛋白蛋黄都要吃"。

## （二）鸡蛋巧烹饪，营养大不同

鸡蛋是营养丰富又方便烹饪的食材，鸡蛋的做法很多，可以煮、炒、煎等，可以单独吃，也可以搭配其他食物一起。就蛋白质消化率来讲，水煮蛋最高（99.7％），煎蛋和炒蛋次之（97％～98％），蒸蛋约为92％，生吃只有30％左右。但其实，不同的做法除了对蛋白质消化率的影响外，还会对其他营养素产生影响，错误的烹饪方法还可能产生有害物质。

煮蛋：水煮蛋可谓是鸡蛋最健康的食用方式，制作的过程中不用添加任何调味，把鸡蛋放进冷水煮开至熟透即可。最佳时间是水煮10分钟左右，这时既能杀死细菌，保全营养，又不至于影响口感。

蒸蛋：鸡蛋羹口感滑嫩，味道鲜美，尤其适合孩子和老人食用。只要将鸡蛋打散，加入适量的温水搅拌均匀后，根据口味需要加入适量调味及配料，然后蒸煮8分钟左右即可出锅。这种烹调方式不会破坏鸡蛋主要的营养成分，但水溶性的维生素和矿物质会有所损失。

煎蛋：煎蛋是很多人的早餐之选，但相比前两种做法，煎蛋相对就不那么健康了。煎蛋需要油，会导致额外油脂摄入，且煎制所需的高温会使维生素A等脂溶性维生素和水溶性维生素都有损失。因此建议煎蛋时要少放些油，且不能煎时间过久。油煎鸡蛋过老，边缘会被烤焦，鸡蛋清所含的高分子蛋白质会变成低分子氨基酸，这种氨基酸在高温下常可形成有毒的化学物质，因此，煎焦的部分不能食用。

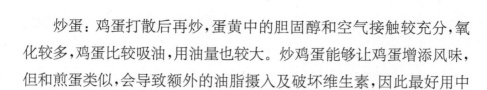

炒蛋：鸡蛋打散后再炒，蛋黄中的胆固醇和空气接触较充分，氧化较多，鸡蛋比较吸油，用油量也较大。炒鸡蛋能够让鸡蛋增添风味，但和煎蛋类似，会导致额外的油脂摄入及破坏维生素，因此最好用中火炒，忌用大火，否则会损失大量营养，还会让鸡蛋变硬。

茶叶蛋：茶叶蛋使用茶叶和别的调味料一起慢炖，长时间的烹饪让鸡蛋降低营养。另外，茶叶含有酸化物质，与鸡蛋中的铁元素结合，进食后会引起胃部刺激，经常食用会影响肠胃消化，同时也影响人体对鸡蛋中铁元素的吸收。经调味汁长时间浸泡更要小心钠含量过高，越入味就越危险。

生鸡蛋：生吃鸡蛋不仅不卫生，而且也不营养。生鸡蛋里含有抗生物素蛋白，影响食物中生物素的吸收，可导致食欲不振、全身无力、肌肉疼痛等"生物素缺乏症"。此外，生鸡蛋内含有"抗胰蛋白酶"，会妨碍蛋白质的消化。同时，鸡蛋壳不是密封的，外部的细菌和污染物，可以透过表面小孔到达鸡蛋当中，吃未经消毒的生鸡蛋容易感染沙门氏杆菌。

## 四、牛奶家族的秘密

牛奶是种营养丰富的天然食品，是膳食中蛋白质、钙、磷、维生素A、维生素 D 和维生素 $B_2$ 的重要来源之一。《中国居民膳食指南（2022）》推荐每天饮奶 300～500 克，或补充相当量的奶制品，对于健康的维护非常重要。

### （一）您可能不知道的牛奶种类

牛奶又分鲜牛奶和常温奶，都是以鲜牛乳为原料，两种奶的差别是杀菌方法不同。

鲜牛奶：也称巴氏杀菌奶，是以鲜牛乳为原料，经过 60～85 ℃低

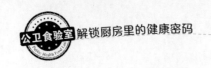

温加热处理的生鲜牛奶。由于杀菌方法温度不高,在杀死有害菌的同时,能最大限度地保存牛奶中的营养活性物质。巴氏消毒牛奶需在4℃左右的温度下保存,且只能保存3～10天。

常温奶:就是灭菌牛奶,是经瞬时高温(至少132℃)灭菌处理的超高温灭菌乳。这种灭菌方法能杀灭牛奶中的所有微生物,能保留牛奶的大部分营养元素,也是市面上最常见的牛奶种类,一般在冷藏的条件下可以保持30天以上,甚至可以长达6～12个月。但这样灭菌后的牛奶营养成分损失较大,尤其是钙和维生素。

总体而言,两种牛奶各有利弊,从营养价值而言,鲜牛奶优于常温奶,但常温奶不需要低温保存,保存方便且保质期长,大家可以根据需要进行选择。

### (二)牛奶是钙的良好来源吗

牛奶的钙含量高,每100毫升牛奶中一般含有100～115毫克的钙;钙吸收率高,一般可达40%以上,在儿童或缺乏者中可达60%～70%;钙磷比例合适,人体适宜比例为1:1,而奶类中的比例为1:0.9,适宜的钙磷比有利于钙的吸收;奶类中含有维生素D、乳糖和蛋白质,可以促进钙的吸收。

实际上,作为钙质和优质蛋白质的主要来源,专家建议,我们应该"一生不断奶",而不是认为只有在生长发育期的儿童青少年或老年人才需要喝牛奶。由于人一生中不同年龄时期骨钙的含量是不同的,30岁左右人的骨量达到一生中的高峰,也就是称之为"骨峰值",就像骨质"银行"一样,前期骨钙储存越多,后期可用的"余额"也越多。随后,人体骨质开始逐渐流失,年龄越大,骨质流失越多(50岁起骨量平均每年丢失0.5%～1%,绝经后妇女平均每年平均丢失骨量3%～5%),这就是为什么老年人容易发生骨质疏松。因此,在不同的年龄段补钙所起的作用是不同的,儿童和青少年期是促进生长发育,成年后有利于增加骨峰值,而老年期补钙是为了减缓流失,因此所有的年龄段都适宜喝牛奶。

当然,强健骨骼不单单是补钙,也需要补充充足的蛋白质和维生素 D 以及适宜的运动,还要避免吸烟、过量的饮酒或碳酸饮料等不良的生活方式。

## 五、"真"酸奶是如何炼成的

身边总有一部分人一喝牛奶就拉肚子,这到底是为什么呢? 这是因为他们是"乳糖不耐受"的特殊人群,不能完全消化分解牛乳中的乳糖,引起非感染性腹泻。乳糖不耐受的人,可首选酸奶或低乳糖奶产品、酸奶、奶酪等。

### (一)酸奶是如何炼成的

酸奶,也叫酸牛奶,是以纯牛奶为原料,经过巴氏杀菌后再向其中添加有益菌,发酵后再冷却灌装的一种牛奶制品。简单而言,酸奶就是再次加工过的纯牛奶。

如果您注意观察食物标签的话,会发现酸奶所含的能量是超过牛奶的。这是因为酸奶加工发酵的时候,常常会加入大量的糖类、水果、奶粉等,这样才能让口感变得更加的丰富。

### (二)酸奶更易吸收吗

酸奶由纯牛奶发酵而成,除保留了鲜牛奶的全部营养成分外,在发酵过程中乳酸菌还可以产生人体营养所必需的多种维生素,如维生素 $B_1$、维生素 $B_2$、维生素 $B_6$、维生素 $B_{12}$ 等,营养成分更丰富。

酸奶中的乳糖有大约 1/3 都被乳酸菌分解了,此外在发酵的过程中还会产生一些乳糖酶,因此适用于有乳糖不耐受的人群食用。

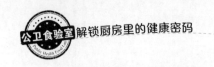

酸奶中含有大量活的乳酸菌,能够抑制肠内有害菌种的生长,有助于帮助消化和恢复肠道正常菌群。

酸奶发酵过程中的部分蛋白质已经被乳酸菌水解成了小分子的氨基酸和多肽,奶中脂肪含量一般是3%～5%,经发酵后,其中的脂肪酸也比原料奶增加2倍,使得酸奶更易消化和吸收,各种营养素的利用率得以提高。

### (三) 火眼金睛辨酸奶

酸奶对健康有益,尤其适合乳糖不耐受人群,并且口味多样,但市场上琳琅满目的产品该如何选择呢?常见的"酸乳"和"发酵乳"有区别吗?添加了"风味"两字的产品是否就更好呢?常温酸奶和一般酸奶有区别吗?乳酸菌饮料也是酸奶吗?下面就来为大家解答一下。

#### ① 酸乳和发酵乳,差之毫厘谬以千里

两者都是用奶/奶粉为原料发酵而成,蛋白质含量要≥2.9%,并且不得往里面加糖、色素等其他添加剂,需要冷藏保存。两者的区别在于发酵所用的菌种,只有用特定的"嗜热链球菌"和"保加利亚乳杆菌"发酵而成的才称为"酸乳",而发酵乳使用什么菌种都可以。

#### ② "风味"两字有什么讲究

只要在酸乳或发酵乳里面,添加了糖、食用香精等食品添加剂、营养强化剂或是果粒谷物等,其名字前面就可以加"风味"二字,被称为"风味酸乳"或"风味发酵乳"。其中所含的奶/奶粉含量要求降低为只要超过80%,蛋白质含量要求也降低为只要≥2.3%。也就是说,有了"风味"就降低了营养要求。

#### ③ 常温酸奶和低温酸奶有什么区别

常温酸奶又叫"灭菌型酸奶",是在发酵菌把奶变成酸奶之后,再

次经过热处理杀灭了酸奶中活的乳酸菌,所以可以常温保存,且保质期可以长达半年。因此,常温酸奶和低温酸奶的营养价值类似,适合肠胃功能脆弱的人群且便于携带,但其中基本没有活的乳酸菌,也就不具备调节肠道内环境的功能。

**④ 乳酸菌饮料和酸奶还有多远的距离**

乳酸菌饮料和酸奶不一样,是把乳酸菌发酵后得到的乳液中加入水、糖、甜味剂、果汁等调制成的饮料,蛋白质含量不到 1%,并且乳酸菌饮料(非活性乳酸菌饮料)已经经过杀菌处理,已经没有"活着的乳酸菌"了。

因此,选购酸奶时也要火眼金睛,市场上的酸奶绝大多数标示的是"风味发酵乳",糖和添加剂加得越多,整体的营养价值就越低。而"含乳饮料"根本不是酸奶。因此,购买之前注意观察配料表的组成及蛋白质的营养占比。

## 六、豆浆+牛奶,不得不说的情缘

豆浆历史悠久,最早在西汉的时候就已经出现了,一直以来都被人们当成保健身体的理想食品。豆浆的好处非常多,特别对女性尤其有益,也是防治高血压、高血脂、动脉硬化的理想食品。那么,作为常见的食品,我们该如何选择豆浆和牛奶? 在喝豆浆时又有哪些需要注意的呢?

### (一) 豆浆 VS 牛奶,"七项全能"大比拼

① **关于能量:**同样容量的豆浆和牛奶相比,提供的能量低于牛奶,大约为牛奶的 1/3,有利于心血管健康和控制体重。

② **关于蛋白质:**牛奶和豆浆都是补充蛋白质的好食物,都属于优

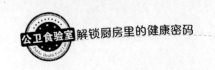 

质蛋白的良好来源,但牛奶的蛋白质为酪蛋白和乳清蛋白(动物蛋白),吸收利用率高于豆浆的大豆蛋白(植物蛋白)。

③ **关于脂肪**:牛奶含有少量饱和脂肪和胆固醇,而豆浆的脂肪主要为不饱和脂肪,以及降低胆固醇吸收的豆固醇。

④ **关于碳水化合物**:牛奶以乳糖为主,不含膳食纤维;豆浆除了淀粉,还含有大豆低聚糖和膳食纤维,有助于肠道健康。

⑤ **关于矿物质**:两者都含有钾、镁、磷、锌等矿物质,但牛奶中的钙含量(110 毫克/100 毫升)远高于豆浆(14 毫克/100 毫升)。

⑥ **关于维生素**:两者都含有丰富的 B 族维生素,但牛奶含丰富的维生素 A 而豆浆没有;豆浆中维生素 E 和维生素 K 较多,而牛奶中比较少。

⑦ **关于其他营养素**:豆浆中含有有利于健康的异黄酮、皂苷等植物营养素,但也含有凝集素、草酸等抗营养素,会影响其他营养物质的吸收。

总体而言,牛奶和豆浆各有优势,不存在孰优孰劣的说法。最重要的是,牛奶和豆浆的营养不仅不会因为叠加而损失,反而可互相补益,选择适合自己的就好。如果有条件的话,每天 1 杯牛奶,再喝 1 杯豆浆,尤其有益于女性健康。

### (二)哪些人适宜喝豆浆

豆浆营养丰富,并且饮用后容易消化吸收,还含有丰富的植物营养素,除了痛风、饮后有反胃、腹泻的人不宜饮用豆浆外,可以说是一种质优价廉、老少皆宜的食品,尤其适合以下人群长期饮用。

对女性来说,豆浆中含有丰富的植物性雌激素。女性经常喝豆浆,可以起到预防与激素有关的疾病,如缓解更年期综合征、降低乳腺癌和骨质疏松的发生风险。当然,豆浆中的抗氧化营养素,还可以美白养颜,延缓衰老。

对肥胖人群和高血脂、高血压患者来说，因为豆浆含能量低，没有胆固醇，适合需要控制体重的人群饮用；豆浆里含有的豆固醇、钾、镁、钙等物质可以有效改善心肌营养，帮助降低胆固醇，控制血压，预防心血管疾病。

对糖尿病患者来说，豆浆含糖量也很低，还富含纤维素和大豆低聚糖，有利于延缓餐后血糖的吸收及促进肠道菌群的健康，因此有利于糖尿病患者控制血糖，也可以预防患上糖尿病，当然前提是喝豆浆时不加糖。

### （三）豆浆饮用"六忌"

豆浆虽然营养又美味，但以下这些喝豆浆的禁忌大家还需要引起重视。

①**忌喝未煮熟的豆浆**：生豆浆里含有皂素、胰蛋白酶抑制剂等有害物质，未煮熟就饮用，可能会发生恶心、呕吐、腹泻等中毒症状。

②**忌加红糖一起喝**：纯豆浆味淡，有人喜欢加糖或蜂蜜一起饮用。但切忌加红糖一起喝，因红糖里含丰富的有机酸，会与豆浆中的蛋白质结合产生变性沉淀物，不容易被人体消化和吸收。

③**忌空腹喝豆浆**：空腹饮用时，豆浆里的蛋白质会被转化为能量而被消耗掉，不能充分起到补益作用。因此，饮豆浆的同时搭配其他食物如面包、糕点、馒头等淀粉类食品，有助于豆浆的营养物质被充分吸收。

④**忌过量喝豆浆**：喝豆浆固然好，但不宜过多饮用，一般而言，每天喝豆浆250毫升就可以了，最多也不要超过500毫升。过量容易导致蛋白质消化不良，出现腹胀、腹泻等不适症状。

⑤**忌装保温瓶里保存**：豆浆最好现做现喝，不宜过久保存，尤其切忌装在保温瓶中。在温度适宜的条件下，以豆浆作为养料，瓶内细菌会大量繁殖，经过3~4个小时就能使豆浆酸败变质。所以，保存豆

浆使用一般的玻璃水杯或者塑料水杯就可以了，因为豆浆凉了也不会影响其营养成分。

⑥ **忌与药物同饮：**有些药物会破坏豆浆里的营养成分，尤其是四环素、红霉素等抗生素药物。

## 七、可能被严重低估的大豆

我国是大豆的原产地，5 000 年前就成为五大农作物之一，公元前2 世纪，《淮南子》一书中便有豆腐制造术的记载，并认识到豆制品的食疗保健作用。豆类按营养成分含量不同，一般分为大豆类（黄豆、黑豆和青豆）和其他豆类（绿豆、豌豆和蚕豆等），豆类还可加工成品种多样的豆制品如豆腐、豆浆、豆豉、腐乳等，可以帮助补充丰富的蛋白质和钙质。

### （一） 豆类及制品的营养特点

大豆的突出特点是富含优质蛋白质，含量高达 35％～40％，营养成分可媲美肉类，并且物美价廉。大豆脂肪含量为 15％～20％，主要为不饱和脂肪酸（约占 85％）与必需脂肪酸，有助于降低血脂水平。大豆富含 B 族维生素、胡萝卜素、维生素 E，及丰富的钙、磷、钾、铁、镁、铜、锌等矿物质，对维护骨骼和心血管系统的健康有积极作用。大豆中还含有丰富的膳食纤维，能促进肠蠕动，预防或改善便秘症状，有预防肠癌的功效。

### （二） 大豆中特有的营养素

大豆异黄酮：是一种植物雌激素，具有类雌激素的作用，豆类是唯一的食物来源，能够改善更年期症状和骨质疏松，还能改善血液中胆固醇的代谢，降低血胆固醇。研究已发现，大豆及其制品的食用可降低绝经期妇女乳腺癌的发病风险 30％～40％，并可显著增加骨密度，降低骨质疏松的风险。

大豆卵磷脂：可促进肝脏脂肪代谢，调节血脂，对营养相关慢性病如血脂异常和冠心病等具有一定的预防作用；对生长发育和神经活动也有重要作用，能提高记忆和预防老年性痴呆。

大豆低聚糖：是大豆中所含可溶性碳水化合物的总称，对于改善肠道生态环境，增殖双歧杆菌具有良好的作用，还可促进维生素（$B_1$、$B_6$、$B_{12}$、烟酸等）合成、促进钙质吸收，具有预防便秘，抑制肠道有害菌繁殖，提高机体抗病力，降血脂，调节血压，以及改善骨质疏松等功效。

大豆皂苷：是豆制品有苦涩味的原因，但近年研究发现大豆皂苷有许多有益人体的功能，如调节血脂、抗氧化、清除自由基、抗血栓、抗病毒、提高人体免疫力、抑制肿瘤生长等。

### （三）大豆中的抗营养因子

大豆虽好，但在食用过程中可能使某些人出现恶心、呕吐、腹胀、腹泻等胃肠道症状。这是因为大豆也含有一些抗营养因子，如胰蛋白酶抑制剂、脂肪氧化酶和植物红细胞凝集素以及棉子糖、水苏糖等胀气因子成分。这些抗营养因子可影响人体对某些营养素的消化吸收及产生胃肠道反应，但都不耐热，可以通过加热方式去除。因此，大豆及其制品须经充分加热煮透才能食用。

### （四）青出于蓝而胜于蓝——营养又美味的豆制品

豆类经过不同的加工方法可制成多种豆制品，既保留了大豆的营养成分，又去除了大豆中的不利因素，可谓"青出于蓝而胜于蓝"。豆制品中的蛋白质消化率、利用率均有所提高，如整粒大豆的蛋白质消化率为 65％左右，加工制成豆腐后其蛋白质消化率为 92％～96％，其

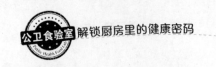

营养价值明显提高。此外,经发酵工艺的大豆制品中的蛋白质更易于消化吸收,而且某些营养素含量也会增加,如每 100 克发酵豆豉中含核黄素 0.61 毫克,明显高于其他豆类食品。

非发酵豆制品:有豆浆、豆腐脑、豆腐、豆腐丝、豆腐干、干燥豆制品(腐竹)等。这些豆制品经浸泡、磨细、过滤、加热等工艺处理后,大量的粗纤维和植酸被去除,胰蛋白酶抑制剂和植物血细胞凝集素被破坏,从而使蛋白质的消化率提高。

发酵豆制品:有豆豉、黄酱、豆瓣酱、腐乳等。这类发酵的豆制品,受到多种微生物的综合作用,使得蛋白质在加工时已被分解,更容易被人体消化和吸收,且发酵能使其中的谷氨酸游离出来,增加了维生素 $B_1$ 和维生素 $B_{12}$ 的含量。另外,豆类发酵后会产生有机酸、酯、氨基酸等,具有特殊香味,能刺激食欲,帮助消化。

豆芽:豆类发芽时,蛋白质和糖类物质虽在含量上有所下降,但可溶性氨基酸、维生素和膳食纤维等含量大大提高,更多的钙磷铁钾等矿物质释放出来,并增加了胡萝卜素、维生素 $B_2$、尼克酸等维生素的含量,尤其产生了干大豆中没有的维生素 C,故在缺乏新鲜蔬菜时,可成为维生素 C 的良好来源。

《中国居民平衡膳食指南(2022)》推荐平均每人每日摄取大豆和坚果量共 25～35 克。

## 八、被吹捧的乳铁蛋白真有用吗

乳铁蛋白是一种天然存在于人和牛的乳汁中的蛋白质。它也存在于其他体液中,如唾液、眼泪和胆汁。

乳铁蛋白是哺乳动物乳汁中天然存在的一种蛋白,在初乳中含量最高,是一种重要的具有杀菌活性的单体糖蛋白。1939 年人类首次在分离乳清蛋白时得到一种红色物质,直至 1959 年才确认,这种红色物质是一种与铁结合的糖蛋白，称之为乳铁蛋白。

乳铁蛋白在体内的主要功能包括结合和运输铁，也有助于对抗感染。因此，有些人服用乳铁蛋白补充剂是为了抗氧化和抗炎。虽然乳铁蛋白粉通常来源于转基因大米，但它也可以来自牛奶。

### （一）乳铁蛋白的作用

乳铁蛋白和乳铁蛋白补充剂已被广泛研究。

乳铁蛋白有助于促进铁元素的吸收，对预防缺铁性贫血也有很好的效果，同时能够预防铁元素在身体里累积。乳铁蛋白的产品丰富多样，品质高低不等，目前进口的比较多，所以价格相对来说会比较昂贵。母乳喂养依然是最好的补充乳铁蛋白的方法，但是随着孩子的长大，母乳中乳铁蛋白的含量也会降低，所以适当通过外援的方法来补充也很重要。

乳铁蛋白似乎可以保护身体免受致病微生物（如引起细菌、病毒和真菌感染的微生物）的侵害。2014年发表在《感染与化疗杂志》上的一份报告中，研究人员分析了乳铁蛋白抗病毒特性的研究，发现乳铁蛋白可能抑制病毒附着在体内细胞上以及在细胞中的复制。研究人员还发现，乳铁蛋白也可以增强人体的免疫功能。

乳铁蛋白可能有助于预防幽门螺杆菌感染。2014年《世界胃肠病学杂志》上发表的一份报告中，研究人员分析了先前发表的关于使用发酵乳及其几种组分蛋白（包括乳铁蛋白）对抗幽门螺杆菌感染的临床试验。结果显示，从牛奶中提取的乳铁蛋白可能有助于消灭细菌并降低感染率。

有研究证据表明乳铁蛋白可以抑制丙型肝炎感染。还有一些其他研究也证实乳铁蛋白对人体丙型肝炎发展的某些阶段有好处。例如，一项体外研究和临床试验表明，乳铁蛋白可以在细胞水平上抑制病毒的复制。

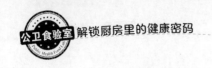 

## （二）其他用途和可能的副作用

此外,乳铁蛋白经常被吹捧为一种用于多种其他健康目的的药物,包括：缓解痤疮、预防骨质疏松、刺激免疫系统、防止与老化有关的损害、促进肠道内的健康细菌、调节铁代谢、治疗腹泻、癌症预防等。

乳铁蛋白通常被认为是安全的,通常存在于食品中,如牛奶。但乳铁蛋白也可引起腹泻,在非常高剂量的情况下,会导致皮疹、食欲不振、疲劳、发冷、便秘等。

## （三）乳铁蛋白的有效剂量未知，产品市场乱象重生

2018 年 6 月 11 日,由中国营养学会妇幼营养分会编写,近 20 名国内权威营养学专家联合发布了《乳铁蛋白婴幼儿健康效应专家共识》(简称《乳铁蛋白共识》),发表在 2018 年 11 月的《临床儿科杂志》上。专家组共识充分肯定了乳铁蛋白对婴幼儿、儿童、孕妇等人群的健康效应和营养价值。《乳铁蛋白共识》小结指出,乳铁蛋白是母乳中重要的活性蛋白。现有的人群研究结果显示,可预防和辅助治疗婴幼儿腹泻、新生儿坏死性小肠结肠炎、呼吸道疾病、新生儿败血症,对改善婴幼儿贫血和促进其生长发育也有一定的作用。

但共识中提到的各项研究所用的乳铁蛋白的剂量不同,且相差较大,给予方式也有不同,有些是口服乳铁蛋白,有些是通过乳制品获得。也就是当前对于人体每日需要多少量,在膳食中是没有形成或制定出一个建议值,只能暂时认为食物中有乳铁蛋白存在的健康好处要比没有好一点。

但牛乳中的乳铁蛋白也不是越高就越好。人和牛乳铁蛋白氨基酸序列只有 69% 的同源性,尽管有相似的生物活性,但终究只是相似,牛乳铁蛋白的效果和对人体有没其他负面影响需要更谨慎研究。所

以不要迷信一些所谓乳铁蛋白含量很高的"牛初乳"产品。乳铁蛋白究竟什么含量水平才能对产生健康好处，现在的研究还没有一个标准。天然食物中乳铁蛋白的剂量对怀孕和母乳喂养的妇女是安全的，但应避免使用堪比药物的大剂量乳铁蛋白，除非是医生要求。

目前，市场上乳铁蛋白产品种类繁多，存在很多不合格产品。一部分可能是因为乳铁蛋白含量超标，还有则可能是含量不达标或者根本没有添加。甚至还有一些产品以"乳铁"作为商标，将产品名写成"××乳铁 TM 蛋白粉"，以此混淆视听、误导消费者，实质上只是乳清蛋白粉而已。乳铁蛋白产品五花八门，很多都打着"提高免疫力"、对人体有益的旗号，但是消费者在选择时一定要学会分辨，看看是否含有足量的乳铁蛋白、是否适合婴幼儿等群体食用。

## 九、为什么健身者要补充蛋白质

蛋白质在肌肉的构建中起着主导作用。每次运动后，身体都需要蛋白质来修复和生长肌肉。在阻力训练中，您的身体可能会面临肌肉纤维的微小损伤。它是一种典型的生物损伤，称为"分解代谢"。通过向肌肉纤维输送营养物质，您的身体可以解决这种损伤。这些营养素包括蛋白质和其他生长促进剂，如睾酮。有些人购买蛋白粉就是为了确保锻炼后肌肉的修复和生长。这真的有用吗？

### （一）补充蛋白质的好处

科学家发现，运动前后摄入的蛋白质能促进生长和恢复。具体而言包括以下几个方面。

肌肉修复：蛋白质可以修复肌肉纤维，而肌肉纤维在力量训练中通过分解代谢过程经常受损。大多数人在运动后会感到肌肉酸痛，它能加速从肌肉酸痛中恢复。运动后服用蛋白质奶昔或其他蛋白质补

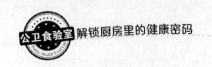

充剂可以恢复肌肉损伤并促进肌肉蛋白质合成,从而进一步增加锻炼的益处。

肌肉生长:肌肉质量和蛋白质有关,因为它含有氨基酸,有助于在体内形成肌肉组织块。如果您把您的身体想象成一座房子,那么蛋白质就是它的砖块。人体可以生产除九种必需氨基酸以外的任何氨基酸,您需要从食物中摄取这九种必需氨基酸。如果饮食中含有混合氨基酸,它将最大限度地提高体内肌肉蛋白质的合成。

力量训练后喝蛋白奶昔可以帮助增强体质。研究表明,蛋白质补充剂可以显著提高经常进行抗阻运动(包括举重)的成年人的肌肉尺寸和力量。

富含蛋白质的饮食和补充剂可以帮助您长时间感觉更饱。当您觉得饱的时候,会倾向于吃更少的食物和零食。这样,可以保持健康的体重,因此许多健身教练推荐蛋白质补充剂来控制饥饿和保持健康的饮食以获得健康的身体。补充蛋白质(尤其是乳清蛋白)可以减轻肥胖人群的体重和减少总脂肪量,除此之外,富含蛋白质的食物还有助于控制血压、总胆固醇和其他导致心血管疾病的风险。

然而,在服用补充剂之前,您应该考虑您的日常饮食是否含有足够的蛋白质。如果饮食中含有足够的蛋白质,那么可以不服用蛋白质补充剂。但是如果您的饮食中缺乏足够的蛋白质,则可以购买蛋白粉并定期服用,尤其是在锻炼之后。

### (二) 蛋白质过量或过少都有问题

对于那些不运动的人来说,每天吃鸡蛋或牛奶就足够了。如果每天摄入过多的蛋白质,蛋白质将被储存为能量,这将像脂肪一样使人们肥胖;同时,过量的蛋白质被代谢,这会增加肾脏的负担,不利于健康。

蛋白质缺乏通常伴随着能量缺乏,就像双胞胎兄弟。在医学上,这种并发症被称为蛋白质能量营养不良。其典型症状是儿童生长发育不良，成人体重减轻。它有两种表现，一种是患者全身像柴火一样薄，另一种是腹部肿胀和皮疹（也称为 quasiok 病）。这两种形式可以同时出现在患者身上。

## 十、如何正确补充胶原蛋白

胶原蛋白是体内最丰富的蛋白质，它有各种重要的作用，包括为皮肤提供结构和帮助血液凝结。近年来，它作为洗发水和沐浴露的营养补充剂和成分越来越受欢迎。

胶原蛋白存在于动物性食物的结缔组织中，例如它大量存在于鸡肉和猪肉皮中。一个特别丰富的来源是骨肉汤，由鸡和其他动物的骨头熬制而成。明胶基本上是煮熟的胶原蛋白，所以所含的氨基酸含量非常高。然而，关于食用富含胶原蛋白的食物是否真的会增加体内这种蛋白质的水平，仍然存在争议。一般认为当吃蛋白质时，它被分解成氨基酸，然后重新组装，所以吃的胶原蛋白不会直接转化为体内更高的水平。

### （一）什么是胶原蛋白

胶原蛋白约占其蛋白质组成的 1/3，是骨骼、皮肤、肌肉、肌腱和韧带的主要组成部分之一。胶原蛋白也存在于许多其他身体部位，包括血管、角膜和牙齿。可以把它想象成把所有这些东西粘在一起的"胶水"。

胶原蛋白至少有 16 种，主要有四种类型。

第一类：这种类型占身体胶原蛋白的 90％，由密集堆积的纤维组成，包括皮肤、骨骼、肌腱、纤维软骨、结缔组织和牙齿提供结构。

第二类：这种类型是由更松散的纤维组成的，存在于弹性软骨

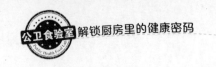

中,可以缓冲关节。

第三类:这种类型为支持肌肉、器官和动脉的结构。

第四类:这种类型有助于过滤,可以在皮肤层中找到。

随着年龄的增长,身体产生的胶原蛋白越来越少。这种现象的一个明显标志是皮肤变得不那么紧致和柔软,软骨也会随着年龄的增长而变弱。

### (二)影响胶原蛋白生成的营养物质

所有的胶原蛋白都是从前胶原蛋白开始的。身体通过结合两种氨基酸——甘氨酸和脯氨酸来制造前胶原,这个过程需要维生素 C。可以通过确保获得大量以下营养,来帮助身体产生这种重要的蛋白质。

维生素 C:大量存在于柑橘类水果、甜椒和草莓中。

脯氨酸:大量存在于蛋白、小麦胚芽、乳制品、卷心菜、芦笋和蘑菇中。

甘氨酸:大量存在于猪皮、鸡皮和明胶中,但甘氨酸也存在于各种含蛋白质的食物中。

铜:大量存在于内脏、芝麻、可可粉、腰果和扁豆中。

此外,身体需要高质量的蛋白质,其中含有制造新蛋白质所需的氨基酸。肉、家禽、海鲜、乳制品、豆类和豆腐都是氨基酸的绝佳来源。

也许更重要的是避免以下破坏胶原蛋白的行为:

1. 吃太多糖和精制碳水化合物。糖会干扰胶原蛋白自我修复的能力。尽量减少添加糖和精制碳水化合物的消耗。

2. 阳光太多:紫外线辐射会减少胶原蛋白的产生,因此要避免过度日晒。

3. 抽烟:吸烟会减少胶原蛋白的产生,这会损害伤口愈合并导致皱纹。

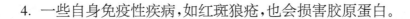

4. 一些自身免疫性疾病，如红斑狼疮，也会损害胶原蛋白。

### （三）胶原蛋白补充剂的好处

胶原蛋白是一种重要的蛋白质，为身体的许多部位提供结构。食物可以帮助身体制造这种蛋白质，或者，补充胶原蛋白补充剂也可能是有益的。一些初步研究表明，它们可能改善皮肤质量、肌肉功能，并减轻与骨关节炎相关的疼痛。

两种补充剂越来越受欢迎——水解胶原蛋白和明胶（胶原蛋白煮熟后会生成明胶）。这些已经将大蛋白质分解成更小的肽，更容易被身体吸收。

关于胶原蛋白补充剂的研究并不多，但已经存在的研究显示出在以下方面有好处。

增强肌肉：2019 年一项针对娱乐活跃男性的研究表明，胶原蛋白肽补充剂和力量训练相结合，比安慰剂更能增加肌肉质量和力量。

保护关节：2017 年的一项动物研究观察了给创伤后骨关节炎小鼠补充胶原蛋白的效果，结果表明可能在疾病的发展和进展中起保护作用。

改善皮肤弹性：在 2019 年的一项研究中，服用补充剂的女性皮肤外观和弹性有所改善。胶原蛋白也有用于局部治疗，通过减少皱纹和皱纹来改善皮肤外观。

### （四）安全补充

迄今为止，关于胶原蛋白补充剂的安全性和有效性的可靠信息有限。明胶补充剂具有潜在副作用，还有挥之不去的不愉快味道以及严重的胃灼热感。此外，如果对补充剂的来源过敏，可能会有过敏反应。

而胶原蛋白肽是一种粉末，可以很容易地掺入食物中。这种肽不

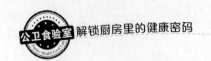

会胶凝，所以可以把它混合到冰沙、汤或烘焙食品中，而不会影响质地。在考虑补充时，应该寻找高质量的来源，比如由鱼皮制成的海洋胶原蛋白。

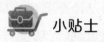 **小贴士**

### 胶原蛋白的其他用途

胶原蛋白有许多用途，从食物到药物再到制造。几千年来，胶原蛋白被用来制造胶水。今天，它仍然被用来为乐器创造琴弦。在食物中，胶原蛋白被加热生成明胶，用于制作香肠的肠衣。在医学领域，它被用作整形手术的填充物和严重烧伤的敷料。

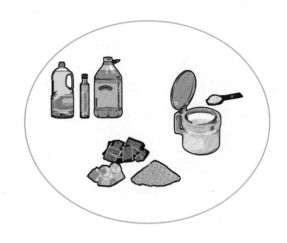

# 第五节　少用调料　清淡饮食

## 一、油盐糖太多可不妙

　　油盐糖都是生活中必不可少的调味料,为食物带来了美妙的风味。很多人都开始了解到重口味饮食对健康是不利的,但是又无法对重口味美食说"不",那就让我们一起来认识下这些可爱又可恨的调味料吧!

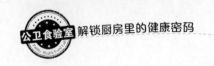

（一）常见调味料，生活好滋味

食盐：是食物烹饪或加工的主要调味品，也是人体所需要的钠和氯离子的主要来源，成人建议每天食盐不超过 5 克。目前我国多数居民的食盐摄入量过高，《中国居民营养与慢性病状况报告（2020 年）》显示，人均每天烹调用盐 9.3 克，与 2015 年相比下降了 1.2 克，但远超推荐量。过多的盐摄入与血压升高有关，增加心血管疾病、脑卒中和肾损害等疾病发生风险，2019 年我国 18 岁及以上居民高血压患病率为 27.5％，平均 4 个人中就有一人是高血压。除此以外，过多的盐摄入，也会增加食管癌、胃癌、超重/肥胖和阿尔茨海默病等疾病的发生风险。

烹调油：包括植物油和动物油，为人体提供能量，也是人体必需脂肪酸和维生素 E 的主要来源，油脂也帮助食物中脂溶性维生素的吸收，食用油的推荐摄入量为每人每天 25～30 克。目前我国居民烹调油摄入量过多，调研数据显示，我国城乡居民实际摄入量是每人每天 42 克，这超出了推荐摄入量 40％。烹调油是一种高能量的食物，每克脂肪可以产生 9 千卡（1 千卡≈4.18 千焦）能量，多吃油就会多摄入能量，而能量摄入超标最明显的结果就是容易导致肥胖。肥胖是高血脂、高血压、糖尿病、动脉粥样硬化、冠心病、脑卒中等慢性病的危险因素，为了预防这些慢性病的发生，要控制烹调油的摄入总量。

添加糖：是指除了食物中本身存在的碳水化合物，在食品的加工和烹调过程中，额外加入的糖。添加糖是纯能量食物，与油盐不同，并非是人体必需的，不含其他营养成分，过多摄入可增加龋齿、超重、肥胖、糖尿病等发生的风险。《中国居民膳食指南（2022）》推荐每人每天添加糖摄入量不超过 50 克，最好控制在 25 克以下。

重口味有这么多的健康风险，那培养清淡的饮食习惯就显得尤为重要了，特别是对于儿童、青少年，从小养成清淡的口味是一生受益

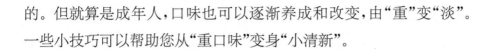

的。但就算是成年人，口味也可以逐渐养成和改变，由"重"变"淡"。一些小技巧可以帮助您从"重口味"变身"小清新"。

### （二）如何养成清淡口味

**1 学习量化，逐渐减少用量**

改变烹饪习惯，使用计量方式（如定量盐勺、带刻度的油壶）减少食盐、油等调味料的用量，每餐按量放入菜肴。如果主要在家用餐，可以有意识地记录每月用盐、用油情况，有意识地逐渐减少油盐糖的摄入，让味蕾适应食物的自然风味，对油盐糖的需求也会随着时间的推移逐渐降低，这是培养清淡口味的重要途径。

**2 合理的烹饪方式，享受食物本味**

合理的烹饪方式、食材搭配，可以更好利用食物本身的味道，制作出美味料理。首先是要选择新鲜食材，减少油炸、油煎的烹饪方式，多采用蒸、炖、煮、清炒、少油烤制等烹调方式，享受食物天然的味道。巧妙利用醋、柠檬汁、姜、辣椒等调味料替代一部分盐和酱油，尝试香菜、芹菜、香菇、洋葱、胡椒、大蒜等有特殊香味的食物或是香料为菜肴增加风味。巧用有甜味的食材代替糖，如红枣、枸杞、百合等。改变加盐的顺序，出锅前才放盐，盐分尚未深入到食品内部，但依旧能感觉到咸味，就可以在同样的咸度下减少盐的用量。

**3 少吃零食，少喝含糖饮料**

少吃甜点、零食，偶尔吃零食要学会看食品标签，这样就可以拒绝高盐、高糖食品。在选择饮料时，多选择茶、白开水、纯牛奶来代替糖饮料。

## 二、该如何选择适合的烹调油

烹调油是我们每日饮食的必需品，其中包括动物油和植物油。常

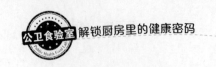

见的植物油如大豆油、花生油、葵花籽油、亚麻籽油、菜籽油、芝麻油、玉米油、橄榄油等；常见的动物油如猪油、牛油、奶油、鱼油等。烹调油可以为人体提供能量，也是人体必需脂肪酸和维生素 E 的主要来源，也是细胞膜的重要组成成分。

《中国居民膳食指南（2022）》推荐，每人每天烹调油摄入量以不超过 25～30 克为宜，建议血脂、体重正常的人每天植物油摄食量不宜超过 25 克；老年人、血脂异常、肥胖人群及有"三高"者每天用油量应控制在 20 克以内，20 克油大致就是 2 瓷勺。知道了油的用量，那么怎么健康选择食用油呢？

### （一）哪种食用油更健康

食用油都是由甘油三酯组成的，甘油三酯有三个碳链，碳链上分子结构就形成了很多不同的脂肪酸，分为多不饱和脂肪酸、单不饱和脂肪酸和饱和脂肪酸，每种食用油都含有这三种脂肪酸，只不过是比例会有所不同，一般来说，动物油中饱和脂肪酸含量普遍偏高，而植物油中饱和脂肪酸含量比较低。其中有一类脂肪酸比较特别，是人体不能合成，必须由食物供应的脂肪酸.如亚油酸和 α-亚麻酸，被称为必需脂肪酸。机体如果缺乏必需脂肪酸，会影响儿童生长发育、机体免疫力、伤口愈合、视力、脑功能以及心血管健康。

不同植物油中，脂肪酸的构成不同，各具营养特点。如橄榄油、茶油、菜籽油、花生油的单不饱和脂肪酸含量较高，大豆油、玉米油、葵花籽油则富含亚油酸，胡麻油（亚麻籽油）中富含 α-亚麻酸。同时油脂中也还有丰富的伴随物，例如磷脂、胡萝卜素、维生素 E、甾醇、白藜芦醇和胆碱等，这些伴随物都有各自的好处，例如植物甾醇具有降低胆固醇，促进身体代谢等作用。

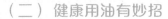

## （二）健康用油有妙招

### ① 各种油类换着吃

不同种类的植物油应合理搭配，不同种类的油，营养成分是不一样的，主要成分脂肪酸的含量占比也不同。世界卫生组织专家建议，饱和脂肪酸、单不饱和脂肪酸与多不饱和脂肪酸的比例为 1∶1∶1。经常更换食用油的品种，能够满足人体对营养更全面的需要。

同时，假设万一某种油脂含有有害的物质，长期食用就可能导致有害物含量超标。经常更换不同原料、品牌的油，也可以将受到食品安全影响的风险降到最低，达到规避风险的作用。

### ② 尽快食用以免酸败

脂肪是一种很容易氧化变质的物质，油瓶打开之后，一般在 2～3 个月之内吃完比较好。放久了，油脂就会腐败变质。人们常说闻到"哈喇味"，就是油脂酸败了。氧化的油脂中有很多对人体有害的氧化产物，会加速机体衰老，甚至诱发癌症。如果家里人口比较少，吃不完大桶的油，建议买小瓶装；天气热的时候建议冷藏保存食用油，尽量延缓氧化过程。

### ③ 炒菜的油温不宜过高

高温会造成油脂化学结构会变化，会产生一些对身体有害的物质，如过氧化物、氢化脂肪酸、环状单聚合物等，会引起肝脏损伤甚至致癌，所以说不建议把油烧得过热再炒菜。

### ④ 警惕食品中的反式脂肪酸

自然界存在的不饱和脂肪酸大多是顺式脂肪酸，反式脂肪酸则主要有天然和加工两种来源。天然反式脂肪酸存在于牛羊肉的脂肪内，但比较微量。加工产生的反式脂肪酸一是来源于植物油氢化的工业生产过程，常出现在加工食品/烘焙食品如人造黄油、人造奶油、起酥

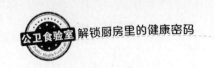

油、植脂末、植物奶油之中；二是来源于食物烹饪中不恰当的加工方式，如在食用油的高温加热、油炸等处理过程中也产生。反式脂肪酸摄入量多时会增加心血管疾病发生风险、影响儿童的生长发育及神经系统健康等，但目前关于反式脂肪酸害处的研究主要是针对人造的反式脂肪酸，还没有证据表明天然的反式脂肪酸也对人体有害。

识别包装食品是否含有反式脂肪酸，最简单的方法就是看它的营养成分表。食品安全国家标准《预包装食品营养标签通则（GB 28050—2011）》中规定，配料中使用了氢化植物油的话，"营养成分表"中应标注反式脂肪酸的含量。不过目前许多企业也在改进工艺来降低氢化油脂中反式脂肪酸的产生量，如果反式脂肪酸的含量低于0.3克/100克或者0.3克/100毫升的话，可以标注"无"或者"不含反式脂肪酸"，那这些食品也是可以适量食用的。除了要避开反式脂肪酸含量高的包装食品，在日常烹饪过程中，也要避免油温过高和反复煎炒烹炸。

## 三、吃起来不咸的食品就不含钠吗

盐的主要成分是氯化钠，1克盐中含有400毫克的钠，钠离子浓度摄入过高会带来很多的健康问题，会增加高血压、冠心病、脑卒中、胃癌、骨质疏松、肾脏损伤等疾病的风险。很多人觉得，我的饮食并不咸，怎么就盐摄入超标了？其实有很多盐不一定是我们看见的白色粉末，它们隐藏在加工食品和调味品中，让人一不注意就多吃了盐。

### （一）焙烤、油炸食品

焙烤食品往往含盐较高，如面包在制作过程中，为控制酵母生长速度、增强面粉筋力、改善口感和抑菌保鲜等，往往需要加盐。同时，很多油炸、焙烤的食品会为了形成酥脆或者蓬松的质感，比如中式的馓子、油条，西式的蛋糕、苏打饼干等，会加入小苏打（碳酸氢钠），里面也含有不少的钠。

### （二）主食加工品

我们从菜肴中就摄入了不少的钠盐，而咸味的主食比如方便面、葱油饼、炒饭、炒面等，都会导致额外摄入盐，容易超标。另外，钠离子能强化和改良蛋白的面筋结构，使得面团有筋道感，所以很多挂面、拉面、饺子皮等面制品中都会加入很多的盐。

### （三）蜜饯、甜饮料

很多人都觉得果脯和甜饮料是甜的，怎么会有钠盐？其实在食物的调味当中，盐和糖之间有奇妙的相互作用，钠离子可平衡食物的甜度，这样的话咸甜在一个平衡点上，味道会更好。另外，很多碳酸饮料会添加碳酸氢钠或者磷酸钠盐，运动型饮料里为了补充运动者随汗液流失的各类离子，也会加入额外的盐，对于不运动的人来说，就会造成身体的负担了。

### （四）咸味零食

咸味坚果、话梅、甘草杏、卤蛋、豆腐干等咸味零食中往往要添加食盐来调味或防腐，是零食中的"含盐大户"。虽然卤蛋、豆腐干、鳕鱼片等零食都是很好的蛋白质来源，但是作为零食还是要注意控制总量摄入。

### （五）调味料和咸菜

酱油、味精、鸡精、酱类、腐乳、蚝油等都是中国人喜欢吃的调味料。咸菜、酱菜、各种拌饭酱等也是常见的佐餐小菜。其中，鸡精的钠含量大概相当于盐的一半，味精相当于盐的 1/3，各种佐餐调味酱中的

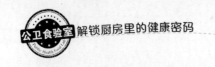

盐含量也高达 5％～8％,加了盐还加调味料,其实就是多吃盐了。其实可以用这些带有鲜味的调味料替换等量的盐,那就可以在减盐的同时又获得美味。

### （六）加工肉制品

咸肉、烟熏肉、咸鱼、火腿、培根、香肠、鸭脖、卤肉、酱肉等加工肉制品都需要加入很多盐达到防腐的作用,同时盐也有助于提高肉制品的保水能力,能改善产品品质。

食品中有这么多的隐形盐,所以大家在挑选食品时,不要被口感迷惑,要关注营养成分表,看看钠的含量值及占营养素参考值（NRV）的百分比。固体食物中钠超过 600 毫克/100 克或高于 30％NRV,液体食物中钠超过 300 毫克/100 克或高于 15％NRV,这些食品就尽量要少吃。选择那些数值比较低的产品,避免陷入隐形盐的陷阱。

## 四、甜蜜的诱惑

人们对甜味的喜好是与生俱来的,进食甜品后的愉悦感和满足感让人对甜味欲罢不能。糖为食物增添风味,但是也为健康埋下了隐患。糖摄入过量除了增加超重、肥胖和蛀牙的风险,还会影响血管健康,增加各类慢性病和肿瘤的风险。添加糖真是让人可爱又可恨。

### （一）什么是添加糖

添加糖（游离糖）是指包括食品生产商、厨师或者消费者自己在食品中添加的单糖和双糖,如葡萄糖、蔗糖、麦芽糖等,天然存在于蜂蜜、糖浆、果汁和浓缩果汁中的糖分也属于添加糖。常见的添加糖包括白砂糖、绵白糖、红糖、玉米糖浆、麦芽糊精等,但不包括天然水果中的糖和主食中的天然碳水化合物。《中国居民膳食指南（2022）》中推荐:

成年人每人每天添加糖摄入量不超过 50 克,最好控制在 25 克以下,糖摄入量控制在总能量摄入的 10% 以下。根据 2019 年的最新数据,我国人均每日摄入的添加糖已达 30 克。

### (二) 添加糖在哪里

含糖饮料:很多饮料都是含糖大户,如碳酸饮料、乳酸菌饮料、蜂蜜柚子茶等,为了改善口感,增加销量,厂家在加工过程中,往往会添加大量糖。多数饮品含糖量在 8%～11%,有的高达 13% 以上。喝下一瓶 500 毫升的饮料,就达到了一个人每天糖摄入的上限。含糖饮料多喝容易使口味变重,因此不建议喝含糖饮料,觉得白开水没有味道,可以尝试逐渐用无糖的茶饮替代含糖饮料。

烘焙食品:蛋糕、面包等糕点在制作过程中也需要添加大量糖,糖不仅可以提供美妙的口感,也起到上色、保湿等的重要作用,即使是家庭自制也无法完全减少。糕点的含糖量一般在 15%～20%,要注意尽量少吃。

家庭烹饪:中式烹饪中常常添加糖作为佐料,红烧肉、糖醋排骨、鱼香肉丝、拔丝地瓜等都会加入大量的糖。另外,一些家庭常用的调味酱中也含有糖,比如番茄酱、沙拉酱、辣椒酱等。添加糖不仅增加糖的摄入,还掩盖了盐的味道,无意中增加盐的摄入,这些高糖菜肴不宜频繁食用。

日常零食:果脯类零食为了口感及储存的需要,需要添加大量的糖来调节酸甜咸的风味;冰激淋通常需要添加很多糖,因为低温会降低人对糖的感知,需要增加糖量才能达到同样的甜度。一些肉类零食为了做出更丰富的口味,也往往需要添加糖。

### (三) 警惕 "无糖" 陷阱

甜蜜是个健康陷阱,有些产品打着 "无糖" 的旗号,却也在制造一

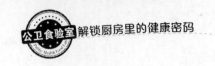

个个健康陷阱。

我国对于预包装食品标签中的要求,糖含量≤0.5克/100毫升或100克就可以宣称是"无糖"。"无蔗糖"是一种很常见的标识,给消费者一种"它不含糖"的感觉。其实这只说明该食品不含蔗糖,但还是可能会有葡萄糖、麦芽糖、果糖等成分,它们的危害和蔗糖相比并没有更低。

"无糖"也不是就可以随便吃,比如似乎是为糖尿病患者设计的无糖饼干、无糖蛋糕,食品本身含有碳水化合物(淀粉、面粉),会造成血糖升高,也不能小看。所以,糖尿病患者或高血糖的人还是要控制"无糖食品"食用量。

大家购买宣称"无糖""0糖""无添加蔗糖"的产品前,一定多个心眼儿,看看配料表,选择那些"添加糖"词语在食品配料表中越靠后的越好(说明含量越低),确认符合自己的需求再购买。

## 五、吃代糖食品就可以放心吃甜了吗

糖的危害越来越受大家重视,糖尿病患者、减肥人士更是视糖为敌人,希望可以减少糖的摄入,"代糖"应运而生。"0热量""不升血糖"等的卖点让人心动,代糖是什么? 真的不会影响血糖吗? 对健康有危害吗? 哪种代糖更好?

### (一) 哪些属于代糖

代糖,并不是真正意义上的糖,而是属于食品添加剂中的甜味剂,主要包括三类。

1. 天然甜味剂:天然甜味剂包括菊粉、甜菊糖苷、索马甜、罗汉果甜苷、海藻糖等,是从天然植物中提取出来的甜味剂。一般名字里面带有植物名称的大都是天然甜味剂。

2. 糖醇类甜味剂：糖醇类甜味剂包括山梨糖醇、木糖醇、赤藓糖醇、麦芽糖醇等，是将糖的一些结构进行改变，成为"半糖半醇"结构的甜味剂。如将葡萄糖还原成山梨醇，将木糖还原成木糖醇，将麦芽糖还原成麦芽糖醇，将果糖还原成甘露醇等。这类代糖相对而言甜度不高，但能量低、吸收速度慢、不腐蚀牙齿。此外，糖醇对于血糖的影响也较小，所以常作为糖尿病患者的替代甜味剂。

3. 人工合成甜味剂：包括阿斯巴甜、糖精、安赛蜜、纽甜、三氯蔗糖等，是人工合成的具有甜味的化学物质。甜度非常高，甚至是普通糖类的几百倍，只要添加很少的量就有很高的甜味。

## （二）代糖到底安全吗

国家食药监总局发布的《食品安全风险解析》提到科学合理地使用甜味剂很安全，我们能够在市场上见到的代糖也都是通过了安全性评估的，少量食用对大部分人来说是安全的。但是有些人消化系统会对代糖比较敏感，比如说在吃大量糖醇的时候会发生渗透性腹泻、胀肚等情况。

而目前有关代糖的研究揭示其可能存在一些健康隐患。在我们吃糖的时候，大脑会意识到身体收到了能量，可是在吃代糖的时候，大脑会感觉到了甜味却找不到能量，饥饿感无法被完全抵消，反而可能使人胃口大开，刺激过量进食。同时，代糖产生的甜味信号也会刺激胰岛素过量分泌，长期食用可能导致人体新陈代谢紊乱，扰乱肠道菌群，使胰岛素受体敏感度下降，脂肪分解减少、合成增加，最终导致肥胖或糖尿病等。

因此，食用代糖食品需要注意掌握好度，避免经常性、长期性食用，优先选择天然来源的甜味剂，尽量避免选择人工合成类甜味剂。

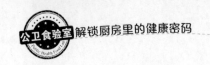 

### （三）吃代糖食品真能帮助减肥吗

很多人选择代糖食品是因为它既带有甜味、能量又很低，看起来似乎可以帮助减肥。但是代糖只是让人在控制饮食的过程还能享受到甜味的一点小诡计，减肥并不是这么简单的事情，并不是单纯吃一种食物就能实现的，控制总能量摄入和输出才是减肥的关键。如果喝着无糖可乐配着炸鸡薯条，那减肥就是天方夜谭了。

### （四）代糖到底能不能吃

对于糖尿病人群而言，代糖和普通的糖相比，确实可以更好控制血糖的波动，所以或许有所帮助。而对于大部分健康的人群来说，适量食用代糖也是降低精制糖摄入量的一种方式。对于所有人而言，糖都不是洪水猛兽，代糖也不是健康的灵丹妙药，健康的膳食模式才是人们应该追求的目标。更重要的是学会改变自己的饮食习惯，逐渐减少对添加糖的依赖，更多地从天然食物中获取甜蜜。水果的甜里还伴着丰富的维生素和膳食纤维，牛奶里有乳糖也有丰富的蛋白质和钙，合理饮食才能真正放心吃甜。

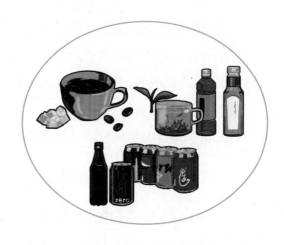

# 第六节　足量饮水　精选饮品

## 一、怎么喝水最有效

### （一）为什么要喝水

水不仅是人体细胞和体液的构成成分，还是调节各种生理功能的小能手，人体的新陈代谢离不开水，水在体温调节和关节润滑中也发挥着重要作用，从天然水中还可以获得有益健康的矿物质。

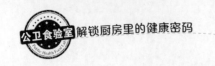 

体内的水分会通过大小便、出汗、呼吸以及流泪等多种途径排出体外,水分流失过多过快会引起尿量减少,尿色加深,甚至出现疼痛等不适症状。当人体脱水时,血液会变得黏稠,容易导致血栓形成,诱发心肌梗死等疾病。体内水分一旦失去2%,人就会感觉口干舌燥,减少排尿;一旦失去10%,则会发生生理功能严重紊乱;失去20%时,人很快就会死亡。

### （二）到底要喝多少水

一般人每天维持机体运转需要的总水量约为2 500毫升,直接饮用水是最主要的来源,除此之外还有来自食物中的水和自身代谢过程产生的水。《中国居民膳食指南（2022）》中指出,在温和气候条件生活的轻体力活动的成年人,每天至少要喝1 500~1 700毫升的水,也就是7~8杯水。不过,不同健康状况的群体,每日的建议饮水量也不尽相同,例如尿毒症、心衰患者应适当减少饮水,痛风、肾结石患者则应多补充水分。喝白开水是补充水分的最佳方式,白开水不仅便宜方便、卫生安全,而且还不用担心能量或糖分超标。

### （三）什么时候要喝水

虽然一天中的任何时刻都可以喝水,但是选择合适的时机喝水则更有利于健康。例如,经过一夜睡眠,体内逐渐缺水,晨起后空腹饮用一杯水,有助于降低血液黏稠度,加速血液循环;睡前饮用一杯水可以防止晚上睡觉时间过长而引起的血液变黏稠,以及预防肾结石,还有研究表明睡前一杯水可以减轻眼袋;其余时间里就可以根据身体需要相对均匀、合理地分配喝水频次。

夏季炎热,人们容易食欲减退、情绪烦躁、大量出汗,甚至出现中暑症状,故夏季应多适当多补充水分。采用少量多次饮水的方式较好,在运动或大量出汗后可适当饮用一些淡盐水,以补充随汗液而流失的无机盐类。在秋冬换季时,随着人们的饮食和生活作息发生改变,容易诱发胃病,故此时应多注意饮水技巧,如清晨和晚上可加快喝水速度,为肠道排毒减压。

老年人和儿童喝水应尽量少量多次,每次约200毫升,尤其在进餐前不能多喝,以防止冲淡胃液,阻碍食物消化与吸收。

### （四）生病了怎么喝水

罹患不同疾病的患者分别应该怎么喝水呢?

高血压患者在喝水时应注意水温适中,小口慢喝,一天饮水约2～3升,且单次饮水量不宜过多,否则水分会很快进入血液,导致血压上升、头晕、恶心、呕吐等,水分补充过多还会增加心脏、肾脏的负担。

糖尿病患者由于口渴中枢的敏感性降低,不易及时察觉体内的缺水,往往已经缺水,也没有口渴的感觉。如果不能保证足够的水分摄入,可能使病情加重,甚至引起酮症酸中毒或高渗性昏迷。因此糖尿病患者即使无口渴感觉,也应适当饮水。

肾功能不全的患者,只要未出现水肿症状,就应该多喝水,这样有利于增加尿量,从而将体内的代谢废物和毒素排出体外。慢性肾功能衰竭的患者排尿量明显减少,应控制饮水量。

有咳嗽症状的患者,建议多喝温水。温水的好处在于能稀释痰液、加速有害物质的排泄和降低咳嗽频率。有便秘症状的患者,建议大口喝水。大口喝水有助于加快水流速度,为肠道提供排泄力,还有助于给体内宿便提供水分,促使排出。有发热症状的患者,以间断性、小口补水为宜,这是因为发热导致体液大量排出,间断性、小口补水可以调节血液和组织液的正常循环。

## 二、咖啡有益,过则为患

如今的城市中,咖啡店遍布于繁华闹市、幽静街巷,甚至在写字

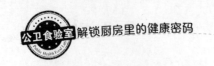

楼、医院、大学校园等场所也随处可见，无论是都市上班族，还是银发退休族，各种咖啡几乎已成为每天的必备，许多人还将喝咖啡作为一种社交活动。那么，为什么越来越多的人爱上了喝咖啡呢？

## （一）喝咖啡有好处吗

许多人在困乏需要提神时，首先想到的就是喝咖啡。的确，咖啡因作为世界上应用最广泛的精神活性物质，是咖啡中最知名的成分。它能暂时阻断大脑接收疲劳信号，有效改善不良的情绪状态，帮助人们集中记忆力，提高警觉性和灵敏性，高效顺利地完成手头上的紧急工作。

咖啡因还能刺激胆囊收缩，减少胆汁内的胆固醇，预防胆结石的形成；咖啡因中含有的大量抗氧化成分，能加快血液循环，燃烧脂肪，消耗大量能量，助力减肥和延缓衰老；咖啡还有助于解酒，将酒精转化的乙醛快速氧化，分解成水和二氧化碳排出体外。

咖啡的延年益寿功效已日益得到关注，一项纳入近 50 万名 40～69 岁的英国成年人的研究，进行为期 10 年的随访，发现喝咖啡者的死亡风险比不喝咖啡者低了 10％～15％，且无论是速溶咖啡、研磨咖啡，还是去除咖啡因的咖啡，均有延寿效果。同一人群的另一项研究发现适量饮用咖啡有助于预防卒中，每天饮用半杯～3 杯（每杯 150 毫升）咖啡的人比完全不喝咖啡的人发生中风的风险低 21％。

喝咖啡有助于保护心脏功能。有研究经过对数万居民长达数十年的随访研究后，发现几十年来坚持每天喝 1 杯咖啡的人与每天不喝咖啡的人相比，心力衰竭的发生风险下降了 5％～12％。

在预防糖尿病方面，一项纳入 6 万多名芬兰人的长期跟踪随访研究的结果显示，每天喝 3～4 杯咖啡的人，其糖尿病的发病风险比不喝咖啡的人低了 28％。

在预防恶性肿瘤方面，一项荟萃分析的研究结果提示了每天咖啡摄入量的增加与前列腺癌风险的降低之间存在着关联；另一项荟萃分析研究的结果显示，经常饮用咖啡的女性罹患子宫内膜癌的风险明显下降。

喝咖啡还很可能有助于降低个体发生阿尔茨海默病和帕金森病的风险，以及有效缓解运动迟缓、肢体僵硬等帕金森病的症状。

在我国，很多人既常年饮茶，又是咖啡的忠实粉丝，那么，同时饮茶和饮用咖啡会对健康造成危害吗？其实，只要做到适度，这种担忧是多虑的，一项包括 36 万英国成年人，且长达 10～14 年的随访研究的结果显示不管是单独饮用还是一起饮用咖啡和茶，都具有积极的降低卒中、痴呆发生风险的作用，每日饮用 2～3 杯咖啡，且同时饮用 2～3 杯茶的人群，其卒中和痴呆的发生风险分别下降了 32％和 28％。

### （二）每天最多喝几杯咖啡

既然喝咖啡对身体好处众多，是否意味着人们可以不加节制地大量饮用咖啡呢？答案显然是否定的。咖啡有益，过则为患。相信许多人都有感受，在过量摄入咖啡因后，常会出现焦虑、睡眠障碍、胃部不适等副作用。

健康成年人摄入咖啡因的安全上限约为每天 400 毫克，大致相当于 4～5 杯 150 毫升杯型的咖啡。咖啡因会和体内的游离钙相结合，游离钙的减少则会加速结合钙的分解，如果长期摄入过量的咖啡因，会加速体内钙和骨质的流失，从而患骨质疏松症的风险也会相应增加。因此，不建议骨质疏松症患者，以及绝经女性和老年人等骨质疏松症的高危人群过多饮用咖啡。

此外，咖啡因还具有类似兴奋剂的效果，长期过量摄入可能造成血压升高、神经过敏，增加心脏负荷，加重已有的心律不规则。因此，高血压患者，以及有心动过速、早搏和房颤的心血管病患者应减少每天摄入的咖啡因量。

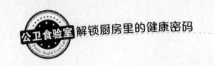

适度饮用咖啡的年轻人,并不用担心咖啡因影响男性精子质量,而如果每天的饮用量超过 7 杯,还是存在使精子质量下降的隐患的。所以准备生育宝宝的男性,饮用咖啡还是要注意适度。

虽然适度饮用咖啡具有助力减肥的效果,但是如果过量摄入咖啡因,反而会增加压力激素的水平,从而增加饥饿感,诱发过量饮食。如果再向咖啡中加入过多的糖和牛奶,后果就可想而知了。

### (三) 喝咖啡到底会不会上瘾

咖啡中的咖啡因是一种中枢神经兴奋剂,它通过刺激神经,使人情绪兴奋,精神愉悦,而它浓郁香醇的口味也让饮用者有种欲罢不能的感觉。不过这种感觉属于轻度依赖,它不会像其他成瘾物质,如香烟、毒品、精神药物那样,一旦停止就出现严重的戒断反应。

假如您每天习惯于喝咖啡,但是有一天突然没喝,那么确实可能会发生注意力不集中、做事效率低的情况。但是不用过度担心,如果连续几天保持不喝咖啡的状态,这种情况也就悄无声息地缓解了。

## 三、茶和茶饮料的饮用禁忌

饮茶自古以来就是我国人民的传统习惯,代表着悠闲雅致的生活状态。茶和茶文化起源于中国,盛行于世界。不同地域和品种的茶,不仅口味各具特点,也饱含着丰富的地域文化特征和精神内涵,具有积极、健康、精致的寓意。

### (一) 喝茶有好处吗

茶叶的健康效益是得到广泛认同的,其中不仅含有蛋白质、碳水化合物、维生素和矿物质等营养素,还富含茶多酚、咖啡碱、茶多糖、茶色素、茶氨酸等植物化学物,它们可是维护健康的小能手。例如儿茶素类化合物作为茶多酚的一种，是一种天然的抗氧化剂，它不仅能抗氧化、延缓衰老、降低血压和低密度胆固醇水平、阻止血管硬化进程，还具有消炎、抑菌，以及调节肠道菌群等功能。

茶叶中所含的氨基酸多达 25 种，不少氨基酸具有花香、蜜香等特定的香气和香甜的滋味，这也是茶叶之所以具有鲜爽口感的原因。特别是其中的茶氨酸，对提高智力、改善记忆力，降低血压均有好处，还能极大地提高机体预防疾病的抵抗力。

### （二）茶的种类有哪些？　分别适合什么人群饮用

我国的茶叶种类丰富，涵盖了绿茶、红茶、黑茶、白茶、黄茶和乌龙茶六大品种，是全世界茶叶种类最丰富的国家之一。各类茶叶特色鲜明，风味、香气各不相同，但都有其独特的功效和益处。

未经发酵的绿茶清新自然，有极高的营养价值。在炎热的夏日，喝上一杯绿茶，让人清凉舒爽，回味悠长。绿茶中含有的茶色素、茶多酚和脂多糖等物质可预防高血压和癌症，有美容保健之效，常见品种有龙井、毛峰、瓜片、碧螺春等。绿茶非常适合体质偏热、胃火旺盛的人群饮用，不过，手术患者、肝脏功能较差的病患、胃寒者和孕妇均不宜饮用，若过量饮用绿茶，其中的咖啡碱会影响人体的肝功能。

经发酵制成的红茶虽然茶多酚含量较少，不过其含有大量的茶黄素、咖啡碱、维生素和氨基酸等，具有提神醒脑、生津解渴、杀菌消炎以及利尿等多种功效。在红茶中加入适量牛奶、蜂蜜是一种不错的搭配，可保护胃黏膜，实现补气养血、温脾补胃的功效。常见的红茶品种有祁门红茶、正山小种、滇红茶等。红茶适合大多数体质的人饮用，尤其是气阳虚、血瘀、痰湿体质的个体，不过，胆结石、贫血、失眠患者和经期、孕期、哺乳期的女性不宜饮用红茶。

作为后发酵茶的黑茶，富含茶多糖、咖啡碱、维生素等成分，不仅可提升食欲、理顺肠胃、帮助消化、解油腻，还有助于降压、降血糖，软

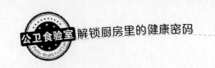 

化血管,预防心血管疾病,常见品种有普洱茶、六堡茶等。黑茶非常适合喉咙肿痛、缺乏食欲、腰膝酸软等人群饮用,而高血压、低血糖、贫血和动脉粥样硬化患者则不太适宜饮用。

作为微发酵茶的白茶,对健康也大有裨益。高浓度白茶中的儿茶素和咖啡碱有助于降低血压、血糖和血脂。此外,白茶还可发挥解酒醒酒、清热润肺、平肝益血、消炎解毒、消除疲劳等功效,常见品种有白牡丹、白毫银针和贡眉等。白茶可在通风、透气、防晒、防潮的条件下储存较长时间,多年妥善储存的白茶,其寒性成分逐渐减少,变得更为温和,能清肺驱寒、提高免疫力。

作为微发酵茶的黄茶,富含茶多酚、咖啡碱、茶多糖、氨基酸等,口感风味特殊的同时,还具有降血糖和血脂、促进代谢、抗炎、抗氧化、保护肝脏和调节肠道菌群等功效。

作为半发酵茶的乌龙茶,其无机矿物元素含量极其丰富,还含有蛋白质、维生素、茶多酚、有机酸、植物碱等。它能清除体内的积热,特别适合夏、秋两季饮用。

## (三) 什么是茶饮料

茶饮料是以原叶茶为原料,添加香精、甜味剂等食品添加剂,通过萃取、浓缩、杀菌和罐装等工艺所制成的饮料。现今市场上广为流行的新式茶饮是在茶叶的浓缩液中添加乳制品、奶油或鲜果等配料调制而成的饮品。茶饮料种类繁多,令人眼花缭乱,包括茶汤饮料(纯茶饮料)、果汁/果味茶饮料、碳酸茶饮料、奶茶/奶味茶饮料和复(混)合茶饮料等诸多类型。

茶饮料由于具有口感良好、清凉解渴的特点而受到大多数人,特别是青少年的喜爱。虽然其中也含有少量的茶多酚、咖啡因,在一定程度上具有类似于饮茶的功效,但是,它毕竟是饮料的成分居多。例如,市场上销售的奶茶中的"奶",其实是以精制植物油或氢化植物油、

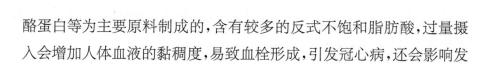

酪蛋白等为主要原料制成的,含有较多的反式不饱和脂肪酸,过量摄入会增加人体血液的黏稠度,易致血栓形成,引发冠心病,还会影响发育和降低记忆力。

此外,许多茶饮料中的糖含量也很高,青少年若饮用过多无疑会导致超重或肥胖。同时一旦养成嗜甜的习惯,还会危害牙齿健康和增加未来心血管疾病和糖尿病的发生风险。许多茶饮料中还含有多种色素、增稠剂、防腐剂等食品添加剂,过量饮用无疑会影响健康。

## 四、饮料中的"伪装者"

### (一)各种"果字头"饮料,到底含有多少水果

在市场上常见的"果字头"饮料可谓是五花八门,令人眼花缭乱,您能搞清楚它们的区别吗?一般而言,这些"果字头"饮料可根据其果汁含量由高到低,依次分为果汁饮料、水果饮料和果味饮料三个类别。

根据我国《果蔬汁类及其饮料国家标准》(GB/T31121-2014),果汁饮料又可分为果汁(浆)、浓缩果汁(浆)、果汁(浆)类饮料三类,而无论哪一类果汁饮料,其果汁成分的含量均不得低于10%。那么,这三大类有什么区别呢?果汁(浆)就是水果的原汁或原浆,其口感和营养价值通常最佳;浓缩果汁(浆)是将水果压榨、再脱水浓缩而制成,虽然其果汁含量最高,但由于其过于黏稠,一般需要添加一定比例的水,复原成果汁(浆)的浓度才适宜饮用。果汁(浆)类饮料是将压榨的水果汁加水稀释、再加入食品添加剂调配而成,其果汁含量相对较低。

大家在超市中常会看见有 NFC 果汁和复原果汁,您知道它们的区别吗?NFC 果汁,也称非浓缩还原汁,就是将新鲜水果压榨后不进行浓缩,直接灭菌罐装而制成的,属于果汁(浆)。而复原果汁又称100%果汁,是指将新鲜水果压榨后进行浓缩,加工过程中再加入被除

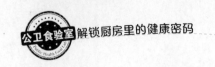 

去的等量水分复原而成,虽然也属于果汁(浆),但由于在生产过程中加入了水分,因此不少复原果汁的第一原料是水。

相对于果汁饮料,水果饮料中的果汁含量只有5%~10%,其营养价值自然也要低一些。而果味饮料通常是由水、糖、甜味剂、着色剂、酸味剂、防腐剂,以及食用香精等调制而成的,它的水果口味主要是由香精调配出来的,其果汁成分很少,只有不足5%,甚至可能一点都不含。

建议大家在选购果汁饮料时,一定要看清楚其配料表中的果汁含量后,再做决定。

值得注意的是,即便是果汁含量达100%的果汁或自榨的果汁,都无法代替新鲜水果的作用。水果经压榨和过滤后,其中能够促进肠道蠕动的膳食纤维已所剩无几,部分维生素也遭到了氧化和破坏,而这两种营养素对人体至关重要。所以,果汁并不能完全代替食用水果。只有在不便吃水果的情况下,才应考虑选择果汁作为代替,在条件允许的情况下,应尽量选择吃水果。《中国居民膳食指南(2022)》也建议应保证每天摄入200~350克新鲜水果的纯果肉,果汁不能代替鲜果。

### (二)"乳字头"饮料真是奶吗

与"果字头"饮料类似,"乳字头"饮料也是乱花渐欲迷人眼,让人傻傻分不清楚。这些"乳字头"饮料通常可分为液态奶、配制型含乳饮料和乳酸菌饮料等类型。

市场上常见的液态奶可分为巴氏杀菌乳、灭菌乳、调制乳、发酵乳四大类。巴氏杀菌乳通常是我们在超市冷藏柜里见到的鲜牛奶,保质期短,但营养价值更高。区别于巴氏杀菌乳,灭菌乳采用了高温杀菌的方法进行杀菌,不添加防腐剂也可以延长保质期,但营养稍有流失,是可以常温保存的纯牛奶。我国《巴氏杀菌乳食品安全国家标准》(GB 19645－2010)和《灭菌乳食品安全国家标准》(GB 25190－2010)均规定,牛乳的蛋白质含量应不低于2.9克/100克。

调制乳由不低于80％的生乳或复原乳与食品添加剂或营养强化剂经调制后制成,常见品种包括巧克力牛奶、香蕉牛奶、草莓牛奶、早餐奶等,根据《调制乳食品安全国家标准》(GB 25191－2010),调制牛乳的蛋白质含量不应低于2.3克/100克,虽然其蛋白质含量可能低于巴氏杀菌乳和灭菌乳,不过由于加入了某些重要的营养强化剂,反而使其在某些营养素方面具有独特的优势,强化维生素D的调制乳能够促进钙的更好吸收。

发酵乳是牛乳等动物乳经乳酸菌发酵工艺而制成的一大类乳制品。含有大量有益活性菌的发酵乳兼具丰富的营养与保健功能,是广受欢迎的理想食品之一,备受人们喜爱的酸奶就属于其中的一种。市场上的酸奶制品又包括凝固型、搅拌型,以及添加各种果汁、果酱、果粒等辅料的果味型。

配制型含乳饮料的本质是饮料。根据《含乳饮料食品安全国家标准》(GB/T 21732－2008)规定,配制型含乳饮料的蛋白质含量仅需不低于1.0克/100克,此外,配制型含乳饮料的钙含量也相对较低。因此,切勿长时间将配制型含乳饮料当奶喝。

乳酸菌饮料的本质同样还是饮料,其含糖量超高,而蛋白质含量仅需不低于0.7克/100克,远远不能满足身体对营养的需求。其有益活性菌的含量不足以达到调节肠道的消化功能的要求,摄入过多反而易致糖摄入超标,是引起肥胖、高血糖等疾病的危险因素。总之,偶尔饮用乳酸菌饮料来改善口味是可以的,但千万不能用乳酸菌饮料代替酸奶。

## 五、碳酸饮料和"无糖"饮料,谁是谁非

### (一) 碳酸饮料有哪些危害

炎炎夏日,冰镇的碳酸饮料常成为年轻人的最爱,带给人们无比

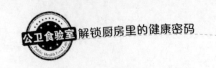 

清凉舒爽的感觉。二氧化碳气泡作为其灵魂,更是让碳酸饮料的爱好者们如痴如醉。碳酸饮料固然好喝,但是它真的健康吗?让我们一起来盘点一下过量饮用碳酸饮料的危害。

首先,过多地饮用碳酸饮料会增加代谢性疾病的发生风险。一般来说,碳酸饮料的含糖量在 10% 左右,饮用一听 330 毫升的可乐,大约会产生 140 千卡(1 千卡≈4.18 千焦)的能量,这些能量往往需要通过散步一小时或慢跑 20 分钟等运动才能消耗掉。对于那些经常喝碳酸饮料但不爱运动的人来说,这实在是太容易诱发超重或肥胖了。过高的糖分还会导致胰腺过度工作,从而产生胰岛素抵抗,增加罹患 2 型糖尿病等代谢性疾病的风险。

其次,过多饮用碳酸饮料还会损伤肝肾功能,这是因为过量的糖分会被转化成脂肪,堆积于肝脏,从而增加脂肪肝的发生风险。而且碳酸饮料中的咖啡因和添加剂在体内代谢时需要消耗大量水分,因此喝碳酸饮料时会感觉越喝越渴,越渴越喝,这无疑会增加肾脏负担。

此外,碳酸饮料中的磷酸成分会影响体内钙的吸收,长期饮用易致骨质疏松,发生骨折的风险也会相应增加。如果一次喝太多碳酸饮料,释放出的二氧化碳就会引起腹胀,影响食欲,甚至造成胃肠功能紊乱,引发胃肠疾病。

碳酸饮料中的大量糖分还极易让孩子蛀牙,再加上碳酸、磷酸等酸性物质的作用,牙釉质被软化,从而加剧牙齿龋洞的形成。

## (二) 饮用无糖饮料是否可以高枕无忧

很多小伙伴都非常关心目前市场上销售火爆的"无糖可乐"等无糖饮料,是不是可以放心大胆地喝?

首先我们需要知道,部分无糖饮料并非不含有任何糖分,根据《食品安全国家标准预包装食品营养标签通则》(GB 28050－2011),含糖量只要不超过 0.5 克/100 毫升的饮料均可标注为无糖饮料。

无糖饮料中的甜味主要来自于人工甜味剂,它会增进食欲和提升人们对甜食的渴望。在人们饮用无糖碳酸饮料时,舌头感觉到了甜味,大脑分泌出令人愉悦的多巴胺,大脑将其检测为能量的错误信息,因此发出强烈信号,而肠胃里并没有能量或营养成分可供消化吸收,这易引起整个代谢系统的紊乱。人们会感觉到饥饿,特别是增进对甜食的渴望,最终由于摄入过量食物而导致肥胖,甚至引起更严重的代谢性疾病。

由此可见,大家对于碳酸饮料,即使是无糖碳酸饮料,都应理性消费、限制饮用量。最好的饮品还是天然的白开水或淡茶水。

## 六、"低糖奶茶"名副其实吗

从珍珠奶茶到冲泡式奶茶,再到添加水果、奶盖的新式奶茶,奶茶已成为深受人们喜爱的休闲饮品,甚至是不少年轻人逛街、约会、吃饭必备之佳品,席卷了大街小巷。不过奶茶的高糖、高能量等问题在人们越来越重视健康的今天也引起了不少人的困扰。注重保健意识的人往往更倾向于选择口味好,且含糖量又相对较少的饮品。许多奶茶店立刻顺应转变,大力开拓低糖奶茶市场。然而,低糖奶茶真的名副其实吗?

有研究显示,几乎所有奶茶的能量都超过了 300 千焦/100 毫升,含有奶盖(芝士)的奶茶甚至达到了 511 千焦/100 毫升。低糖奶茶不等同于低能量、低脂肪,即使消费者在购买奶茶时选择"少甜""少少甜""不另外加糖"等选项,奶茶的糖含量依然较高。这些糖一部分来源于奶茶配方中用于调整口感所必须加的糖,另一部分来源于奶茶的配料,如奶盖、珍珠、红豆、黑糖和果汁、果酱等。

有些奶茶的口感香浓丝滑,但却并非是牛奶本身的香味口感,而来自一种工业替代品——植脂末。植脂末又称奶精,可以代替淡奶,

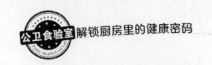 

使口感更细腻醇厚。植脂末是以氢化植物油、乳化剂等为主要原料的新型产品，在生产过程中可能会产生一种对人体有较大危害的反式脂肪酸，极易诱发心血管疾病。某些咸醇香厚的奶盖也同样不是由牛奶加工而成的，而是由脂肪含量超过30％的植物奶油或奶盖粉高速搅打而成，主要成分仍是植脂末。

《中国居民膳食指南（2022）》建议，人体每天通过脂肪摄入的能量应占总能量的20％～30％，人体每天通过反式脂肪酸摄入的能量不应超过食物总能量的1％（大致相当于2克）。据研究显示，一杯300毫升的奶茶中反式脂肪酸的含量在0.5克～2.7克，经常饮用奶茶会摄入过量的反式脂肪酸。一杯大杯（700毫升）带有奶盖（芝士）的奶茶中脂肪含量在54.6克左右，几乎接近于脂肪的每天推荐总摄入量。

选择"低糖奶茶"确实比普通奶茶能减少糖分摄入，但低糖奶茶不代表健康，它仍然会引发肥胖、糖尿病和心血管疾病等严重疾病问题，因此也须尽量减少饮用。即使饮用，也应该优先选择不加奶盖的奶茶、新鲜水果茶或纯牛奶制作的奶茶。

# 第三章

# 厨房里的健康

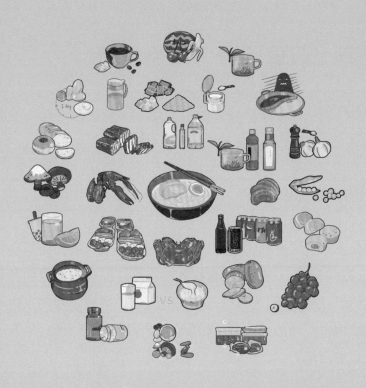

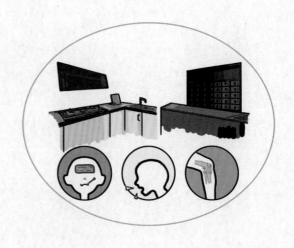

## 第一节　药食同源　中华传统

### 一、家里的"迷你中药房"

如果您家的厨房确实是每日烹饪之地，那么有很大概率会常备一些香料、调料、南北干货、生鲜食材等。它们往往都有一定的药用价值和养生价值，堪比一间迷你中药房。厨房这个常被忽略的宝库不仅是各式家庭美食料理的诞生地，还蕴藏着丰富的中药资源，是座不折不扣的迷你中药房。

没错！从油、盐、酱、醋、糖、酒、葱、姜、蒜、大料（八角）、桂皮（肉桂）、草果……这些让菜肴活色生香的调味品，到银耳、莲子、百合、绿豆、枸杞、大枣、龙眼、香菇……这些让生活更加惬意舒适的南北干货，到荠菜、芋头、冬瓜、苦瓜、萝卜、莲藕、山药、红薯、鸡头米（芡实）……这些让餐食应季更迭的时令鲜蔬，再到鲫鱼、明虾、牛肉、羊肉、鸡、鸭、鸡蛋、牛奶、墨鱼、海参、淡菜……这些让佳肴唇齿留芳的形色"荤腥"，统统都有药用价值。千百年来，我们的祖先始终在研究食材食用价值之外的药用价值，积累了丰富而宝贵的知识与经验。充分挖掘这些宝藏，就能化普通为神奇，让普通食材或调料成为捍卫健康的有力工具和武器。

也许您是火锅爱好者，麻辣火锅底料里的香料大多属于温里药、芳香化湿药、解表药等范畴，多吃火锅会上火就是这个原因。

## 二、厨房里的"四气五味"密码

早在数千年以前，华夏大地的先民们就已研究出了一套指导合理用药和饮食的理论，记录在《神农本草经》中，这些理论至今仍很好地应用于中医临床实践，造福了不计其数的患者。其中一个很重要的部分称为"四气五味"。简言之，不论食物还是药物都有"寒、凉、温、热"四种属性，称之为"四气"或"四性"，也有学者将性质既不太寒凉又不太温热，处于中间状态的属性定义为"平性"，如：莲子、芡实、山药、茯苓、苹果等，但这种分类没有引入除寒热之外的其他分类条件，常常也被中医大夫们一并归入"四气"之中；"酸、苦、甘、辛、咸"是为"五味"，五味入五脏，功用各不同。

如何使用"四气"理论呢？简而言之，就是维持身体的寒热平衡。正常情况下，机体的寒热处于平衡状态。当热偏盛时，就会出现类似"上火"的情况，而表现为口苦、口干、口腔溃疡、皮肤生疮、小便色黄、

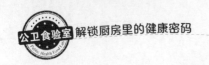

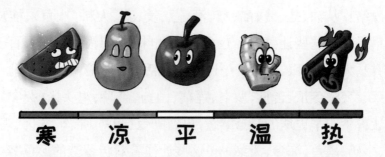

## 寒 凉 平 温 热

大便干结等,为治疗这一类情况,应该使用具有"寒、凉"属性的药物或食物,如:苦瓜、西瓜、白茅根、金银花、连翘、大黄等。当寒偏盛时,就会出现怕冷、手足不温、小便量多色淡、大便稀溏等,为治疗这一类情况,应该使用具有"温、热"属性的药物或食物,如:桂枝、生姜、附子、肉豆蔻等。在没有生病的情况下,机体处于寒热平衡(也就是"阴阳"平衡)状态下,此时,身体自我稳定的调节能力较强,对于食物的寒热属性并没有过多要求。也就是说,对于健康人来说,只要不是长期大量进食某些寒热偏性很强的食物,例如各种补品、泻药等,通常的健康饮食都在机体的平衡掌控之中。但对于疾病患者而言,往往"寒热"平衡已被病情打破,要想尽快康复,饮食的讲究就会更多一些。总体上,依然遵循上述"平衡"原则,"热"性疾病宜"寒凉"饮食,"寒"性疾病应"温热"饮食。弄错了方向,往往可导致病情加剧或病情反复,难以痊愈。

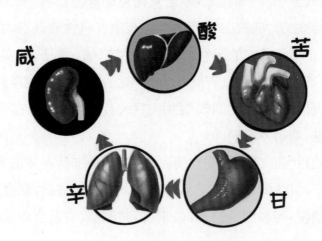

五味与五脏系统的对应关系及功用表

| 性味 | 对应五脏 | 功用 |
|------|----------|------|
| 酸 | 肝、胆 | 能收、能涩 |
| 苦 | 心、小肠 | 能泄、能燥、能坚 |
| 甘 | 脾、胃 | 能补、能和、能缓 |
| 辛 | 肺、大肠 | 能散、能行 |
| 咸 | 肾、膀胱 | 能下、能软 |

如何使用"五味"理论呢？中医理论认为，酸入肝，苦入心，甘入脾，辛入肺，咸入肾，每种滋味都有其不同的功用，并在此基础上构建了中药的"归经"理论，在本草著作中标注出每种药物的药力会到哪条经络、哪个脏腑，进而指导临床医师精准用药。不妨尝试阅读白话版的《本草纲目》，其中有不少常见食材的知识。如您暂不打算进一步学习这些内容，也有执简御繁的方法，就是在注意食物"四气"性质的前提下，均衡饮食，少量多样，尽量避免长期大量进食某种食物或补品。在这样的前提下，即使进食了少量不太适合当前健康状况的饮食，机体也能迅速自行调整。相反，如果没弄清身体状况，盲目地迷信广告或"亲朋好友"之言，长期大量进食某些食物或补品，一旦超过了身体自我代偿调整的能力范围，常常会对健康造成损害。

除此以外，"五味"理论在我们的日常生活中还能有什么应用吗？

小故事

千里之外，醋显奇迹

一天，一位身在德国的朋友远程求助。原因是他的夫人月经量大，淋漓不尽一月余，目前还在排队等着去妇科就诊。患者远在千里之外，当地也不可能有国内这么方便自购药品的中药房。为解燃眉之急，医生灵机一动，建议患者口服厨房里的调料：醋，早晚各一次，每次一大勺。第二天起，患者出血量即明显减少，待到她去妇科就诊时，血已基本止住了。为何家中常备的醋能有如此功效？根据五味理论，酸，入肝，能收敛、固涩，因此具有酸味的药物常被用于止汗、止血、止异常涎唾、止咳、止泻等。原来学好用好五味理论能把寻常的调料和食材变成药材啊！既然酸味食材和调料能止血，对于育龄期妇女而言，月经是每月正常的排血过程，显然在经期不适合过多地进食酸味食物，如：醋、柠檬茶、酸味果汁等，以免对生理过程造成不必要的干扰。这也是常用调料醋的使用禁忌之一呢！

## 三、调料使用竟然也有禁忌

"谨和五味"是中医经典《黄帝内经》提出的重要思想，既包含了医师处方用药需要充分考量患者病情，使处方中药物的四气五味跟病情相符的治疗法度；又包含了在日常饮食中调和五味，有助于调节体内阴阳和脏腑功能平衡，以祛病延年的养生思想。前文提到五味入五脏，功效各不同。因此，厨房的调味品绝不仅仅是调味这么简单，用好了是开启健康生活的金钥匙，使用不当就是导致多种健康问题的"隐匿"导火线。例如：长期偏嗜甜食除了可致肥胖以外，还常常影响胰岛功能，导致糖尿病；长期偏嗜咸的食物，可导致肾的负担加剧，可致水肿、高血压等健康问题。

因此，医生们反复强调和推荐的"清淡"饮食，其中一部分含义就是指不要过多地使用调味品，以免"五味"过度，对健康造成损害；另一部分含义指避免油腻食物,还有油炸食品、烧烤食品等。如果您实在是弄不清楚"五味"的功能,也对什么食物具体是什么"味"不感兴趣,也有执简御繁的方法可以处理好五味跟五脏的关系。那就是尽可能清淡饮食,别一味地追求调味品所带来的感官刺激。各种滋味量少一点,即使跟目前身体状况不符,我们的机体也通常能从容应对,自动调节。

前文提及,酸味的调味品不宜过多地在女性经期使用,以免干扰正常的经血排出过程。对于感冒咳嗽或饮食不当导致腹泻的患者来说,尽管酸味调料可以止咳、止泻,但单纯的收敛显然不符合中医治疗因势利导、促进病理因素及产物排出体外的理念,有时可导致病情迁延,转为慢性。一般而言,针对感冒咳嗽多用具有辛味的药物及食物,怕冷明显者性质属寒,宜散寒解表,怕热痰黄者性质属热,宜清热解表,再配合宣肺止咳;针对饮食不当所致的腹泻,属热者口渴、烦热、肛门坠胀甚至灼热疼痛,宜多用清热解毒,燥湿止泻药物治疗;属寒者腹部冷痛,四肢不温,宜多用温中散寒,除湿止泻药物治疗;暴饮暴食所致的食积腹泻,往往粪便臭秽,常用消食导滞,甚至泻下药物治疗。切不可单纯"头痛治头、脚痛治脚,见咳止咳,见泻止泻"!

苦味的调料在厨房里并不多见,但也有使用,例如常用于给肉类食材增加黄色的栀子就是常用的清热解毒药物。而食材里的莲子心、百合等有苦味的食材也能清热,身体虚弱、容易腹泻的人群应慎食。

随着时代的进步,甜味的调味剂已不再单纯是蔗糖、冰糖、蜂蜜、麦芽糖等的天下,还有甜菊糖、木糖醇、赤藓糖醇等代糖。过度进食甜食会导致肥胖,而过多的脂肪累积会导致机体对于自己分泌的降血糖激素胰岛素不敏感,即产生"胰岛素抵抗",进而引起糖尿病。尽管林林总总的代糖往往不直接导致血糖增加,能量低,被誉为所谓"健康糖",但长期大量食用是否有损健康有待进一步研究证实。对于珍爱生命的广大读者而言,减少各种具有甜味的调味品摄入更能从根本上

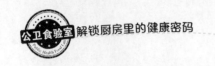

捍卫自身健康。

辛味的调料是厨房调料的主角,从葱、姜、蒜,到辣椒、花椒,再到草果、八角、肉桂、小茴香、孜然等等,几乎所有加入火锅底料配方的中药材和"十三香"的主要成分都有"辛"味。过度进食辛辣刺激食物,对于多种疾病的康复均有不利影响,可导致咳、喘、腹泻反复发作,难以痊愈。因此,对于喜欢吃辣的小伙伴们,医生的忠告是请尽量选"微辣",而且尽量避免每天都吃辛辣的食物。

咸味调料的主力军当然是盐,但除此以外,在厨房的诸多调料和食材中还有不少隐藏的盐。例如,蚝油、味精、鸡精等调味品中往往就有数量可观的盐;而各类腌制食品,如泡菜、榨菜、腐乳、橄榄菜、咸肉、火腿、香肠、烟熏三文鱼等也是含盐大户。随着科普工作的日渐深入,过量用盐会影响健康的思想早已深入人心,但还是由衷地希望各位读者能留心调料和食材中哪些"潜伏"的盐,以免"意料之外"的盐分损害咱们的健康。

民间有句养生妙语叫"粗茶淡饭保平安"。对于调料使用的指导意义就是:少一些,味道淡一点,这样不仅有助于品尝食物的原本滋味,也有助于减轻身体负担,避免超过身体调节限度带来各种健康问题。

## 四、厨房里的"抵御感冒方"

感冒是寻常人认知概念中常见且相对比较轻的病。如何充分利用厨房这个迷你中药房来应对突如其来的感冒呢?

不少人都有这样的生活经验:受寒时,煮一碗姜汤喝,以发散风寒。但面对来势汹汹的重感冒,鼻塞、流涕、头痛……单纯的姜汤也许力度不够。当鼻塞显著时,可以加入葱白(大葱更佳)50~100克与生姜一同煎汤服用,有很好的宣通鼻窍效果。如果不仅有上述感冒症

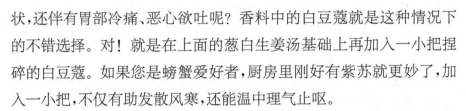

状,还伴有胃部冷痛、恶心欲吐呢? 香料中的白豆蔻就是这种情况下的不错选择。对! 就是在上面的葱白生姜汤基础上再加入一小把捏碎的白豆蔻。如果您是螃蟹爱好者,厨房里刚好有紫苏就更妙了,加入一小把,不仅有助发散风寒,还能温中理气止呕。

如果是"热伤风"怎么办呢? 对于流黄稠鼻涕、咯黄痰的这类患者,可以首先尝试在花草茶里搜寻一番,金银花、菊花、薄荷、胖大海等都是这种情况下的较好选择,可以疏风清热、利咽解毒。

就算撇开药材或药食同源的食材不谈,厨房里也有足够的好东西能强健体魄,帮我们抵御感冒侵袭。比如牛奶、鸡蛋、各类谷物、坚果等,每天早起十分钟,给自己和家人准备一顿营养丰富的美味早餐,不仅有助于开启元气满满、动力十足的一天,还能增加免疫力。在忙碌而劳累的工作之余,下厨做一煲文火慢炖的走地鸡汤或者是鲫鱼汤,不仅是对辛勤劳作的犒赏,还能补充蛋白质和其他营养元素,让疲惫的身体及时得到补给,尽快恢复良好状态。关爱自己和家人,从少点外卖多下厨开始!

## 五、厨房里的"止咳方"

咳嗽是内科医生的试金石,看似简单,实则复杂。在《黄帝内经》中就有"五脏六腑皆令人咳,非独肺也"的精辟论述,一语道出了咳嗽的复杂病机。尽管如此,这并不妨碍厨房小能手们发挥这一方宝地的优势。

针对咳嗽痰多色黄的患者,需要清肺热,一道鱼腥草煲猪龙骨汤就是好药。新鲜猪龙骨(脊骨)$0.5 \sim 1$千克,洗净,文火慢煲至肉软烂,加入鱼腥草根$50 \sim 100$克,烧开即可。喝汤、吃肉的同时,肺热随之清解,痰色渐白,痰量渐减,咳嗽渐愈。不喜欢鱼腥草的朋友也不必皱眉,在汤中煲煮之后,鱼腥草原本的腥味会大幅度减轻,取而代之的

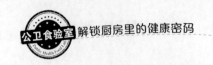

是草本的清香和唇齿间的软糯口感。秘诀之一是鱼腥草不可长时间炖煮,以免有效成分散失。

对新发的干咳,可选用厚切的梨皮煎汤,润肺止咳。如能加入适当的白茅根、麦冬、去皮的荸荠更佳,汤味清甜甘爽,频频饮用,咳嗽渐解。

久咳少痰的,千万别忘了川贝炖雪梨这道药膳。先将甘甜多汁的梨去皮、去核切块,文火慢炖至软烂,再加入 3 克左右研细的川贝粉炖煮片刻即可出锅,喝汤吃梨,清润口感之际,阵阵凉意直达咽喉,咳嗽渐止。川贝有敛肺止咳的功效,对于久咳、干咳疗效较佳,痰多色黄者不宜。

对于因老慢支、哮喘而常常咳嗽的患者而言,虽然虫草炖老鸭是不错的药膳,但因虫草价格较为高昂,不作为优先推荐。与之相仿的还有一道白果炖鸡,食材价格就平易近人了许多。在秋冬季节病情尚未发作时,适当多吃几次白果炖鸡,有助于健脾补肺,减少复发。白果虽好,不宜过量,建议每次炖煮这道汤品时添加约 50 克为宜。

## 六、美食外用缓解关节痛

在厨房的小天地里,有很多宝藏值得挖掘。对于关节疼痛的患者而言,首先可以尝试的就是粗盐棉布包外敷局部。粗颗粒海盐 1 千克,置于锅内炒热,趁热装入纯棉布布袋,封口,在患处铺上一块干毛巾防止烫伤,随即将热盐包外敷。对于全身关节疼痛均可使用,盐包冷却后可将食盐倒出再度加热,或以微波炉加热,反复使用。

进阶版的配方则可在食盐炒至滚烫后加入少量花椒、肉桂、丁香等,稍作翻炒即出锅装袋外敷。上述药材的加入有助于温通经络,散寒止痛,疗效更佳。需要注意的是,上述药材不宜在锅内长时间翻炒,否则容易焦糊,进而产生烟雾和令人不愉快的焦味。只需将粗盐过筛,筛除焦糊香料即可。

端午节在房门上悬挂艾草、菖蒲是国内不少地方的民俗。因此,不少人家厨房里可能也有干艾草和菖蒲。上述两种药材煎汤熏洗患处也是治疗关节疼痛的良方,能散寒、通络、除湿、止痛。对于怕冷明显者,还可加入适量肉桂、生姜煎煮熏洗,祛寒疗效更佳。

## 七、厨房里的治痔小秘方

俗话说"十人九痔",大家所说的"痔疮"其实是人类进化到直立行走阶段所付出的健康代价。在地心引力作用下,痔静脉容易过度曲张形成"痔核",在辛辣饮食刺激、久坐、缺乏运动等因素催化下,"痔核"发炎肿胀,导致肛门坠胀、疼痛、便血等症状。

厨房里竟然可以制作出治疗"痔疮"的小秘方? 千真万确!

在不少名老中医治疗痔疮的秘方中,常常可以见到一味药物的身影,它就是鼎鼎大名、老少咸宜的水果——无花果。无花果是最早进行人工种植的水果,考古学证据证实,早在一万多年前,中亚人民已经开始种植无花果了。大约在两千多年前的秦汉时期,无花果经丝绸之路传入新疆等地种植,但传至中原,应该是一千多年前的唐代甚至更晚一些时候的事了。明清本草书籍中就有不少记载了无花果,认为其味甘,性平,能润肺止咳,清热润肠,对于痔核肿痛、出血有显著疗效。如能获取鲜果,可直接作为水果食用,即有治疗效果。如无鲜果,可购买干果,市售传统无花果果干或冻干无花果均可,作为零食食用即有疗效。如果怕甜,可以先用开水冲泡无花果果干,先饮果茶,待果实充分吸收水分,恢复软糯口感再食用。最难能可贵的是,作为食材,除非对其过敏,否则无花果并无太多副作用,大多数人都能放心食用。糖尿病患者也不例外,只需要在食用无花果的同时适当减少主食摄入即可。

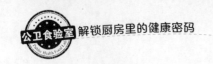

治疗痔疮的另一个秘诀是保持大便通畅,厨房里有不少好东西能帮助大家实现这个目标。例如富含膳食纤维的红薯、土豆,润肠通便的蜂蜜、猕猴桃,理气化痰通便的柚子等。适当多吃绿叶蔬菜也能促进肠道蠕动和大便排泄。

## 八、巧用"厨余"缓解荨麻疹

在厨房里琳琅满目的南北货中,有一种其貌不扬却堪当大任,它就是龙眼。圆滚滚的龙眼全身是宝,龙眼肉是为世人所熟知的健脾养血佳品,龙眼核能理气、散结、止痛。而最容易被大家所忽视的是龙眼壳,味甘,性温,能祛风、解毒、敛疮、生肌。

没错,就是被多数人直接扔进垃圾桶的龙眼壳,煎汤外涂或外洗可以治疗荨麻疹。在上海文广传媒集团 SMG 摄制的纪录片《中医世界》里有一集题为《仁心》,记录了海外的一位荨麻疹患者,多年难愈的荨麻疹经针灸治疗和外涂龙眼壳煎成的水,病情迅速得以改善。

除此以外,常作时蔬食用的马齿苋、鱼腥草具有清热解毒功效,对于部分荨麻疹也有一定疗效。

## 九、厨房里的"祛结节"美食

有越来越多的人在体检时发现了各种结节或包块,如肺部的磨玻璃结节、甲状腺结节、乳房结节、子宫附件包块等。在这些结节、包块未达到需要临床干预治疗的程度时,医生通常会建议大家定期复查。在这种情况下,咱们只能消极等待,干着急吗?

大可不必!主动调整作息、避免熬夜及过度疲劳、适度运动锻炼都是积极的应对措施。当然,还可以食疗。芋头是街知巷闻的传统蔬菜,但许多人都不知道它还是软坚散结、促进包块结节吸收的高手。

作为天南星科的植物，芋头是著名中药半夏和天南星的亲戚，这类药物通常具有化痰散结的功效。经常食用芋头有助于促进体内结节和包块的消散。但吃法有些讲究，通常建议清蒸、水煮或在清汤中炖煮，不宜过度使用油、盐、辣椒等调料，过于油腻和辛辣刺激的烹调方式可能影响其功效发挥。一周食用芋头三五次、每次 50～100 克即可。对芋头过敏的患者应避免食用；糖尿病患者可于当餐主食中减去大致相同能量的主食，不必过度担心其影响血糖。

甲鱼是传统滋补食材，而甲鱼壳在本草书籍中被称为鳖甲，味咸，性微寒，是常用的软坚散结中药材。因此，用甲鱼壳煲汤，也有一定的消散结节和包块的作用。番红花，又称西红花、藏红花，是珍贵的香料，著名的西班牙海鲜烩饭里就常用到它。《本草纲目》认为番红花味甘、性平，不少本草书籍都认为其能解郁活血，可用于瘀血所致的各类包块。食疗使用，单独泡茶饮用或入菜均可。

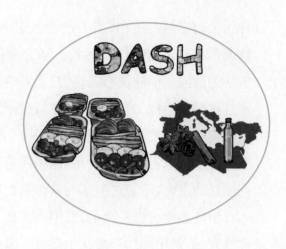

# 第二节 饮食模式 全球优选

## 一、饮食模式大比拼

当前市面上,充斥着五花八门的饮食模式,有的新奇有的经典,比如碱性饮食、血型饮食、地中海饮食、得舒饮食……吸引着人们的眼球。那么这些饮食模式,到底是有理有据还是无稽之谈呢?

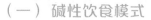

## （一）碱性饮食模式

碱性饮食背后所基于的理论，是认为食物和人体体质，都分酸碱性。如果多吃酸性食物，体质就会变成酸性，导致各种疾病，甚至癌症。倡导者声称，通过吃 70％ 的碱性食物和 30％ 的酸性食物，将会在身体里创造一个最有利于健康和体育锻炼的环境。然而，食物与身体血液的 pH 之间，究竟存在怎样的关系呢？

想要了解这个真相，我们得先从食物的酸碱度说起。究竟什么是食物的酸碱度呢？我们知道 pH 值是 0～14 为标度，其中 7 为中性，低于 7 的为酸性，高于 7 的为碱性。当食物被摄入后，经身体消化代谢，会残留一些灰分。简单理解就像柴火烧完后留下的灰。再把这些灰分溶于水后，水溶液的酸碱度，就是我们常说的判定食物酸碱度的标准。常见的酸性食物有猪肉、牛肉、鸡肉等肉类食物，中性食物有油和脂肪，碱性食物主要是橙子、番茄等水果蔬菜。

但是，吃酸性食物体质就会变酸，吃碱性食物体质就会变碱性，纯属无稽之谈。我们的身体会严密调节每个器官的 pH 值，pH 值的上升或下降，都会被监控。人体血液的 pH 值，受到肾脏、肺，以及缓冲系统严格调节机制的影响，稳定在 7.35～7.45，也就是说天生呈弱碱性。所以，不管吃了酸性还是碱性食物，只要机体工作正常，血液 pH 值会始终保持在既定范围的。人体的其他体液也是如此，将在自己的正常范围内波动。比如，在摄入大量肉类后，尿液 pH 确实会偏酸，但是，尿液的 pH 值正常就是 4.8～8 的跨度。这个变化是肾脏代谢过滤掉多余的酸，而不是我们人体变成酸性了。

总之，我们的身体是一台精密且强大的机器，会在很短的时间里，自动纠正酸碱偏差。这些事实，早已有许多科学家、营养师和健康专业人士提出。但是为何碱性饮食还是能被推崇呢？这是因为，碱性饮食，确实能一定程度上发挥积极作用。碱性饮食中，不喝碳酸饮料，多

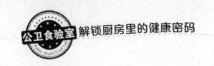

吃蔬菜和水果,这对我们的身体确实是比较好。但是认为吃肉会让体质变酸,不但缺乏科学依据,而且如果肉吃得太少而身体蛋白质摄入不足,可能会出现营养缺乏,损害健康。

## (二)血型饮食方式

血型饮食方式是在 20 世纪 90 年代中期,由法国医生彼德·达达莫提出的。该饮食背后信奉的理论基础是:根据血型的不同,身体与食物会产生不同的相互作用,因此,人的血型决定了他们身体所需的食物类型。

达达莫认为,血型是人类演化的结果。其中 O 型是最早的血型,A 型与农业一起出现,B 型是人类移居至北部及酷寒之地出现的,而 AB 型则是一种近现代来自不同人类群体混合的血型突变。因此,每种血型需要的食物与它当时出现的时间、生活背景、地理环境,息息相关。比如,O 型血的人适合吃含动物蛋白丰富的食物,而不适宜吃麦谷类;出现在农业时代的 A 型血的人,则更多地需要植物性食物,少食肉类;而 B 型血的人由于最早出现在寒冷区域,则需要少食用会阻碍新陈代谢的食物,比如玉米、芝麻、麦类食品;至于 AB 血型,则像是A、B 型血的混合,既适应动物蛋白,也适应植物蛋白,其消化系统较为敏感,这种血型的人每次宜少吃,但可多餐。

尽管该理论听起来能自圆其说,但是,目前根据血型决定人的饮食,还是缺乏足够的科学依据。我们知道,血型是根据血液成分表面的抗原类型决定的。不同的血液抗原,针对不同的食物成分,可能是会发生不一样的反应。但是,除了某些食物过敏症状,目前并没有科学研究表明,不同血型的饮食与健康存在直接的关系。盲目追随,导致偏食,可能会引起营养失衡,损害健康。

## (三)地中海饮食模式

地中海饮食模式是以意大利、西班牙、法国、希腊等地中海沿岸的国家为主的膳食结构,以蔬菜、水果等植物性食物外加适量鱼、禽、蛋、奶酪和橄榄油为主。它的突出特点是饱和脂肪摄入量比较低,而不饱和脂肪的摄入量比较高,碳水化合物充足。地中海膳食的另一个特点是会鼓励摄入适量的红酒(10～50克),当地人认为摄入适量红酒是有益处的。而我们知道,适量饮酒是否对身体有益,这个在科学界尚无定论,需要更多更严谨的证据来支持。

但是渐渐地,人们发现,地中海地区居民心血管疾病、2型糖尿病等的发生率都比较低,因此西方国家也纷纷参照地中海膳食结构来改进自己国家膳食结构中的不足。地中海饮食目前是公认的最健康的饮食模式之一。

### (四) 日本膳食模式

日本人的长寿人尽皆知,这被一部分归因到其健康的饮食模式。以日本为主要代表的日本膳食结构,是动物性食物和植物性食物摄入量比较均衡,表现为少油、少盐、多海产品。蛋白质、脂肪和碳水化合物的供能比较适宜,并且,保证了多不饱和脂肪酸的供给。因此,这种膳食模式也有利于避免营养缺乏性疾病和营养过剩性疾病,是一种较为合理的膳食结构。

### (五) 得舒饮食模式

对于高血压患者来说,得舒饮食模式(DASH Diet)可能会有所耳闻。它又被称为"降高血压饮食",但实际上,得舒饮食模式不仅适用于高血压患者,也适用于高血脂、肥胖、糖尿病患者以及普通人。得舒饮食模式从问世以来,由于各地饮食文化的差异,导致在很多地区依从性低,为了提高依从性,历经了多次改进。

对于中国人来说,推荐多吃蔬菜、水果、低脂乳品、全谷物、禽肉、鱼类、大豆制品以及坚果,少食甜品、含糖饮料、红肉、肥肉及动物内脏,以植物油代替动物油,摄盐量控制在每天3克以内。其营养特点是高钾低钠,推荐吃大量的富含钾的新鲜蔬菜和水果,同时富含钙、镁、膳食纤维和蛋白质,含较少饱和脂肪酸,能满足人体的营养素需求和健康需要。在《美国新闻与世界报道》的年度最佳饮食榜单中,得舒饮食模式连续多年名列前茅,一直被视为最健康的饮食模式之一。

## (六) 弹性饮食模式

弹性饮食又叫弹性素食,指那些大部分时间吃素食,偶尔为补充蛋白质而摄入一些肉类的素食者。这种饮食模式,起源于热衷瑜伽的素食者。人们发现适度的有"弹性"地食用动物性食物比如牛奶、鸡蛋、鱼肉,比纯素食对健康、瘦身等更为有益。弹性素食的特点之一就是在食用植物性食物的基础上,根据个人情况适度食用动物性食物,一周不超过三次。要注意,动物性食物主要以鱼类为主,尽量避免肉类。此外,就是尽量保持健康的烹饪方式,同时注意食物品种多样化,以实现营养均衡。简单理解,就是多吃素食,偶尔吃肉。

## (七) 平衡膳食模式

平衡膳食模式是由中国营养学会针对我们中国的国情及居民体质而设计的一种膳食模式,也是中国居民膳食指南的核心。它强调以植物性食物为主、动物性食物为辅,少油少盐少糖。整体而言,平衡膳食是一个很好的饮食模式,可以作为我们日常饮食的"吃喝准则"。

根据平衡膳食原则绘制的中国居民平衡膳食宝塔,将推荐摄入的各类食物的数量和比例用图形化表示。虽然此图在前文已出现过,为更直观,这里再展示一下。这个宝塔一共分为五层,5层面积大小不同,体现了5类食物和食物量的多少。

## 中国居民平衡膳食宝塔(2022)
### Chinese Food Guide Pagoda(2022)

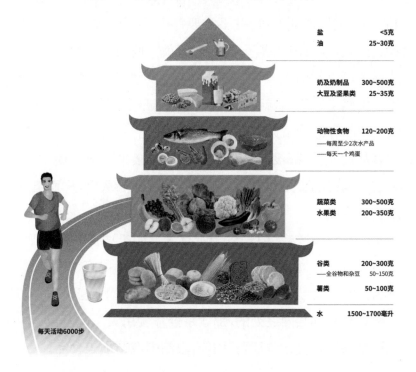

| | |
|---|---|
| 盐 | <5克 |
| 油 | 25~30克 |
| 奶及奶制品 | 300~500克 |
| 大豆及坚果类 | 25~35克 |
| 动物性食物 | 120~200克 |
| ——每周至少2次水产品 | |
| ——每天一个鸡蛋 | |
| 蔬菜类 | 300~500克 |
| 水果类 | 200~350克 |
| 谷类 | 200~300克 |
| ——全谷物和杂豆 | 50~150克 |
| 薯类 | 50~100克 |
| 水 | 1500~1700毫升 |

每天活动6000步

第一层为谷类食物,包括谷薯和杂豆类食物。这里的杂豆主要指赤豆、芸豆、绿豆、豌豆、鹰嘴豆、蚕豆等豆类,它们含淀粉高,脂肪低,适合作为主食,且赖氨酸丰富,与谷物粮豆互补;第二层是蔬菜水果,特别强调了深色蔬菜占总体蔬菜摄入量的 1/2 以上,这是因为,叶菜类的叶子颜色愈深,所含钙、铁、胡萝卜素、维生素 $B_2$ 及维生素 C 也愈多。第三层为鱼禽肉蛋等动物性食物,为我们提供充足的动物蛋白;第四层为乳类、大豆和坚果,这里的大豆要和前面的杂豆区别开来,大豆主要指黄豆、黑豆、青豆,因为大豆是优质的植物蛋白(蛋氨酸略少但比例、基因结构合适),并且脂肪含量高,含有异黄酮等植物化合物。第五层是对烹调油和盐的限制,每天烹调油为 25～30 克,食盐则不宜超过 5 克。

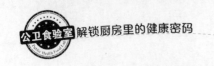

但需要注意的是,平衡膳食模式讲究的是一段时间内的均衡。今天这种食物吃多点,明天这种食物吃少点,只需要一段时间(比如一两周)内的平均重量合理即可,并不需要每天都严格按照某个标准来摄入食物。比如,今天肉吃多了,那么明天就少吃或者不吃肉。此外,食物的选择也可以酌情更改变化。比如有人因为身体问题或者个人喜好不爱食用奶及其制品,就有可能出现钙不足的问题。但是可以选择多吃大豆制品和绿叶蔬菜来补钙。总之,无论是个人还是作为家长抑或是营养从业人员,都没有必要教条式地照搬平衡膳食模式,甚至觉得必须按照编好的食谱进餐才行,否则会减少依从性,反而增加实现平衡膳食的难度。

其实,没有一种饮食模式适合所有人。如果要保护心脑血管,建议参照地中海饮食模式;如果想控制高血压,推荐得舒饮食;如果只是想改善当前的饮食状态,那不妨试试弹性素食或平衡膳食。但是,好的饮食模式是有其共同之处的,那就是推荐食用大量的蔬菜、水果、坚果类以及全谷物食物,追求营养均衡,限制摄取精加工食品。

## 二、被推向神坛的生酮饮食

生酮饮食,顾名思义,就是让身体产生很多酮体的饮食。而酮体,就是脂肪代谢后的产物。要想达到生酮状态,需要吃高比例脂肪(占总能量的65%～90%)、适量蛋白质、和低比例的碳水化合物。这种饮食方式在上世纪被用于治疗儿童难治性癫痫。

近年随着网络传播和人们口口相传,生酮饮食迅速蹿红,一度可以说是被推上了"神坛"。据说既能大口吃肉,还能减肥,还能抗癌,让人想想都觉得甚是美哉! 但是,事物通常都是物极必反。在生酮饮食被推向"神坛"后,也随之掀起了一波质疑与讨伐浪潮。有人认为,生酮饮食只是一场骗局,能减肥只是幻觉,能抗癌只是"想当然"。那么,生酮饮食究竟是骗局还是科学？

### （一）生酮饮食能减肥吗

　　首先，谈谈生酮饮食的减肥功效。生酮饮食是以高脂肪、低碳水化合物、适量蛋白质为特点的饮食方式。高脂肪、低碳水化合物会导致体内脂肪分解增加，产生大量的酮体。酮体可以代替碳水化合物生成的葡萄糖，为身体供能。而未被利用的酮体，将会通过消化道、呼吸道、泌尿系统等排出体外，造成部分能量丢失。因此，脂肪的分解以及能量的丢失，被认为能帮助我们达到减重的目的。

　　但是，这一说法被指出存在漏洞。碳水化合物不足时身体为了供能分解的，是体脂肪还是刚摄入的脂肪？如果是全部的脂肪，那么显然，必须同时限制膳食脂肪的摄入才有意义。因此，身边因为生酮饮食瘦下来的案例，更多可能是因为生酮饮食要求低碳水化合物。而碳水化合物作为主食，一旦少了主食，自然能量摄入也更少，产生的能量差，造成了减肥效果。但是，生酮饮食比起同样有能量差的低脂饮食，确实显出了更好的减重效果，其背后的原理，还有待进一步探索。

### （二）生酮饮食能抗癌吗

　　关于生酮饮食抗击癌症的作用，截至目前，有约 57 项动物研究和 30 项人体研究观察了生酮饮食对肿瘤的作用。在大多数的动物实验中，生酮饮食可以达到延缓肿瘤生长、延长生存期、改善肿瘤导致的恶病质、与放化疗联用提高肿瘤治疗的应答率等作用。但是在人体研究中，多数为病例报道和小样本的探索性研究。虽然报道生酮饮食的耐受性和安全性尚可，但缺乏对抑制肿瘤生长等关键指标。目前仅有一项研究显示实施 3 个月的生酮饮食可以明显提高胶质瘤患者对治疗的应答率，部分研究报道了患者自我感觉生活质量提高。

　　用生酮饮食来"饿死"癌细胞这一说法，相信很多人也听过。那

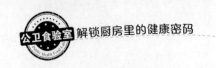

么，这种说法缘何而来？正常情况下，我们的身体将首先通过代谢碳水化合物来提供能量，当身体缺乏碳水时，将迫使肝脏将多余的脂肪降解成酮体来提供能量。正常细胞能在此饮食条件下通过调整代谢来使用酮体供能，而癌细胞由于习惯依赖葡萄糖来获得能量，缺少代谢酮体的能力，因此，在生酮状态下将更难生存。鉴于癌细胞和正常细胞对葡萄糖和酮体的这种代谢差异，越来越多的研究者关注了生酮饮食在抗击癌症这一领域的作用。已有的研究发现，在某些类型的癌症中，生酮饮食对肿瘤小鼠的生存期具有延长作用，特别是结合一些癌症药物使用时。

不过，这并不是意味着对于所有癌症患者，都可以盲目通过生酮饮食来治疗。对于有些偏好从脂肪中获取能量的癌症来说，生酮饮食就可能起到适得其反的效果，比如白血病。

### （三）生酮饮食的其他争议

对于一些其他疾病，如儿童顽固性癫痫、孤独症、2型糖尿病等，生酮饮食均在现代科学的研究中显示出了一定效果。比如它能提高儿童顽固性癫痫的疗效，减少癫痫发作的频率及危害；改善孤独症患儿的症状，改善2型糖尿病的血脂水平。但是这些研究，由于样本量的限制，作用机制模糊，因此，将生酮饮食推广应用于治疗此类疾病前，还有很多的空间需要科学界去探索。

而生酮饮食之所以引来很多质疑，还有两个原因。第一是身体要真正进入生酮状态，是很难的。首先低碳高脂的要求，要低碳，有的实践者会直接断碳去满足，但是高脂，并不是简单吃肉就好了。很多情况下，可能是蛋白质吃多了，蛋白质摄入过多时，由于糖异生的作用，供能的还是葡萄糖。其次，即使吃了大量脂肪，但是由于人体对内环境的严密监控、代谢状态、激素敏感性等的个体差异，也无法达到生酮。另一个原因是因为生酮饮食和传统饮食习惯相比，是一种很不平衡的饮食模式。此外，低碳水和高酮体带来的危害，也不容忽视。

## 三、低碳水饮食模式

无论是低碳水饮食、阿特金斯饮食、生酮饮食，它们的基本原则都是减少含有碳水化合物类的食物，多吃脂肪和蛋白质。低碳水饮食的减肥效果，与传统的低脂肪、低能量相比，效果似乎更胜一筹，也受到更多人群的青睐，特别是对于肥胖和糖尿病人群。但同时，也有很多对其安全性质疑的声音。有专家警告说，低碳水饮食是危险的，它与心脏病、卒中和过早死亡的风险增加存在关联。但是，一些临床试验的结果却显示，低碳水饮食一般不会造成"坏胆固醇"水平的增加，这种"坏胆固醇"一直以来被主流医学界认为是心脏病和卒中的主要风险因素。所以，对于低碳饮食，到底是该坚守还是放弃呢？我们一起来看看现在已有的科学证据。

首先，我们需要了解一个基本的生理知识，在我们的血液中存在多种不同类型的胆固醇微粒。其中，被称作高密度脂蛋白（HDL）的胆固醇通常与较低的心脏病风险相关，因此常被认为是"好胆固醇"；而名为低密度脂蛋白（LDL）的胆固醇则被认为是"坏胆固醇"，另一类名为甘油三酯的脂肪分子也被认为是有害的。研究发现，有少数人采用低碳水饮食后，"坏胆固醇"水平会显著上升。但矛盾的是，除了"坏胆固醇"水平上升，其他健康标记物像 HDL、甘油三酯、血压和一些与血糖和胰岛素反应相关的其他指标都趋于正常。这让部分科学家甚至开始质疑"好胆固醇""坏胆固醇"的学说。目前，我们还不知道，那些采纳低碳水饮食的人们在 LDL 水平升高且其他健康标志物改善之后，到底有多大的健康风险。这需要更多、更长期的研究来观察这些人群是否会发展为心脏病。

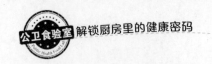

一些矛盾证据的出现，令人们更加困惑。事实可能是，不同的人吃不同的食物会有不同的表现。每个人的遗传物质、肠道微生物菌群、生活习惯等都可能会影响我们的身体对饮食中各种营养素的处理方式。不存在一种对所有人都有效的单一的健康饮食方式。采纳任何一种自己更容易实现的减肥方法都可以，无论是低脂，低能量或是低碳水。所以，总的说来，当前科学界对低碳水饮食的总体态度是，该饮食方式对减肥有效，而且对于大部分人来说是安全的。但是，这一领域，还有更多的疑问需要被解答。

## 四、减肥的优选饮食模式

减肥，大概是我们现代人亘古不变的话题。除了人们最熟悉的节食，也就是简单粗暴地"少吃"，目前市面上还流行着各种减重的饮食方案。除了前文已述的生酮饮食，还有低脂饮食、阿特金斯饮食、间歇性禁食等。

### （一）生酮饮食

如前所述，论减肥效果，不控制能量的生酮饮食和传统的"低脂饮食"相比，前者似乎更吸引人。然而，生酮饮食毕竟是一个极其严格的低碳水饮食，而碳水化合物作为人体的六大营养素之一，它的缺乏也势必导致一些副作用。而目前已有报道的副作用，包括便秘、低血糖、饥饿感、恶心、呕吐、瘙痒和皮疹，也可能会出现心动过速、高脂血症、高尿酸血症、酮症酸中毒、急性高脂性胰腺炎、肾结石、贫血等。在身体出现副作用后，停止生酮饮食，上述症状将得以缓解，但体重也将很容易快速反弹。因此，采用生酮饮食，一定要在专业营养师及医生的指导、监测下，慎重进行。

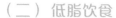

## （二）低脂饮食

与生酮饮食正好相反的，就是低脂饮食。人们认为身上的"肥肉"就是来源于食物中的脂肪，少吃它们，就能减肥。这也是许多减肥人士想要减重时首选的方式。低脂饮食提倡"素多荤少，多果蔬、少肉"的原则，注意多摄取五谷杂粮、薯类和各类新鲜蔬菜水果，也可以称之为"素食饮食"。对于高脂血症患者，这样的饮食模式，可以一定程度上减轻高脂血症对机体的危害。

但是对于减肥人士，低脂饮食的效果将不尽如人意。首先，我们体内的脂肪并不是全部来自食物中的脂肪，大部分的脂肪是其他营养素转化而来。我们知道低脂饮食推崇的是脂肪和胆固醇含量较低的食物，但不一定就能量低，像米饭、面条等淀粉类食物脂肪含量很低，但能量很高。多余的能量会转化为脂肪囤积在体内，引起肥胖。事实上，当需要长期减肥的时候，低脂肪饮食并不比高脂肪饮食好多少。

另外，脂肪也是人类代谢的必需营养素之一，长期严格限制脂肪的摄入，人体所需营养不足必然会损害健康的。适量的脂肪能保护内脏器官、防止能量散失，使身体更好地吸收利用脂溶性维生素。脂肪中的不饱和脂肪酸，能维持细胞的正常功能、调节血脂和胆固醇。如果机体缺乏必要的脂肪，会影响身体正常代谢，不利减肥。长期采用低脂饮食，易导致营养摄入不均，容易出现贫血，维生素 $B_{12}$、不饱和脂肪酸缺乏等，育龄期女性容易出现月经失调，甚至引起闭经及不孕不育。因此，对于减肥者来说，真正应该警惕的是某些"隐形脂肪"，比如冰淇淋、奶油蛋糕、油炸食品，以及加工肉类及加工油等，而不应该只是限制某种营养素的摄入。营养学家建议采用弹性低脂饮食模式，偶尔吃些肉，并且适量摄入豆类及豆制品、鸡蛋、奶制品及全谷物补充蛋白质，并且要注意增加坚果、菌类的摄入量。

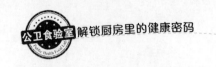

### （三）阿特金斯饮食

阿特金斯饮食由心脏病专家罗伯特·阿特金斯博士创建创立，并于 20 世纪 70 年代得到推广，主要用于减肥人士。阿特金斯饮食方式，其实本质与生酮饮食类似，也是一种低碳水饮食。它们都限制碳水化合物的摄入，不同的只是生酮强调摄入脂肪，而阿特金斯强调的是多摄入另一大营养素，即蛋白质。其理论基础都是：当碳水化合物的摄入被限制，身体将通过燃烧脂肪来获取能量。

最早的版本里，要求践行者不吃任何淀粉类、高糖分的食品，包括含有碳水化合物的水果蔬菜。现在通用的改进版本，该饮食方式主要有四个阶段，在不同的阶段，对碳水化合物的摄入有不同的要求。在第一阶段，连续两周每天摄入不足 20 克的碳水化合物，大概是半片面包的量，主要以富含蛋白质的食物为主，如肉类、家禽、海鲜、鸡蛋和奶酪，还有各种脂肪。在第二阶段，饮食中可以逐渐添加更多的坚果、适量的蔬菜和水果。到了第三阶段，当体重减到目标体重时，要增加更多的碳水化合物，直到减重缓慢。在第四阶段主要是保持，在身体能承受的范围尽量摄入多一些的碳水化合物。

阿特金斯饮食总的来说有利有弊。与低脂饮食相比，这种饮食可以更有效地减肥和改善血糖、高密度脂蛋白胆固醇、甘油三酯和其他健康指标。但是这种高蛋白＋低碳水化合物的饮食结构，高蛋白的摄入会加重肾脏负荷，而低碳水化合物摄入可能会造成低血糖，频繁发生低血糖可能会对胰腺、肝脏、肌肉等造成损害。

### （四）断食疗法

近年来，断食疗法可以称得上是一种热门的减肥养生方式，比如"辟谷""轻断食"。辟谷源自仙家养生中的"不食五谷"，即在一定时间内不吃五谷杂粮，而以药食等其他之物充腹，或在一定时间内断食，是古人常用的一种养生方式。受道家思想的影响，认为这是服天地元气。然而，实验证明，"辟谷"一周左右，人会减轻体重 3～7 千克，可是这是大量的肌肉被消耗，脂肪消耗的量并不多。由于肌肉消耗导致身体内的尿酸过高，可对人体造成损伤。

目前流行的间歇性禁食通常分为两类：一种是轻断食又称为 5：2 饮食，它提倡人们每周进行连续两天的禁食，其余五天保持正常饮食。在禁食日，只能摄入正常能量的四分之一，大概是一顿午餐的量；另一种是每天限时进食，在每天 6～8 小时的连续时间窗正常吃，其余时间禁食。在 2019 年《新英格兰医学杂志》上刊发的一篇综述文章中，美国约翰霍普金斯大学医学院神经学家马克·麦特森称，间歇性禁食确实有效，可以成为健康生活方式的一部分。文章中指出，一系列动物和人类研究表明，间歇性禁食会触发机体的代谢转换机制，有利于细胞健康，改善血糖调节，增强对压力的抵抗力，并抑制炎症。此外，间歇性禁食还会降低血压、血脂水平、静息心率，可以改变与肥胖和糖尿病相关的风险因素。但是间歇性断食并不适用于每一个人，孩童、孕妇、或有糖尿病、低血糖等病史的人都应寻求专业医师的建议。

## 五、长期"轻食"模式

近几年，随着人们对健康美丽的追求，"轻食"出圈了，特别是在广大年轻白领人群中。"轻食"不是特定的一种食物，而是指采用凉拌、水煮、蒸烤等保留原汁原味的烹饪方式做出来的低脂、低能量、低糖分、高纤维、高饱腹感的食物。大家熟知的蔬菜沙拉，可以说是轻食的核心菜肴。轻食产品主打的都是"少油少盐，营养健康"的理念，那么长期吃轻食产品，对健康会产生怎样的影响呢？是否具有安全隐患呢？

首先，目前市面上的轻食套餐，通常以蔬菜水果为主，即使搭配了

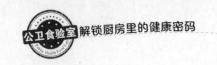

肉类主食,量也很少。甚至有些不法商家在轻食套餐中加入的是合成肉,这种"肉"为了模仿"真肉"的口感和香气,含有大量食品添加剂,长期食用将会有害身体健康。此外,缺乏主食,长期轻食饮食,碳水化合物、脂肪、蛋白质摄入都容易不足,导致营养不均衡。人也容易因此疲劳、注意力不集中。特别是孕妇和未成年人,由于身体需为生长发育提供大量营养,不太适合过度食用"轻食"产品。

此外,由于轻食对烹饪方式的要求,许多食物都没有经过加热杀菌。比如各种蔬菜、生鱼片、牛肉、煮熟后切开很久的鸡蛋、奶酪块等,这些食物如果没有经过合理的处理,很容易会携带细菌。以及食材加工过程中,菜刀、菜板、餐盘、工作人员的手和衣服等,都可能造成食材污染。肠胃比较差的人,以及患有胃炎、慢性腹泻等疾病的人群,应减少食用。

因此,对于轻食,要选择正规商家生产的,注重个人卫生及用餐习惯,偶尔吃吃,不要过度食用。真正健康合理的轻食,应该在营养师的搭配下,且根据个人的体脂和健康指标,进行个性化、科学化定制。

## 六、"三高"患者饮食宝典

"三高"即"高血压、高血脂、高血糖",近年来,随着人们生活水平的提高,"三高"人群的数量不断攀升,其中不乏很多是"三高"同时存在。甚至有很多年轻人,在体检报告里都发现了"三高"。"三高"不仅影响个人的身体状况,更给社会带来了巨大的医疗压力。病从口入,"三高"多数都是吃出来的。高脂肪的油炸食品和动物内脏、重油重盐、摄入过多的淀粉类食物如米饭、面食,奶茶饮料甜品等添加糖,都是导致"三高"的凶手。那么,解铃还须系铃人,不幸"三高"了,该怎么吃才能缓解呢?

## （一）不甜不咸，少油少盐

首先，少吃糖。糖的概念，除了有甜味的简单糖，还包括添加糖。为了迎合现代人对"少糖"的追求，很多食品厂家造出了无糖食品。但是无糖食品并不是真的无糖。淀粉原料、甜味添加剂以及为了口感而添加的人造黄油、人造奶油等，令无糖食品并不健康。

而低盐，对于有高血压或者家族有高血压病史的人，一定都不陌生，在门诊时，医生都会交待做菜要少盐。俗称的盐又叫氯化钠，一个钠离子能带进去 200 毫升的水，会使血管壁的细胞肿胀，随即增加血管壁的压力，因而会出现高血压。在我国，北方人口味较重，他们高血压的发病率也要高于南方。因此，为了防治高血压，我们要减盐、控盐、限制盐。盐的理想剂量是控制到每个人一天不超过 6 克。

家庭中的食用油通常可以选择花生油、菜籽油、橄榄油等，含不饱和脂肪酸较高，对人体是有利的。而猪油、黄油等含饱和脂肪酸高，要慎重选择。但无论是哪种油，摄入量都要控制好，过多的摄入对人体都是不利的。判断自己做菜用油量是否合适，一个简单的方式是可以看吃完菜后，盘底油残留的量。如果几乎没有，就是用油量比较适宜。

## （二）谷物为主，有粗有细

谷类食物是能量的主要来源，我们应保持中国传统的以植物性食物为主的饮食习惯。粗粮中含有大量的膳食纤维，能够有效地促进人体代谢。其中的碳水化合物能使机体产生足够的能量，从而减少其他热能食物的摄入。膳食纤维还能有效降低有害的胆固醇含量，但是，也切忌全部以粗粮代替细粮，要有粗有细。细粮主要指的是精米白面。特别是对消化功能不好的人来说，粗粮容易胀气，还会干扰一些矿物质比如铁、锌的吸收，所以不能全部吃粗粮，用三分之一左右的粗粮代替细粮即可。

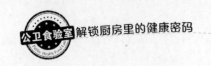 

（三）首选白肉，搭配蔬果

白肉，也就是鱼、禽类肉，与猪肉等红肉相比，脂肪含量相对较低，不饱和脂肪酸含量较高，特别是鱼类，对于预防血脂异常和心脑血管疾病等具有一定作用。因此，"三高"人士宜多吃白肉，少吃红肉。水果和蔬菜中的皂苷类和多酚黄酮类物质，是有效的抗氧化剂，它不仅能够清除人体的氧自由基，还能降低人体多余的胆固醇，减少高能量脂肪食物的摄入。但是，对于许多糖分高、升糖指数高的水果，我们要适量，尤其是糖尿病患者来说，不可多食。

总之，"三高"患者的饮食调理，有很多方面是共通的。比如说肥胖型的"三高"患者，在饮食调理方面，首先应该做到的就是控制食量，尽量减少能量摄入，加强运动消耗。少食多餐，每一餐都应讲究营养均衡，只吃七分饱。具体的饮食模式也可以参考"地中海饮食""得舒饮食"的一些方案。

# 第四章

# 厨房里的味道

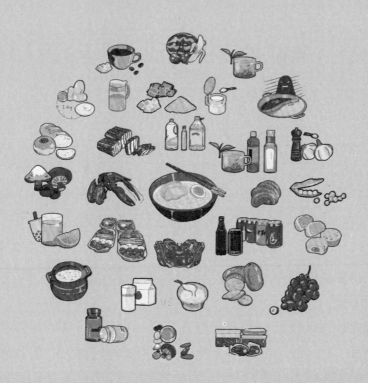

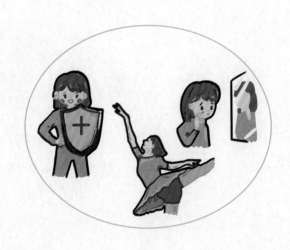

## 第一节　美味食疗　主动健康

　　食疗的好处在于即使缺乏中医知识，大家在家里也能够方便、安全地进行尝试。多数药食同源的食材往往都没有强烈的副作用，但即便如此，在不确定某种食材是否适合自己之前，推荐大家采用"少量尝试"方法，如无任何不适可以继续食用。反之，如果即使进食少量的某食材也出现了明显不适，就应该及时停止。该原则有助于进一步保障食疗的安全。

　　健康均衡的饮食是所有食疗的基础。抛开这一原则谈食疗都是空中楼阁。数千年前，《素问·藏气法时论篇》就已指出"五谷为养，五果为助,五畜为益,五菜为充。气味合而服之,以补精益气。"强调了不同的食材对身体有不同的益处,均衡饮食是健康的基石。千万不要仅仅重视食疗的部分,而忽略整体饮食结构,这种舍本逐末的做法往往难以取得理想的效果。

此外,面对各类铺天盖地的商业广告和七大姑八大姨的"养生传言",最好保持清醒头脑。在不确定真假的情况下千万不要贸然尝试。在下文中,本书编撰团队的临床中医师根据不少患者的常见健康诉求,整理并归纳了一些行之有效的食疗方法供大家参考。在开始运用食材调补身体之前,可到正规中医医疗机构就诊,并听从专业中医师的意见。

## 一、我想增强免疫力

健康的免疫功能状态是诸多因素共同作用的结果,比如良好的作息规律,正确的饮食习惯,稳定的情绪状态,合理的运动锻炼等。因此,想要提高自身免疫力的人们需要全面审视自己的生活状况,找出问题,并逐一改进。若忽视这些因素,试图仅仅通过食疗去提高免疫力,往往效果有限。

过度的节食减肥是免疫功能的大敌。尽管极端的节食方式有可能使体重迅速下降,但由于机体缺乏营养,也会导致免疫功能显著降低,往往得不偿失。单纯靠极端的节食去控制体重是所有临床医师都不会推荐的方法。如何通过食疗安全有效地管理好体重呢?别急,后面会有专门的章节探讨这一问题。

对于免疫功能低下的人群,鱼、肉、蛋、奶可提供必要的蛋白质、脂肪,谷物提供碳水化合物为机体供能,水果、蔬菜则提供各种维生素、矿物质、微量元素和膳食纤维。不偏食,不挑食,是解决这一问题的基础。动物源性的食物被古人称为"血肉有情之品",对人体的补益作用

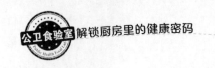

往往更强。这一观点也得到了现代科学的证实，与植物蛋白相比，动物源性的蛋白跟人体蛋白更相似，被人体消化吸收后利用率更高。

在常见的用以增强体质、提高免疫力的食疗菜品中，常常可见荤素搭配，例如：当归、黄芪配鸡肉，冬虫夏草配老鸭，山药配排骨等。荤素搭配，不仅营养美味，而且由于荤菜本身的滋补作用较强，要达到同样的效果，相应的药材可以用量更少，也就意味着更安全，副作用更小。

### 养生食谱

1. 清炖鸡汤：鸡一只，姜片、胡椒、盐、料酒适量，炖煮至汤浓，鸡肉软烂即可。适合一般人群，对上述任何食材过敏或高尿酸血症患者除外。

2. 当归黄芪炖鸡：在上述清炖鸡汤基础上可酌加当归 10克，黄芪 30克。补益气血作用更强，但相对容易上火，仅适用于经专业中医师诊断为气血两虚证，且不易上火的人群。

3. 山药炖排骨：铁棍山药 300克，排骨 500克，姜片、胡椒、盐、料酒适量，炖煮至汤浓，排骨及山药软烂即可。适合一般人群，食材温和，不易上火，但 12岁以下儿童不宜过于频繁地食用，因山药除可健脾外还能补肾，过度补肾可致性早熟，影响生长发育。

只有进补才能增强免疫力吗？当然不是。当人体内"湿气过重"或"上火"时，也会出现免疫力紊乱或不佳的状况，此时只有针对病因进行治疗或食疗才能从根本上改善问题。当长期处于潮湿环境，过度进食生冷、油腻食物时，会影响免疫功能导致某些细菌、病毒感染，或自身免疫性炎症，身体出现困重感，嗜睡、食欲减退、腹胀、大便稀等情况，这就是体内湿气过重。而炎热天气，过度食用辛辣刺激、油炸、烧烤食物时,会出现口渴、口苦、口腔溃疡、皮肤长疮、大便干结不畅等情况,这就是"上火"。针对"湿气过重"的情形,需要服药治疗,或多吃冬瓜、薏苡仁、茯苓等祛湿,才能改善上述症状。针对"上火"的情形,需要服药治疗,或多吃西瓜、苦瓜、菊花、金银花等清热,才能缓解不适,帮助稳定免疫功能。类似的情形还有很多,当身体状况通过食疗难以改善时,请及时向专业中医师求助。

## 二、我想减肥变苗条

现代社会以苗条为美,因此不少女性都以节食减肥为每日必备"功课"。前文已提及过度的节食是导致免疫力下降,各种疾病发生的导火线,千万不要以牺牲健康为代价去减肥。那究竟怎样才能安全又健康地变苗条呢?

关于健康低脂饮食的部分本书已有专门章节论述,此处不再赘述。其基本原则是饮食营养均衡,覆盖人体各方面所需,但总体能量略微不足。加上适度运动锻炼,提高机体代谢率,就会造成一个相对安全的能量负平衡,让体脂逐渐减少,体重慢慢下降。千万不可急于求成!因为脂肪分解所产生的代谢产物有一定毒性,短时间内大量脂肪分解就有可能超出身体代谢能力,损害健康。

当然,在中医药宝库中也有不少宝藏能帮助大家实现减肥的梦想。

**养生食谱**

1. 荷叶茶:干荷叶 15～30 克,泡茶饮用。荷叶,性平,味苦,能清暑化湿,升发清阳,凉血止血,还有降脂减肥、升清降浊的功效。

此方适用于体质偏热，平时怕热的人群。脾胃虚寒，稍进食生冷食物即出现腹痛腹泻者忌用。

2. 茯苓冬瓜茶：茯苓 15 克先入锅以清水浸泡半小时，带皮鲜冬瓜 150 克洗净切块，与茯苓同煮至冬瓜软烂，取汤汁饮用。茯苓味甘、淡，性平，能利水渗湿，健脾，宁心。冬瓜味甘、淡，性偏凉，能健脾，利湿，消肿。两者合用，能增强健脾、利湿消肿的功效。因药性平和，适合多数肥胖人群，尤其适合兼有水湿内停（浮肿、舌苔厚腻、大便稀溏）的患者。

3. 黄芪党参汤：黄芪、党参各 15 克，入锅以清水浸泡半小时后，煎煮 10～15 分钟，取汤汁饮用。黄芪味甘，性微温，能补气止汗，利水消肿。党参，味甘，性平，能健脾益肺，养血生津。两者合用，补气止汗作用更强。适合于稍运动则气促，汗出过多，难以坚持锻炼的人群。

减肥只能用泻药是对中医养生及治疗的错误认识。对于身体亏虚的肥胖患者，有经验的中医师会根据具体情况适度调补，帮助其身体重建平衡，促进降脂减肥。而大黄、决明子、番泻叶之类的泻药只能在专业医师指导下适量使用，过度导泻会导致身体气血亏虚，诱发各种健康问题，得不偿失，请务必注意！

三、我想变漂亮

爱美之心人皆有之，当代社会不论男女，都有了追求外在美的诉求和能力。但不论时尚如何变化，健康才是美的永不过时的主题。适度锻炼，可以使我们肌肉丰满，姿态挺拔，充满活力。而健康饮食则让我们精力充沛，面色红润，皮肤饱满光滑。适度防晒，有助减少光老化和日晒斑。早睡早起,合理作息,有助于减少黑眼圈,使皮肤有自然光泽……因此,变美,不是简单地动动手术刀,或涂上厚厚的脂粉,而是用心经营健康所带来的自然结果。

在上述健康的生活方式前提下,再使用下列推荐养生食谱,往往能获得事半功倍的效果。

## 养生食谱

1. 梅花茶:市售干梅花,一次 1～2 克泡茶饮用。梅花味微酸,性平,能疏肝和中,化痰散结。通过疏肝理气,能愉悦心情,调整脏腑机能,促进皮肤新陈代谢,从而实现减少色斑、改善肤色的效果。同理,有类似功效的还有玫瑰花、腊梅花、茉莉花等。适合多数人,对花或花粉过敏者除外。

2. 杏仁薏苡仁蛋白糖水:薏苡仁 20 克洗净后以小火炖煮至软烂,去皮甜杏仁 50 克,以清水浸泡一小时,倒入料理机内磨成浆,以细纱布过滤,取汁入锅,烧开,加入炖煮好的薏苡仁,打入一枚鸡蛋内去掉蛋黄的蛋清,待蛋清凝固,即可出锅,以适量蜂蜜调味。甜杏仁味甘,性平,能润肺润肤。不可用有毒的苦杏仁代替,以免中毒。薏苡仁甘、淡,性凉,能健脾利湿。鸡蛋清,味甘、性微寒,能补益气血,润肺利咽,与杏仁、薏苡仁合用有一定美白、减少色斑的功效。适合多数人群。糖尿病患者应避免食用蜂蜜,并注意总体能量摄入情况。

3. 红枣龙眼茶:龙眼肉、红枣各 15 克,撕成小块,加水 400 毫升,入锅,烧开,小火炖煮 5 分钟即可饮用。红枣,又名大枣,味甘,性温,能补中益气,养血安神。龙眼肉,味甘,性温,能补益心脾,养血安神。故该养生茶有很好的补益气血,健脾安神功效,能

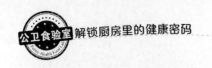

使皮肤红润有光泽。尤其适合气血亏虚，睡眠不佳者。因两者均性温，易上火人群慎用。

4. 西红花紫苏叶干贝粥：大米150克，清水浸泡30分钟，干贝50克，洗净，以清水、姜片及少量黄酒浸泡30分钟，浸泡好的大米和干贝入锅，加入2000毫升水，水量可根据个人喜好适度调整，炖煮至粥成；起锅前10分钟加入西红花20根，起锅时加入洗净切丝的鲜紫苏叶、葱花，淋上少量芝麻油即可。如无鲜紫苏，可用干紫苏叶泡水，取汁，在起锅前取适量加入粥内。干贝，味甘、咸，性微温，能滋阴、养血、补肾、调中。西红花，又名藏红花、番红花，是著名的香料和活血化瘀药材，味甘，性平，能活血化瘀，凉血解毒，解郁安神。紫苏叶，味辛，性温，能解表散寒，行气和胃，还能解鱼虾蟹之类水产的毒性。故此粥不仅色泽金黄明润，入口鲜香美味，还有很好的补养气血，活血理气，美容养颜的功效。

## 四、我要"战"痘

"痘痘"又名"痤疮"，是在青春期多发的皮肤问题。由于青年人通常皮肤油脂分泌旺盛，如饮食不当、作息不规律，往往导致皮脂分泌更多，排除不畅，毛孔堵塞，形成黑头、白头等皮脂栓。如油脂代谢进一步堵塞，导致局部发炎，甚至细菌感染，就形成了红肿的"痘痘"。部分人因内分泌失调，内环境紊乱，即使过了青春发育期依然受到"痘痘"的困扰。一般而言，清淡饮食，避免过度辛辣刺激和油腻食物，适度锻炼，作息规律，避免熬夜，科学地清洁保养肌肤可有效改善痤疮。仅仅使用护肤品、化妆品只是表面文章，很难从根本上改善此问题，但是您可以选用下面食疗方法。

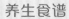

**养生食谱**

1. 解毒花草茶：面部痤疮色泽鲜红，局部肿胀，甚至疼痛、化脓者，多为面部热毒炽盛，可尝试金银花、菊花等泡茶饮用。近年来悄然流行的雪菊，又名蛇目菊，味甘，性凉，能清热、解毒、化湿，对于此类情况也有一定效果。需要注意的是，清热解毒药物虽好，但不能长期服用，以免过度寒凉，造成胃痛、胃胀、腹泻等情况。发作食频服，缓解时偶服，饭后泡茶趁热饮用有助于避免上述副作用发生。

2. 苦瓜煲猪龙骨汤：猪龙骨500克，洗净，焯水，再洗去表面血沫，入锅加水、少量姜片、料酒炖至软烂。苦瓜200克，洗净、去瓤，切大块，在龙骨汤起锅前5分钟放入锅内，加少量盐调味即可。猪肉，味甘咸、性平，能补益气血，滋阴，润燥；选用龙骨（脊骨），肉质鲜嫩，油脂含量较肋排少，故更清淡。苦瓜，味苦、性寒，能清热，除烦，明目。汤内加入的少量生姜既能去腥增香，又能适当中和苦瓜的寒凉属性。在提供丰富营养的同时，清热解毒，缓解痤疮，是一道适合青春期患者的养生汤品。

3. 鱼腥草煲老鸭汤：老鸭一只去毛，去内脏洗净，焯水，撇去血沫，在锅内加入少量姜片、炖煮至软烂。起锅前3～5分钟，将洗净的鱼腥草根150克加入汤内，烧开，再炖煮片刻，加入少量食盐调味即可。鸭肉，味甘，性寒，有滋阴养胃，健脾补虚的功效。鱼腥草，味微苦，甘，性寒，可清热解毒，消痈排脓，祛湿消肿。如生食腥味较重，让不少人敬而远之，但鱼腥草根煮熟后几乎无明显异味，留下草本的清新味道和粉糯绵软的口感。此汤营养丰富，还可清热解毒，有助痤疮消散。注意：鱼腥草不宜久煮，否则功效欠佳；脾胃虚寒，大便稀溏者慎用。

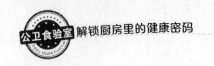
## 五、我要充沛精力

繁忙的都市让不少人心生倦怠，在面对工作时，也常常力不从心。因此，人们纷纷用浓茶、咖啡"续命"，甚至不惜花重金购买各色补品：人参、西洋参、冬虫夏草、海参、燕窝……殊不知充沛的精力来自于健康的状态。科学饮食、合理作息、适度锻炼、保持健康心境等都有助于维持健康状态，有助于帮助大家恢复活力。有时候，突发的精力下降是疾病初期的表现，不可忽视。因此，当自我感觉明显精力减退时，较为合理的处理方式是首先尽快到正规医疗机构就诊，明确原因。当除外躯体和心理疾病状态后，再放心地尝试调整生活方式和食疗，以免延误病情。

一些自觉身体沉重，头晕脑涨，食欲不振，乏力的情况由体内痰湿较盛引起。这类看似气血亏虚的状况，在服用昂贵的补品之后往往不但不减轻，反而因滥用某些补品引起痰湿聚集，症状逐渐加剧。识别这种情况一个简单的方法是照镜子看一看舌苔，如果舌苔厚腻，就一定不要急于自行进补。建议到正规中医医疗机构就诊，向专业中医师求助。

对于明确气血亏虚所致的精力不佳，也不要急于自行购买大量补品，盲目进补。每种补品都有自身特性，如果把握不好，就会导致各种副作用产生。在家操作的食补，以价廉物美，操作方便，安全有效为佳。

### 养生食谱

1. 党参炖鸡汤：鸡一只，姜片、胡椒、盐、料酒适量，炖煮至汤浓，鸡肉软烂，起锅前约十分钟，放入新鲜党参100克或以清水浸泡半小时的干党参30克,烧开后小火煲煮10分钟即可。党参,味甘,性温,能补中益气,健脾养血,与鸡肉同炖同食,补益气血作用更佳,适合气血亏虚人群。且与人参相比,党参价格便宜,相对不易上火。

2. 黄鳝当归粥:新鲜去骨黄鳝150克切段,切片当归10克,以清水浸泡30分钟,大米150克,清水浸泡30分钟,入锅,加入2000毫升水,水量可根据个人喜好适度调整,炖煮至粥成,起锅前10分钟加入黄鳝段,当归,姜片,起锅时加入适量盐、胡椒、葱花调味即可。黄鳝,味甘、咸,性温,有水中人参之称,能补五脏气血。当归是著名的养血活血药,还能增香去腥。适当多食用本粥,有助于增强体质,充沛精力。

3. 黄精茶:中药饮片制黄精,每次10克,煎汤代茶饮用。黄精,味甘,性平,能补气养阴、健脾、润肺、益肾,是相对平价,且无过多异味的补益养生佳品。

上述养生食谱较为温和,多数人都可适度尝试。但在不确定自己是否适合使用某一食谱前,千万别忘记前文推荐的"少量尝试"原则哦!

## 六、我想开心一点

电子产品多了,外出活动少了;网络联系多了,促膝谈心少了;高楼大厦多了,小院邻里少了……这是不少现代都市人日常生活的写照。久而久之,容易导致抑郁、焦虑等不良情绪的发生。在中医学理论中,有个用于表述这种情况的术语:肝郁气滞。怎样才能改善这类问题呢?是报复性消费,还是敞开肚皮吃甜品,抑或是一顿火锅不够,

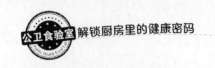 

再来一顿？显然都不是！更好的解决方式在上文已反复提及,调整生活方式,适度锻炼,广交朋友,培养健康的兴趣爱好。当然,一些养生食谱也能帮忙。

**养生食谱**

1. 各式花茶:如梅花、腊梅花、玫瑰花、茉莉花茶等。花茶通常具有疏肝理气的作用,通过改善肝郁气滞的状况来改善情绪状态。前文已有介绍,此处不再赘述。

2. 甘麦大枣汤:甘草9克,淮小麦30克,大枣30克,煎汤饮用。原方出自汉代名医张仲景所著中医经典《金匮要略》,可养心安神,和中缓急,用于治疗精神恍惚,常悲伤欲哭,不能自主,心中烦乱,睡眠不安,甚则言行失常,呵欠频作的病证。方中药物较为安全,有良好的抗焦虑、抗抑郁功效,适用于多数人。糖尿病患者如使用此方需酌减主食摄入量。

3. 陈皮小米猪肝羹:小米50克,陈皮10克,以清水浸泡半小时,先将小米下锅煮软呈羹状,再入陈皮、生姜片炖煮约5分钟,将切片的猪肝滑入羹中,加少量料酒去腥,汆烫至熟,加适量盐、胡椒调味,撒上葱花,淋上少许芝麻油即可出锅。陈皮味苦、辛,性温,有很好的疏肝理气,健脾化痰作用。小米味甘、淡,性平,可补气养血,健脾利湿。猪肝味甘、苦,性温,则能补血养肝明目。此羹有助于疏肝解郁,理气健脾,补益气血,可缓解不良情绪。

俗话说"心病还须心药医",学会随时调整自身情绪,看得开一点,想得远一些,活得更通透豁达,有助于更好地维护保持心理状态稳定和身心健康。祝广大读者都能享有健康、幸福、平安、快乐的人生!

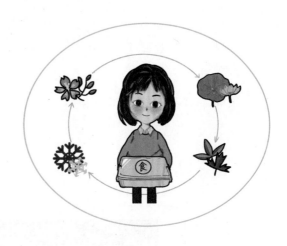

## 第二节 四季食疗 顺时养生

　　人体健康，与四季相通，与自然相应。要更好地维持健康平衡，就要顺应时节的变化调整补养策略。日常饮食是人体营养物质的主要来源。一些时令的食材不仅滋味丰富，还往往对健康有不少益处。因此，自古就有"不时不食"之说。根据《黄帝内经》顺时养生理论，肝通于春气，心通于夏气，肺通于秋气，肾通于冬气，脾胃是后天之本，四季都应予以充分养护。

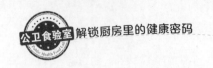 

●春季,大地复苏,天气回暖,万物生长,宜养肝。这个季节的时令蔬菜有:荠菜、马兰头、豌豆、春笋、枸杞芽、香椿芽、韭菜、花菜等。推荐养生食谱如下。

## 一、荠菜滑蛋虾仁

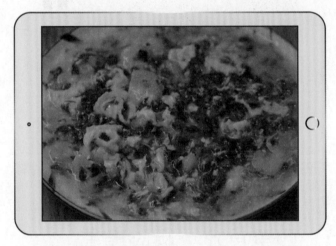

请扫描书前插页的"药膳食养篇"二维码,获得 DIY 秘籍

食材及配料:荠菜 50 克、鸡蛋 2～3 枚、虾仁 100 克、食用调和油、盐、生抽、胡椒粉、淀粉、料酒、芝麻油、小葱、生姜。

虾仁以少量盐、胡椒粉、生姜、生抽和淀粉拌匀,腌制 20～30 分钟,鸡蛋,敲入碗中搅打均匀。荠菜,洗净,焯水后捞出,过凉水,挤去多余水分,切末备用。热锅,加入适量调和油,烧至约八成热,入虾仁,稍作翻炒,至八成熟,盛出备用。锅中保留少许油,加入开水 300 毫升,再缓缓调入水淀粉,至半透明状,此时下入调好的鸡蛋,稍作翻炒,再加入料酒和盐各少许,加入荠菜和炒过的虾仁,翻炒片刻,撒上小葱花,即可出锅。荠菜,味甘,性温,本草纲目认为其能明目、益胃;鸡蛋,味甘,性平,能养阴润燥、养血明目;虾仁,味甘,性微温,有补肾、补养气血的功效。三种主要食材搭配,有助于养肝明目,补益气血。

## 二、枸杞芽猪肝汤

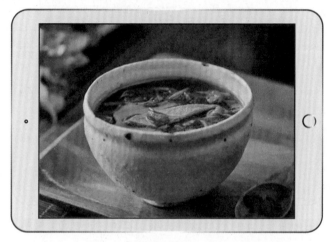

请扫描书前插页的"药膳食养篇"二维码,获得 DIY 秘籍

*食材及配料*:枸杞芽(叶)100 克、猪肝 100 克、料酒、淀粉、生姜、小葱、胡椒粉、盐、食用调和油、芝麻油。

枸杞芽洗净,猪肝切薄片,加入少量盐、胡椒粉、淀粉和芝麻油拌匀,腌制 20~30 分钟,锅内加水 800 毫升,下生姜片,烧开后滑入猪肝片,下枸杞芽,淋上少量食用调和油,再烧开,加入少量食盐调味,撒上少许葱花即可出锅。枸杞芽,味甘、苦,性凉,可补肝肾,清热,明目;猪肝,味甘、苦,性温,可补气血,养肝明目。上述两种食材搭配的汤尤其适合春季眼部干涩,视物模糊的患者。

> ● 夏季,草木茂盛,天气炎热,宜养心。江南地区夏季炎热潮湿,容易导致食欲不振,身体困重乏力等不适。夏季的时令食材有:冬瓜、苦瓜、丝瓜、黄瓜、西红柿、茄子、青椒、荔枝、杨梅、枇杷、西瓜等。推荐养生食谱如下。

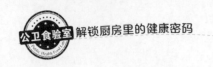 

### 三、三冬烩排骨（附冬瓜子茶）

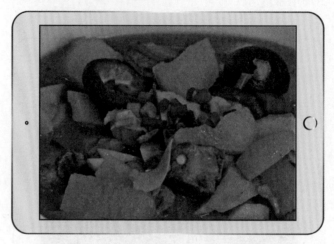

请扫描书前插页的"药膳食养篇"二维码，获得 DIY 秘籍

**食材及配料：**冬瓜（带皮 300 克）、冬笋（去皮后 100 克）、水发冬菇50 克、排骨 500 克、生抽、蚝油、沙姜（干品，又名山奈）、八角、草果、蒜、生姜、京葱、小葱、胡椒粉、食用调和油、盐、料酒、芝麻油、彩色甜椒。

冬瓜带皮洗净，切块，冬笋去皮后切块，焯水，冬菇水发后去蒂，切块，彩色甜椒去籽切丝，焯水，备用。排骨斩件，焯水去血沫后捞起备用。热锅，加入适量调和油，入京葱段、生姜片和去皮蒜瓣炒香，加入焯水后的排骨；炒至表面上色，加入水约 800 毫升，料酒少许，入适量沙姜、八角、草果；烧开后以小火焖煮，至排骨酥软，再加入适量生抽、盐、胡椒粉、蚝油调味；最后淋上少许芝麻油，装饰上彩色甜椒丝，撒上葱花即可出锅。

冬瓜，味甘，性微寒，可健脾利水消肿，烹调后口感软糯，滋味清淡无异味，是非常优质的百搭食材，冬瓜皮、冬瓜子都可入药。带皮冬瓜入菜并非懒惰懈怠，而是物尽其用，将瓜皮和瓜肉的精华一并融入菜肴，在食用时可以去掉瓜皮。做得更极致一点，可将剩下的冬瓜子洗净,滤去水分,晾干,便能长期保存。当体内水湿过多,面容浮肿,大便稀溏时,可以随时取出一小把煎水代茶服用,即可迅速消肿,安全有效,且此茶口味清淡无苦涩异味。冬菇是干燥的香菇,味甘,性平,可健脾益气。冬笋,甘,微寒,可化热消痰,因其富含膳食纤维,还能促进肠道蠕动,改善便秘。三种食材与排骨配合,不仅滋味鲜香,还能健脾益气、除湿通便,而其中配合的调料沙姜、八角、草果,在增香去腥的同时,还有温中祛湿的作用,尤其适合湿气较盛,食欲不振的夏季。

## 四、荷叶薏仁粥

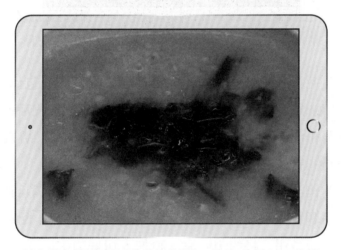

请扫描书前插页的"药膳食养篇"二维码,获得 DIY 秘籍

**食材及配料:** 鲜荷叶一整片、薏苡仁 50 克、大米 150 克。

大米及薏仁淘洗干净,入锅加水约 2 000 毫升,烧开后转小火炖煮至软烂,起锅前将洗净的荷叶投入粥中,煮 2～3 分钟即可。如无鲜荷叶,可用干荷叶以开水浸泡取汁,待粥成时适量兑入即可。

荷叶,味苦,性平,可清暑祛湿,升清降浊;薏苡仁,味甘、淡、微寒,能健脾祛湿;大米,味甘,性平,能健脾胃、补气血。该粥可清暑祛湿,健脾益气。因可促进宫缩,孕妇慎用薏苡仁,故也慎用本粥。

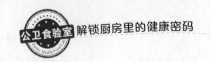

五、粉蒸牛肉

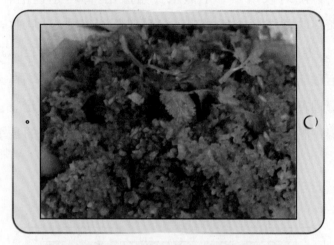

请扫描书前插页的"药膳食养篇"二维码,获得 DIY 秘籍

**食材及配料:** 大米 200 克(也可购买市售粉蒸肉粉包代替)、牛肉 500 克、配菜:红薯、芋头或南瓜(三选一或任意拼配,去皮后用量约 300 克)、食用调和油、葱姜、郫县豆瓣酱、香菜、生抽、蚝油、胡椒粉、花椒粉、十三香粉、盐、料酒、芝麻油。

将大米淘洗干净,滤干水分,以小火翻炒至米粒微黄,再加置于研钵内舂至粗颗粒状米粉备用。牛肉切至适口大小厚片,配菜红薯、芋头或南瓜切块备用。将约 100 克米粉加入切好的牛肉片,并加入盐、料酒、胡椒粉、花椒粉、十三香粉、生抽、蚝油、郫县豆瓣、适量葱、姜和调和油拌匀。将剩余米粉加入配菜中,同时加入少量盐、胡椒粉、花椒粉、十三香粉、郫县豆瓣、食用调和油拌匀。先将配菜置于大碗底部,再均匀铺上调好味的牛肉片。上蒸锅蒸约 90 分钟,至牛肉和配菜均酥烂。淋上香油,撒上少许香菜即可出锅。

牛肉味甘,性温,能健脾益气,配合益气的大米、红薯等食材,蒸至软烂,不仅美味可口,老少咸宜,还能为体虚人群增强体质,帮助大家安度盛夏。

## 六、党参鲫鱼汤

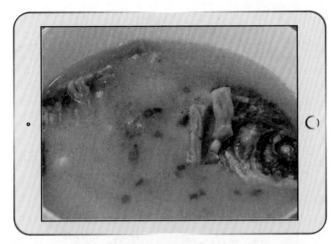

请扫描书前插页的"药膳食养篇"二维码，获得 DIY 秘籍

**食材及配料：**党参 30 克（提前浸泡）、鲫鱼 500 克、食用调和油、生姜、京葱、小葱、胡椒粉、盐、料酒。

鲫鱼去鳞，去内脏，洗净，擦干表面水分，党参洗净，提前泡软备用。先在热锅内加入少量食用油、生姜片，京葱切段入锅爆香，再入将鲫鱼煎至两面金黄，随即加入开水约 1 000 毫升和党参，加入少量料酒去腥，大火炖煮鱼汤至雪白浓稠。出锅前加入适量胡椒粉、盐调味，撒上小葱花即可上桌。

鲫鱼，味甘，性温，可温中健脾，补益气血。党参，味甘，性温，能补中益气，健脾益肺。二者合用入馔，其汤品可起到很好的补益功效，尤其适合帮助体质虚弱、气血不足者安然度夏。

● 秋季，蔬果成熟，天气渐凉，逐渐干燥，宜养肺。随着季节更替，不少慢性病患者开始病情复发，尤其是咳、喘等。秋季的时令食材有：莲藕、茭白、菱角、栗子、梨、橘子、柠檬、柚子、石榴、苹果等。推荐养生食谱如下。

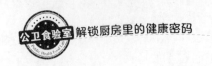

### 七、秋梨百香果莓果鸡胸色拉

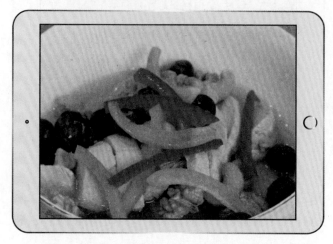

请扫描书前插页的"药膳食养篇"二维码,获得 DIY 秘籍

食材及配料：蓝莓 50 克、树莓 50 克、新鲜核桃肉 50 克、腰果 50 克、鸡胸肉 150 克、梨 150 克、百香果 3 枚、盐、胡椒、料酒、生抽、葱段、姜片、特级初榨橄榄油、蜂蜜。

鸡胸肉洗净,加适量盐、胡椒、料酒、生抽腌制 30 分钟;蓝莓、树莓洗净,新鲜核桃撕去表面褐色种皮,梨去皮、去核、切适口厚片,焯水备用;百香果洗净,对半切开,以汤匙挖出果肉果汁,置小碗内,加入适量蜂蜜调味,备用。鸡胸肉入煮沸清水中,入葱段姜片和料酒,烧开后撇去浮沫,煮熟,捞出,切厚片。在沙拉碗内放入上述食材,淋上百香果蜂蜜酱汁,浇上适量橄榄油即可。

鸡肉味甘,性温,能补中益气,且所选鸡胸肉为高蛋白低脂食材,营养价值较高。梨,味甘,微酸,性凉,可清肺化痰,生津止渴。因其性偏凉,脾胃虚弱者食用后可致胃胀及腹泻,焯水后食用,可缓和其寒凉属性,减轻对胃肠道的刺激。配合鸡肉及秋季的莓果、百香果等,不仅滋味丰富、还能补益气血、润燥,帮助抵御秋季干燥所带来的身体不适。

## 八、柑橘生姜茶饮

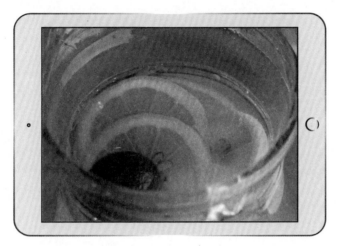

请扫描书前插页的"药膳食养篇"二维码,获得 DIY 秘籍

**食材及配料:**柚子、橙子、橘子和柠檬各一个、小青柠(卡曼橘)三个、生姜、蜂蜜、冰糖。

柚子、橙子、橘子和柠檬洗净表皮,切片,生姜洗净切片,与柑橘一同入锅加冰糖炖煮。不喜苦味者,可去掉上述柑橘表皮与果肉中间的白色果皮层,仅保留最表面的芳香半透明皮层。炖煮至柑橘果汁收干,果肉呈类似果酱的半透明状态,断火,加入适量蜂蜜拌匀,冷却,装瓶保存。饮用时取出适量加入杯中,加入三个切开的小青柠,注入适量温水即可饮用。

秋季丰收的柑橘类水果通常味甘、酸、辛,可理气化痰,配合生姜散寒,冰糖、蜂蜜润燥,是秋季润喉、抵御寒冷干燥天气所致不适的佳品。

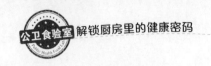 

## 九、当归生姜羊肉丸子汤

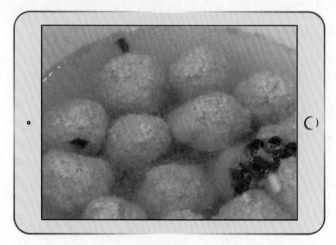

请扫描书前插页的"药膳食养篇"二维码,获得 DIY 秘籍

**食材及配料:**当归 15 克(如是整块,须提前浸泡、切片)、去骨去筋羊腿肉 500 克、淀粉(豌豆或玉米)、盐、生抽、料酒、芝麻油、胡椒粉、小葱、生姜。

羊肉绞碎,加入适量淀粉、盐、生抽、料酒、芝麻油、胡椒粉调味,并分次加入适量饮用水,搅拌至上劲,备用。烧一锅清水,入当归片和适量生姜片,煮至沸腾后离火片刻,使锅中水处于即将沸腾但尚未翻滚的状态,以免沸腾之水影响肉丸成型。此时,以小火持续加热保温,同时用手挤羊肉糜,以汤勺帮助丸子成型,并逐一下锅。下入所有丸子后,以小火煮沸,撇去浮沫,加入少许料酒去腥。待丸子煮熟,在汤中加入少许盐调味,撒上葱花,淋上芝麻油即可出锅。

当归生姜羊肉汤是汉代名医张仲景的名方。当归味甘、辛,性温,能补血活血,调经止痛,润肠通便。生姜味辛,性微温,能解表散寒、温中止呕、温肺止咳、解毒。羊肉味甘,性热,能温中暖肾,益气补虚。三者合用制成美味的养生药膳,可以很好地补养气血,散寒活血。与需要长时间炖煮的传统羊肉汤相比,羊肉丸子汤是快手菜,很适合繁忙的上班族家庭,可以很快做好上桌。且因羊肉已制成肉糜,容易消化吸收,老少咸宜。是秋季补养身体,为渡过严冬作好准备的食疗佳品。尤其适合平时怕冷,病情易在寒冷冬季复发的慢性病患者。

> ● 冬季,万物封藏,天气寒冷,宜补肾。不少慢性病在冬季易复发,因此,补益气血,增强体质,预防受寒感冒成了深入人心的冬日养生观念。冬季应季食材有:大白菜、萝卜、土豆、莴苣、山药、菠菜、冬笋、白果等,也有一些晚熟品种的橘子、橙等水果。推荐养生食谱如下。

## 十、白果老鸡汤

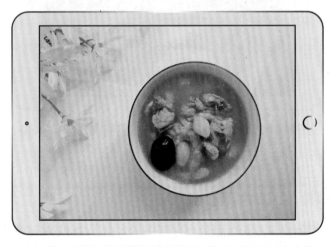

请扫描书前插页的"药膳食养篇"二维码,获得 DIY 秘籍

食材及配料:白果(去壳)50 克、老母鸡一只、盐、胡椒粉、料酒、芝麻油、小葱、生姜、红枣、枸杞子。

老母鸡洗净,入锅,加水、姜片、葱段,烧开,撇去浮沫,加入少量料酒去腥,白果入锅,以小火炖煮 1.5 小时至鸡肉软烂。与此同时,可将红枣、枸杞子洗净,以少量清水浸泡。起锅前 10 分钟将浸泡好的红枣及枸杞子放入锅内。出锅前加入少量胡椒粉,淋上少许芝麻油即可。

鸡肉性温,味甘,能温中,益气养血。白果,性平、味甘、苦、涩,能收敛肺气,止咳平喘。故此药膳是慢性咳喘患者冬季补益肺气,预防发作的良好菜品。友情提示:白果虽好,不宜过量,否则易致中毒。

十一、四物汤煲牛腱

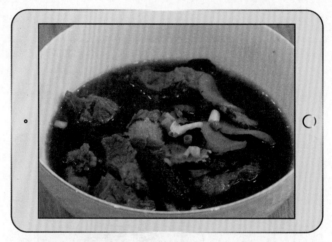

请扫描书前插页的"药膳食养篇"二维码,获得 DIY 秘籍

食材及配料:四物汤:当归、川芎、白芍、熟地黄各 10 克、牛腱 500 克、盐、胡椒粉、橘皮、料酒、小葱、生姜。

牛腱洗净,切件,入锅焯水,洗净血沫,滤干水备用。锅内加入水、姜片、牛腱、橘皮,烧开后撇去浮沫,加少量料酒去腥,并以小火炖煮。同时以清水浸泡四物汤药材。约一小时左右,将四物汤药材加入汤中,烧开后小火炖煮约 30 分钟,加入少量盐、胡椒粉调味,撒上葱花即可出锅。

四物汤是中医补血名方,其中熟地也是补肾的重要药材。牛腱,味甘,性温,能补脾胃,益气血,强筋骨。与四物汤药材搭配,能起到很好的补益气血,健脾补肾的作用。

# 后 记

儿童青少年时期是饮食行为发展的关键阶段，也是饮食行为早期预防和干预的重要时期。健康的饮食行为对儿童及青少年的健康成长起着重要的作用，而不良饮食行为与青少年生长发育迟缓、超重肥胖、抑郁等不良健康后果相关。此外，青少年时期形成的饮食行为通常会延续到成年，增加未来营养相关慢性病的发生风险。事实上，青少年常见的不良饮食行为包括不吃早餐或早餐质量差、三餐不规律、挑食、偏食，零食、饮料摄入过多但蔬菜水果奶类摄入过少等。

最新的调查数据《2020年中国居民营养与慢性病状况报告》显示，我国居民的超重肥胖问题不断上升，其中6岁以下儿童的超重和肥胖率分别为6.8％和3.6％，6～17岁儿童青少年超重率和肥胖率分别为11.1％和7.9％。并且18.9％的中小学生经常饮用含糖饮料。

基于儿童青少年的饮食行为现状，提升其对饮食及营养相关知识的认知，养成合理膳食习惯，对于儿童及青少年健康的促进具有十分重要的作用。因此，本书全体编写人员共同努力，从正文中选取了和儿童青少年密切相关的内容，以更符合儿童青少年的视角进行了再创作，以电子版《公卫食验室：亲子阅读特辑篇》形式提供给读者（相关内容在上海交通大学公共卫生学院的公众号上也同步推出）。

儿童青少年内容分为五篇，分别为"食品安全、护航健康""合理膳食、健康体重""食物多样、益处多多""健康饮水、合理选择饮料""吃出健康美丽好方法"，共30个专题。

如果想获取亲子阅读特辑篇，请扫描下方二维码，获取更多惊喜。

图书在版编目（CIP）数据

　　公卫食验室 ：解锁厨房里的健康密码 / 王慧，陆唯怡，朱静芬主编. -- 上海 ：上海科学技术出版社，2022.10
　　ISBN 978-7-5478-5833-2

　　Ⅰ．①公… Ⅱ．①王… ②陆… ③朱… Ⅲ．①食品安全—食品卫生—基本知识②食品营养—基本知识 Ⅳ．①TS201.6②R151.3

　　中国版本图书馆CIP数据核字(2022)第162020号

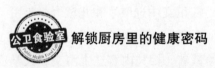

**公卫食验室 解锁厨房里的健康密码**

主编　王　慧　陆唯怡　朱静芬

上海世纪出版(集团)有限公司
上海 科 学 技 术 出 版 社　出版、发行
(上海市闵行区号景路 159 弄 A 座 9F - 10F)
邮政编码 201101　www.sstp.cn
上海展强印刷有限公司印刷
开本 787×1092　1/16　印张 20.5
字数：240 千字
2022 年 10 月第 1 版　2022 年 10 月第 1 次印刷
ISBN 978 - 7 - 5478 - 5833 - 2/R · 2581
定价：88.00 元